Fritz Höffeler

Nutrigenetik: Wie sich Ernährung und Gene gegenseitig prägen

Fritz Höffeler

Nutrigenetik: Wie sich Ernährung und Gene gegenseitig prägen

S. Hirzel Verlag Stuttgart

Bibliografische Information der Deutschen Nationalbibliothek
Die Deutsche Nationalbibliothek verzeichnet diese Publikation in der Deutschen Nationalbibliografie; detaillierte bibliografische Daten sind im Internet über http://dnb.d-nb.de abrufbar.

ISBN 978-3-7776-2150-0

Birkenwaldstraße 44, 70191 Stuttgart
Printed in Germany
Einbandgestaltung: deblik, Berlin unter Verwendung eines Fotos von fotolia/Whitebox Media.
Satz: Mediendesign Späth, Birenbach
Druck & Bindung: AZ Druck Berlin

www.hirzel.de

Inhalt

Einladung **7**

Kulturentwicklung – Geschichte, die wir *mit* uns tragen **11**
Die frühmenschliche Phase 12
Technische Entwicklungsphasen 16
Zusatzstoffe für Lebensmittel 18
Was ist „gesunde" Ernährung? 22

Evolution – Geschichte, die wir *in* uns tragen **29**
Sinnesorgane: Erkennen und Bewerten 29
Verdauungsapparat – mehr als nur ein Darmrohr 43
Evolution der Ernährung 54

Ontogenese – Veränderungen während unseres Lebens **65**
Die Ungeborenen 65
Der Säugling 70
Kinder und Jugendliche 74
Erwachsene, Ältere und Alte 80

Nutrigenetik – Einfluss der Gene auf die Ernährung **89**
Die Verträglichkeit von Milchzucker 90
Unterschiede der Stärkeverdauung 95
Transport von Fetten 98
Varianten des Alkoholabbaus 100
Schwierigkeiten mit Fructose 104

Nutrigenomik – Einfluss der Ernährung auf die Gene **107**
Glucose als Signalgeber 108
Fettsäuren als Signalgeber 118
Die Signalwirkung von Spurenelementen 126
Nahrung als Informationslieferant 133

Züchtungen **139**
Ein kleines Wissens-Menü 140
Nichts ist, wie es war 168

Genetik bestimmt nicht alles **171**
Essgewohnheiten der Kelten 171
Veränderungen des Selbstverständlichen 173
Die gescheiterte Uniformierung 176
Die Fallen psychologischer Mechanismen 178
Leben mit Erkrankungen 181

Einsichten und Aussichten **191**

Anhang: Einführung in die Genetik **195**
Wie die DNA „funktioniert“ 196
Einige genetische Mechanismen 201
Epigenetik 207

Glossar **215**

Literatur **217**

Register **225**

Einladung

Es begann mit den Recherchen zu einem Artikel zur Lactose(in)toleranz. Warum können einige Menschen lebenslang ein bestimmtes Enzym produzieren, durch das sie in der Lage sind, problemlos Milchprodukte zu genießen? Und warum können es andere Menschen nicht? Welcher Zustand ist der ursprüngliche? Und warum gibt es so deutliche ethnogeografische Verteilungsmuster der Lactosetoleranz? Wie hängen diese Phänomene mit den verschiedenen kulturhistorischen Entstehungen der Milchviehhaltung zusammen? Welche Rolle spielen Punktmutationen im Verlauf der Kulturentwicklung? Zwar fand ich immer mehr Antworten, aber es entstanden auch immer mehr Fragen. Schließlich entstand ein interdisziplinärer Artikel, in dem die Coevolution von Mensch und Tier in den Mittelpunkt gerückt war. Kann man dieses Interaktionsmodell zwischen Genen und Ernährung, zwischen „innen" und „außen" verallgemeinern und auf unsere Ernährung insgesamt übertragen – oder zumindest weitere Beispiele für derartige Wechselwirkungen finden? Ich habe es versucht.

Bestandteile unserer Nahrung werden von unserem Körper detektiert und lösen eine Vielzahl von Reaktionsketten aus. So können unser Dünndarm Süßes und unsere Bronchien Bitteres „schmecken" und anschließend bestimmte Aktionen in Gang setzen, die wir jedoch nicht beeinflussen können. Gene werden über unsere Nahrung reguliert, an- oder abgeschaltet, je nachdem, was wir gerade essen. Umgekehrt regulieren unsere Gene unsere Nahrung und Ernährung, denn sie geben unseren Bauplan mitsamt allen Sinnesorganen, Verdauungssystemen und Stoffwechselprozessen vor. Manches können, anderes müssen wir essen und etliches kann unser Organismus gar nicht verarbeiten. Wir Menschen sind durchaus flexibel und es gibt viele Varianten einer artgerechten Ernährung. Von all diesen Wechselwirkungen, Abhängigkeiten und Notwendigkeiten bekommen wir in unserem Alltagsleben überhaupt nichts mit. Solche Prozesse scheint unser Körper an unserem Bewusstsein vorbeizuleiten. Auf den ersten Blick scheint das eine sehr praktische Erfindung zu sein (wer will und kann sich das schon alles merken?), aber ist es wirklich so praktisch? Entstehen nicht viele Probleme, die immer mehr Menschen mit dem Essen und aufgrund ihrer Ernährungsgewohnheiten haben, aufgrund von Nichtwissen?

Langsam wurde mir immer bewusster, wie sehr sich der Mensch mittels seiner Ernährung formt und verändert. Kulturhistorische Erfindungen wie Milch- und Getreideverarbeitungen, aber auch der traditionelle Konsum von Meeresalgen haben genetische Spuren in uns hinterlassen – doch nicht in allen Menschen, nur bei denen, die seit Generationen diesen Traditionen folgen. Nach der Lektüre zahlreicher Publikationen wurde mir langsam klar, dass wir uns auch unabhängig von solchen Gewohnheiten genetisch voneinander unterscheiden. Wir sehen nicht völlig gleich, wir schmecken und riechen nicht identisch. Und unsere Stoffwechselmaschinerien weisen ebenfalls deutliche Unterschiede auf. Müssten solche Erkenntnisse nicht auch auf die Kindeserziehung Einfluss nehmen? Besonders Bitteres mögen die Kleinen so gar nicht, aber diese Aversion hat noch andere Gründe …

Als ich eines Abends in der Küche stand, um das Abendessen zu kochen, rührte ich gerade gedankenverloren den Rotkohl um, als mir plötzlich auffiel, dass vieles, was wir essen, gar nicht mehr in seinem ursprünglichen Zustand ist – eben so wie der Rotkohl, der ja eine kultivierte „Erfindung“ ist. Irgendwie, so dachte ich, haben wir das meiste züchterisch verändert. Pflanzen, Tiere, Hefen, Pilze – einfach alles. Am nächsten Morgen begann ich dann, intensiv nach derartigen Kulturspuren zu recherchieren, und wurde fündig. Wir Menschen haben tatsächlich, wie kein anderes Lebewesen, die genetische Ausstattung unserer Nahrungsorganismen in einem beeindruckenden Maße verändert. Auch dies eine interessante Interaktion zwischen Genen und Ernährung. Aus den Informationen, die ich gefunden habe, konnte ich dann ein kleines „Wissens-Menü“ zusammenstellen.

Wieso und seit wann essen wir eigentlich so, wie wir es gewohnt sind? Zum Beispiel die klassische Reihenfolge Vorsuppe – Hauptgang – Dessert? Natürlich ändern sich Traditionen – aber wodurch? Und wer ändert sie? Und warum? Ernährung verändert uns, und wir verändern unsere Ernährung. Wieder eine interessante Wechselwirkung zwischen Genen und Ernährung. Apropos Tradition: Zwar stehen die zahlreichen genetischen Aspekte hier im Mittelpunkt, aber im Zusammenhang mit unserer Ernährung ist Genetik natürlich nicht alles. Ebenso wie wir uns in unserer genetischen Ausstattung voneinander unterscheiden, unterscheiden wir uns zudem hinsichtlich unserer Gewohnheiten, Traditionen, Vorlieben und Selbstverständlichkeiten, in die wir innerhalb unseres Kulturkreises hineingeboren werden. Dass ein Mensch etwas nicht mag oder nicht verträgt, kann also sowohl genetische als auch kulturelle Ursachen haben. Und da unsere genetische Ausstattung auch die Entwicklung eines Gehirns vorsieht, das uns in die Lage versetzt, einen freien Willen zu entwickeln, sind wir in der Lage, neugierig auf Unbekanntes und tolerant Andersartigem gegenüber zu sein.

Vor allem aber sind wir dadurch in der Lage, selbstverantwortlich zu sein. Unser Bewusstsein kann darüber entscheiden, was wir unserem Körper zuführen, aber unser Körper kann nicht darüber entscheiden, was er mit dem

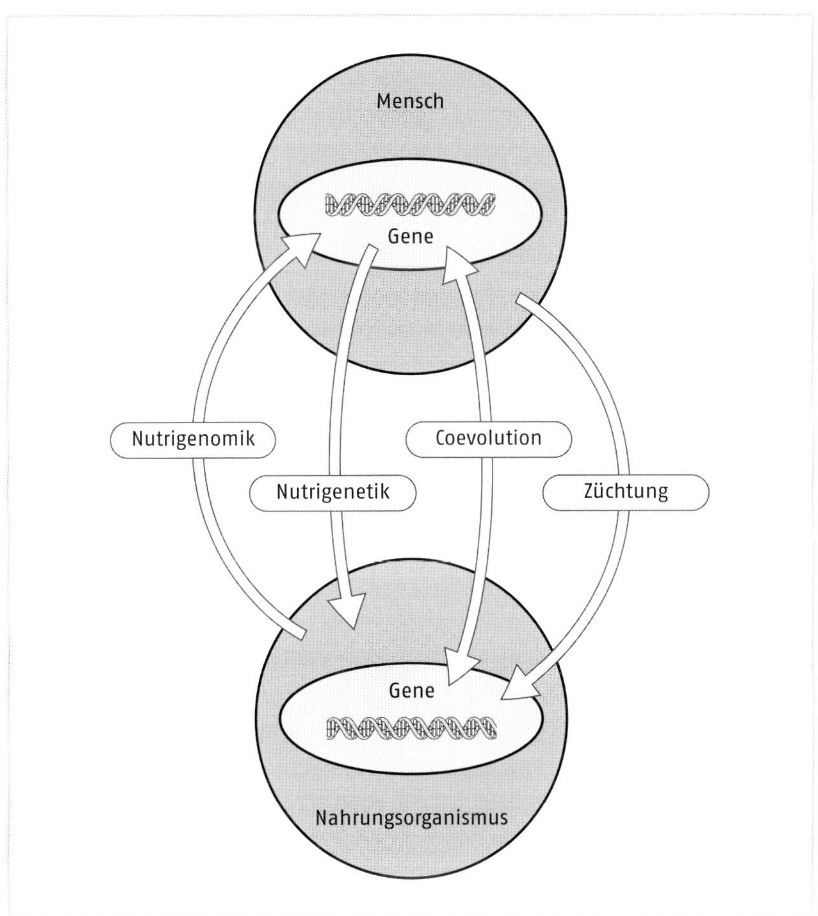

Abbildung 1: Genetik und Ernährung

Zugeführten macht. Unsere Stoffwechselmaschinerie hat nämlich keinen freien Willen und arbeitet nach einem festen Programm.

Ich würde mich freuen, wenn Sie Appetit bekommen haben auf eine sehr lebendige Welt voller Wechselwirkungen, Interaktionen, evolutionären und kulturellen Veränderungen, die unsere Gene und unsere Ernährung betreffen.

Hamburg im Mai 2013 Fritz Höffeler

Kulturentwicklung – Geschichte, die wir *mit* uns tragen

Eine durch Klimaveränderungen geförderte Coevolution von Ernährung und Genen führte zu markanten Merkmalsveränderungen, durch die sich die frühen Menschen von ihren Vorfahren und von allen anderen Tieren unterschieden: Ein aufrechter Gang, und dadurch für zahlreiche Aktivitäten frei gewordene Hände; ein immer leistungsfähigeres Gehirn; effektive Ernährungsstrategien, um den enormen Energieumsatz dieses Gehirns gewährleisten zu können; ein komplexer werdendes Sozialverhalten und die Fähigkeit, Werkzeuge herzustellen. Mit diesen Eigenschaften ausgestattet begann die Spezies *Homo erectus* vor 1,8 Millionen Jahren von Afrika aus die Kontinente zu besiedeln. In der Folgezeit spielte die zunehmende Kreativität der Nahrungsbeschaffung und der Nahrungsverwertung eine immer größere Rolle in der Entwicklung der Menschheit. Das Garen der Nahrung erhöhte seine Verwertbarkeit und mit der Erfindung von Ackerbau und Viehzucht konnten die Frühmenschen sesshaft werden, wodurch wiederum Kapazitäten für verschiedene kulturelle Entwicklungen freigesetzt wurden. Mit der Zucht von Pflanzen und Tieren spezialisierten sich die Menschen auf bestimmte Nahrungsquellen und veränderten somit sukzessive das Genom ihrer Nahrung – ebenso wie das eigene.

Mit fortschreitender technischer Entwicklung, nicht zuletzt der industriellen Revolution, konnte die Effektivität der Nahrungsbeschaffung immer weiter gesteigert werden. Die Beschaffung kalorienkomprimierter Kost war und ist noch immer ein mächtiges Bedürfnis der Menschen. Zu den neuesten Erfindungen, die direkt und indirekt auf die Befriedigung dieses Energiehungers zugeschnitten sind, zählen verschiedene Anwendungsbereiche der Gentechnik und der massive Einsatz von Nahrungsmittelzusatzstoffen wie Geschmacksverstärkern, synthetischen Aromen und Zuckerersatzstoffen.

Dass viele Zivilisationskrankheiten mit unserer Ernährungsweise zusammenhängen, liegt einerseits daran, dass unsere Stoffwechselphysiologie sehr gut an einen Nährstoffmangel, aber so gut wie gar nicht an einen Nährstoffüberfluss angepasst ist. Andererseits liegt es daran, dass dieses ererbte Ernährungskonzept nicht mehr mit unseren Lebensgewohnheiten zusammenpasst. Eine zunehmende Kalorienzufuhr bei abnehmender Mobilität ist eine viel zu junge Kombination, als dass Evolutionsmechanismen unseren Organismus mit entsprechenden Lösungsstrategien hätten ausstatten können. Daher muss eine Antwort auf die Frage gefunden werden: Was ist eine gesunde Ernährung?

Die frühmenschliche Phase

Die Urahnen unserer Gattung, die frühen Australopithecinen, ernährten sich überwiegend pflanzlich. Aufgrund eines zunehmenden Selektionsdrucks, der durch die klimatischen Veränderungen auf dem afrikanischen Kontinent hervorgerufen wurde, änderten sich die Ernährungsstrategien. Ein Teil der Population spezialisierte sich weiter auf die sich zunehmend ausbreitenden Gräser, ein anderer Teil verlagerte sich auf fleischliche Nahrung. Neuere Funde und moderne Analyseverfahren belegen, dass der Speiseplan der Frühmenschen viel abwechslungsreicher gewesen sein muss, als lange Zeit vermutet wurde: regionale und saisonale Vielfalt anstelle hochspezialisierter einseitiger Nahrung. Das Garen von Fleisch und Pflanzenteilen scheint eine sehr alte Erfindung zu sein, auch wenn diese Art der Zubereitung, durch die die Verwertbarkeit der Nährstoffe deutlich erhöht wurde, erst vor 100 000 Jahren regelmäßig praktiziert wurde. Eine weitere Optimierung der Nährstoffzufuhr gelang mit dem Wechsel vom Jäger-und-Sammler-Leben hin zu einer Kultur mit Ackerbau und Viehzucht. Mit dieser Neuerung begann eine Veränderung von Genomen, sowohl denen der Kulturpflanzen und Nutztiere als auch den Genomen der von diesen Züchtungen lebenden Menschengemeinschaften.

Vielseitiger Speiseplan

Einige Ernährungsgewohnheiten hinterlassen im Organismus Spuren, die man selbst noch an fossilen Fundstücken ablesen kann. Die Isotopenverhältnisse von Kohlenstoff und Stickstoff in Knochen und Knochenproteinen sowie die Abriebspuren der Zähne lassen nicht nur Rückschlüsse auf eine eher tierische oder pflanzliche Ernährung zu, sondern können auch Auskunft über die bevorzugten Pflanzengattungen geben (Genaueres zu Isotopen im Kasten auf S. 60). Werkzeuge und Nahrungsreste wie Tierknochen geben einen noch tieferen Einblick in den Speiseplan und in einige Fang- und Zubereitungsmethoden.

Bereits die robusten und die grazilen Australophithecinen haben sich offenbar abwechslungsreich versorgt, auch wenn sich die robusten Vormenschen mehr auf Gräser und die grazilen mehr auf Tiere spezialisiert haben. Beide Populationen haben sowohl pflanzliche als auch tierische Nahrung zu sich genommen, nur in umgekehrten Mengenverhältnissen, und beide Gruppen haben während des Umherstreifens das lokale Nahrungsangebot umfangreich genutzt. Die Vielfalt tierischer Nahrungsquellen wurde besonders von den frühen Hominiden sehr ausgiebig genutzt. Unterschiedliche Fundstätten in Afrika belegen, dass fast alle Landtiere dieser Epoche als Nahrungsquelle genutzt worden sind.

Eine 2011 veröffentlichte Studie, in der die Abriebspuren auf den Backenzähnen von Mitgliedern der Art *Homo neanderthalensis*, frühen Vertretern von *Homo sapiens* und Backenzähne heutiger Naturvölker miteinander verglichen wurden, kam zu dem Ergebnis, dass aufgrund der nahrungsspezifischen Abriebspuren beide Vertreter der Gattung *Homo* ihre Ernährung den jeweils vorgefundenen ökogeografischen Situationen angepasst haben müssen. In ihrem Jäger-und-Sammler-Verhalten müssen sich beide demnach sehr ähnlich gewesen sein, bis auf die Tatsache, dass offenbar nur die Neandertaler erfolgreich in arktische Breitengrade vorgedrungen sind.

Überraschende Funde der letzten Jahre belegen, dass in einigen Küstengebieten das Meeresangebot wohl intensiver genutzt wurde, als man zuvor angenommen hatte. Zunächst vermutete man, dass die Hochseefischerei erst vor 12 000 Jahren betrieben wurde, doch auf Timor, einer Insel in Südostasien, machten Archäologen einen umfangreichen Fund zahlreicher Werkzeuge und Nahrungsreste aus unterschiedlichen Epochen. Unter anderem wurden 42 000 Jahre alte Thunfischgräten entdeckt. Da Thunfische typische Hochseefische sind, müssen sich die Inselbewohner sehr weit aufs Meer hinausbegeben haben. Außerdem fand man auf Timor zahlreiche Gräten von Stachelmakrelen und Zackenbarschen, typischen Bewohnern tropischer und subtropischer Meere. Gefangen wurden sie vermutlich mit den Angelhaken, die man unter den Gräten fand. Sie wurden aus Meerschneckengehäusen gefertigt und werden auf ein Alter von 23 000–16 000 Jahre geschätzt.

Die Erfindung des Garens

Man ist heute der Meinung, dass unsere Vorfahren bereits vor 1,9 Millionen Jahren hin und wieder gegarte Lebensmittel verzehrt haben könnten. Die Vorteile des Garprozesses liegen in der keimabtötenden Wirkung und im Nährstoffaufschluss. Durch das Erhitzen werden Proteine denaturiert und damit für Verdauungsproteine leichter abbaubar; zudem werden Pflanzenteile weicher, da die Zellwände aufbrechen und dadurch die Inhaltsstoffe frei werden. Besonders der zweite Aspekt veranlasst einige Anthropologen zu der Theorie, dass *Homo erectus* bereits vor 1,8 Millionen Jahren das Kochen erfunden haben könnte, denn durch diesen Prozess wird beispielsweise die Stärke kohlenhydratreicher Knollen für den Verdauungsapparat viel leichter verfügbar. *Homo erectus* hätte dann seine Energiezufuhr erhöhen, sein Großhirnwachstum steigern und die Größe seiner Backenzähne sowie die seines Darmtraktes verringern können – so die Theorie. Auch wenn dieses Modell aus energetischer Sicht durchaus sinnvoll und einleuchtend erscheint, fehlen (noch) überzeugende Fundstellen mit Feuerstätten. 2012 veröffentlichten Archäologen ihre Ergebnisse über eine Fundstätte in Südafrika. Tief in der Wonderwerk-Höhle konnten sie eindeutige Spuren einer etwa 1 Million Jahre alten Feuerstelle nachweisen. Dieser Fund gilt als der bislang älteste Nachweis dafür, dass *Homo erectus* in der Lage war, gezielt Feuer zu nutzen.

Die Mehrheit der Anthropologen geht heute davon aus, dass der Mensch erst vor frühestens 400 000 Jahren in der Lage war, Feuer kontrolliert einzusetzen. In Europa gibt es einige 200 000 Jahre alte Fundstellen mit verkohlten Tierknochen und Steinöfen, die auf einen regelmäßigen Feuergebrauch hindeuten. Mit der Ausbreitung von *Homo sapiens* vor 100 000–50 000 Jahren war das Garen offenbar bereits ein etablierter Bestandteil der Ernährung.

Detailliertere Untersuchungen einiger Neandertaler-Zähne haben ergeben, dass auch diese in der Lage waren, Pflanzennahrung vor dem Verzehr zu kochen. Besonders die Populationen im Mittelmeerraum hatten vor 130 000 Jahren neben Fleisch zahlreiche verschiedene Pflanzen auf ihrem Speiseplan, während ihre Verwandten in den nördlichen und deutlich kälteren Regionen nach heutigem Wissensstand fast ausschließlich tierische Nahrung verzehrten.

Die Neolithische Revolution

Als vor ungefähr 1,8 Millionen Jahren nach zahlreichen morphologischen Anpassungsprozessen die *anatomischen* Voraussetzungen für den modernen Menschen geschaffen worden waren, wurden vor schätzungsweise 12 000 Jahren im Verlauf der sogenannten Neolithischen Revolution mit der Erfindung von Ackerbau und Viehzucht die *kulturellen* Voraussetzungen für den modernen Menschen geschaffen. Der Ausdruck „Revolution" vermittelt vielleicht eine falsche Vorstellung. Revolutionär war die Idee. Diese hat sich zwar bedeutend schneller ausgebreitet als die Resultate der Idee, aber dennoch war die Verbreitung der Idee ein recht langsamer Prozess.

Es spricht einiges dafür, dass sich der Übergang von einer nomadischen Jäger-und-Sammler-Kultur hin zu einer sesshaften Ackerbau-und-Viehzucht-Kultur in verschiedenen Erdteilen mehrfach unabhängig voneinander entwickelt hat. Mit dem Ende der Eiszeit entstanden große Gebiete, die erst langsam wieder von Pflanzen und Tieren besiedelt wurden. In diesen Arealen herrschte Nahrungsmangel, was einige Anthropologen als Begründung für den Wechsel des Lebenswandels sehen. In Jordanien wurden vor wenigen Jahren Rudimente einiger Bauwerke entdeckt, in denen Samen von Wildgräsern gespeichert worden waren. Diese auf 11 300 Jahre datierten Speichergebäude sind ein Indiz für die Übergangsphase zur Sesshaftigkeit und Pflanzenzucht.

Im Nahen Osten begannen die frühen Menschen vermutlich vor 12 000 Jahren mit der Kultivierung von Pflanzen, aus denen später Gerste, Weizen und Hülsenfrüchte hervorgingen. Vermutlich vor 7000 Jahren pflanzten Menschen in Südostasien erstmals Vorläufer von Hirse und Reis an; zur gleichen Zeit nahm in Nord- und Südamerika die Kultivierung verschiedener Pflanzensorten ihren Anfang. Die Domestikation von Tieren begann ebenfalls an verschiedenen Orten zu unterschiedlichen Zeiten mit jeweils anderen Wildarten. Schafe wurden in Mesopotamien vor 11 000 Jahren gehalten, vor 9000 Jahren begann man im östlichen Mittelmeerraum mit der Ziegenzucht und in der südlichen Türkei mit der Domestikation von Schweinen, und die Rinderzucht verbreitete sich vor 8000 Jahren im östlichen Mittelmeerraum.

Besonders hervorzuheben ist die erstaunlich früh begründete Milchwirtschaft, da sie im Rahmen einer Coevolution Einfluss auf die genetische Ausstattung etlicher Bevölkerungsgruppen genommen hat. Vor 9000–6000 Jahren begannen unabhängig voneinander verschiedene Kulturen damit, Milchvieh zu domestizieren und dessen Milch zu nutzen. Wie erst kürzlich bewiesen werden konnte, ist sogar die Käseproduktion eine mindestens 7000 Jahre alte Erfindung.

Auch wenn innerhalb der Forschergemeinschaft keine vollkommene Einigkeit über die exakten Zeiträume und über die Pflanzensorten und Wildtierarten herrscht, sind die groben Daten ausreichend, um festzustellen, dass vor ungefähr 12 000 Jahren ein Prozess begann, in dessen Verlauf Einfluss sowohl auf die Genome der gezüchteten Lebewesen als auch auf unsere genetische Ausstattung genommen wurde. Der zunehmende Konsum von Mehl- und Milchprodukten wirkte nämlich als Selektionsfaktor für unsere Lactase- und die Amylase-Gene, worauf im Kapitel „Nutrigenetik“ genauer eingegangen wird. Eine gesicherte, kontinuierliche Versorgung mit Nahrung veränderte zahlreiche Aspekte des Lebens. Wie die Analyse von Fettresten in Töpfen belegt, wurden diese dauerhaft für die Verarbeitung bestimmter Lebensmittel verwendet, was bedeutet, dass sich eine Art Küchen- und Kochkultur auszubilden begann. Ein Repertoire ständig griffbereiter Lebensmittel zu haben, hat sicherlich auch die Kreativität der Zubereitung gefördert. Zudem bildete die dauerhafte Sesshaftigkeit die Grundlage für größere Lebensgemeinschaften, die jedoch anders strukturiert werden mussten als die kleineren Wanderverbände.

Technische Entwicklungsphasen

Mit den immer größer werdenden Lebensgesellschaften, zunächst in den Dörfern, später dann auch in den Städten, wuchsen die benötigten Nutzflächen für Tierhaltung und Ackerbau. Im Lauf der Zeit offenbarte sich ein grundlegendes ökologisches Prinzip: Überschreitet die Individuendichte einer Spezies eine bestimmte kritische Grenze, wird das Gesamtgefüge der Lebensgemeinschaft instabil. Dies äußerte sich beispielsweise in der rasanten Ausbreitung von Schädlingen und Krankheiten (auch unter den Menschen), in Ernteausfällen aufgrund übernutzter Böden oder in Verlusten durch sogenannte Vorratsschädlinge. Zahlreiche neue Errungenschaften halfen, sowohl derartige Probleme zu lösen als auch die Arbeiten auf den Feldern und in den Ställen zu erleichtern und effektiver zu gestalten.

Die vorindustrielle Phase

In der langen Folgezeit wurden die Zuchtlinien der Kulturpflanzen und Nutztiere weiter fortgeführt und neue gegründet. Der Mensch wirkte als Selektionsfaktor auf Pflanzen und Tiere und die wiederum stellten Selektionskriterien für die Menschen dar. Wer Getreide- und Milchprodukte besser vertrug als andere, war eindeutig im Vorteil. Es etablierte sich eine genetisch-kulturelle Coevolution.

Im Lauf der Jahrtausende wurden Lagerungshaltung, Tierhaltung und die Anbautechniken verbessert. Besonders in der Eisenzeit, die in Europa von 750 v. Chr. bis ungefähr zur Zeitenwende dauerte, entwickelten die Menschen neue landwirtschaftliche Geräte wie zunächst Pflugscharen, Sensen und Hammer. Als man ab dem 14. Jahrhundert in der Lage war, Eisen so stark zu erhitzen, dass man es auch gießen konnte, kamen noch zahlreiche andere Werkzeuge wie Sägen, Nägel, Äxte, Spaten und Hacken hinzu. Im Verlauf der Bronze- und Eisenzeit wurden dank dieser Metalle außerdem neue Küchengeräte wie Pfannen und verschiedene Töpfe entwickelt.

Im Mittelalter wurden einige hilfreiche Gerätschaften wiederentdeckt wie die Schubkarre und die Windmühle; eine besonders wichtige Errungenschaft dieser Epoche ist die Verbreitung der Dreifelderwirtschaft. Alternierend wurden die Äcker für die Aussaat von Wintergetreide wie Roggen und Emmer (Zweikorn) oder für Sommergetreide wie Hafer, Gerste und Hirse verwendet, oder man ließ sie zur Regeneration als Brachland ruhen.

Industrielle und biochemische Innovationen

Ab Mitte des 18. Jahrhunderts setzte eine industrielle und landwirtschaftliche Revolution ein, in deren Verlauf eine massive Mechanisierung von Arbeitsprozessen eingeführt wurde. Inzwischen benutzte man Traktoren unterschiedlicher Größen, Maschinen für die Aussaat, für das Setzen, Düngen und Ernten von Pflanzen, für das Besprühen mit Pestiziden und anderen „Schutzsubstanzen"; es gab Gerätschaften für das Melken, Schlachten und Zerlegen von Tieren und auch Boote waren für den Fang unterschiedlicher Tiere technisch aufgerüstet. Zudem gab es eine Vielzahl von Anlagen für die Weiterverarbeitung von Lebensmitteln. Technischer Fortschritt ermöglichte riesige Monokulturen und Zuchtbetriebe und garantierte die Produktion preisgünstiger Lebensmittel in ausreichenden Mengen.

Den Grundstein für die Massenproduktion von Mineraldünger bildete das um 1908 entwickelte Haber-Bosch-Verfahren, das die Produktion von synthetischem Stickstoffdünger ermöglichte. Stickstoff stellt für das Pflanzenwachstum einen limitierenden Faktor dar, da Nitrat, die wichtigste Stickstoffquelle, nur in geringen Konzentrationen im Boden vorkommt. Inzwischen gibt es zahlreiche, auf verschiedene Pflanzensorten zugeschnittene Düngermischungen, die das Pflanzenwachstum beschleunigen und den Ertrag vermehren helfen.

Eine große Anzahl einer Spezies, unabhängig davon, ob es sich um riesige Monokulturen oder große Tierzuchtbetriebe handelt, stellen letztlich extrem artenreduzierte und somit sehr störanfällige Ökosysteme dar. Um Schädlingen und pathogenen Keimen keine Möglichkeit zur Massenausbreitung zu geben, werden zahlreiche verschiedene Substanzen eingesetzt. Synthetische Insektizide werden seit Ende des 19. Jahrhunderts produziert. Seit dieser Zeit sind außerdem die Antibiotika bekannt, wenn auch eine intensive Erforschung dieser Substanzen erst in den 1970er Jahren einsetzte. Seit den 1940er Jahren gibt es hochaktive Herbizide und Mitte der 1960er Jahre begann die Entwicklung der Fungizide.

Mittels gentechnischer Methoden kann man inzwischen direkt in das Genom von Organismen eingreifen. Gene können in einzelne Chromosomen implementiert werden, die durch klassische Züchtungsmethoden niemals dorthin gelangen könnten. Die Gentechnik ist in der Lage, Artgrenzen zu überschreiten, indem sie Gene verschiedener Arten miteinander kombiniert. Mehr dazu im Kapitel „Züchtungen".

Technologie und Ökologie

Dass der massive Einsatz von Gerätschaften ökologische Schäden verursachen kann, ist keine neue Erkenntnis. Landwirtschaftliche Großmaschinen können die Böden derart verdichten, dass die Lebensgemeinschaften der im Boden lebenden Mikroorganismen nachhaltig gestört werden, das Wurzelwachstum der Pflanzen eingeschränkt wird und die Aufnahmemenge von Regenwasser reduziert sowie die Entstehung von Staunässe gefördert wird. Zu den Auswirkungen der Hochseefischerei zählen u.a. die Überfischung, die Reduzierung zahlreicher Arten durch Beifang und die Zerstörung des Meeresbodens durch Schleppnetze.

Die Konsequenzen übermäßigen Düngemitteleinsatzes sind hinlänglich bekannt. Grundwasserkontamination und Eutrophierung von Gewässern sollen an dieser Stelle als Stichwörter genügen.

Die mit Insektiziden, Herbiziden, Fungiziden und Antibiotika behandelten Organismen werden in der Regel nicht selbst in Mitleidenschaft gezogen, aber die Wirkung dieser Stoffe beschränkt sich nur selten auf die Zielobjekte und verbleibt auch nur selten innerhalb des Einsatzgebietes.

Immer wieder tauchen neue Belege dafür auf, dass freigesetzte transgene Pflanzen Auswirkungen auf die Lebewesen des Umlandes haben. Durch den Pollenflug und unkontrollierte Aussaat können diese synthetisch erzeugten Genkombinationen in andere Ökosysteme gelangen.

Der intensive Einsatz von Gerätschaften, das massenhafte Ausbringen von Chemikalien oder die Freisetzung genetisch veränderter Organismen – in allen Fällen konnte nachgewiesen werden, dass die Einflussnahme deutlich größer ist als beabsichtigt war. Infolge der Massenproduktion von Pflanzen und Tieren werden Ökosysteme und somit genomische Interaktionssysteme beeinflusst. Wir verändern also durch den Einsatz technischer und chemischer Errungenschaften nicht nur das genetische Repertoire unserer Nahrungspflanzen und -tiere, sondern indirekt auch die genetische Komposition umliegender Ökosysteme.

Zusatzstoffe für Lebensmittel

Zu den kulturellen Leistungen des Menschen müssen auch die Entdeckungen, Erfindungen und Entwicklungen von Substanzen gezählt werden, mit denen wir unsere Nahrung modifizieren: die Lebensmittelzusatzstoffe. Sie sind alltäglicher Bestandteil unserer „modernen" Ernährung. Dazu gehören z.B. Farb- und Konservierungsstoffe, Aromen, Antioxidantien, Süßstoffe, Emulgatoren, Säureregulatoren und Geschmacksverstärker. In §2 Absatz 3 des Lebensmittel-, Bedarfsgegenstände- und Futtermittelgesetzbuches (LFGB) ist festgelegt, wie Zusatzstoffe definiert werden. Vereinfacht formuliert handelt es sich um absichtlich zugesetzte Stoffe, die jedoch keine charakteristischen Zutaten eines Lebensmittels sind und auch nicht als solche verzehrt werden. Im Folgenden gehe ich beispielhaft auf einige themenrelevante Substanzklassen ein.

Süßungsmittel
Wie im folgenden Kapitel erläutert wird, ist Geschmack keine den Stoffen innewohnende Eigenschaft, die auch unabhängig von unserem Körper existiert, sondern eine Eigenschaft, die erst im Rahmen unseres Wahrnehmungsprozesses generiert wird. Ausschlaggebend ist die Bindungsfähigkeit eines Moleküls an einen der Geschmacksrezeptoren. Die durch den Andockprozess aktivierte Geschmackszelle leitet das Signal an eine Nervenzelle weiter, die es in verschiedene Areale des Gehirns leitet. Die aktivierte Sinneszelle zusammen mit der nachgeschalteten Nervenzelle entscheiden über die Geschmacksqualität, die dann im Großhirn als bewusste Wahrnehmung entsteht. Mit der angenehmen Empfindung „Süß" entstand im Verlauf der Evolution ein Belohnungssystem, mit dessen Hilfe sich der Organismus für die Zufuhr der in der Natur nicht weit verbreiteten, aber leicht zu verarbeitenden Kohlenhydrate selbst belohnte.

Die Süße natürlich vorkommender Zucker ist unterschiedlich intensiv; zur Einschätzung wird der Süßegrad der verschiedenen Substanzen mit dem der Saccharose verglichen. In der Natur kommen folgende Zucker vor: Fructose (Fruchtzucker, 20 % süßer als Saccharose; in Obst und Honig), Saccharose (Rohr- oder Rübenzucker, in Zuckerrüben, Zuckerrohr, Früchten und Honig), Maltose (Malzzucker, 30 % der Süßkraft von Saccharose; in Honig, aber auch in Brot, Bier und Malzextrakt) und Lactose (Milchzucker, 30 % der Süßkraft von Saccharose; in der Milch der Säugetiere).

Man muss es als Zufall ansehen, dass an die Konfiguration der Süßrezeptoren auch völlig andere Substanzen docken und einen Süßegeschmack hervorrufen können. Darunter fallen so unterschiedliche Moleküle wie Bleiacetat, zahlreiche D-Aminosäuren (die in Proteinen vorkommenden Aminosäuren haben die dazu spiegelsymmetrische L-Konfiguration), die pflanzlichen Proteine Thaumatin-I und Thaumatin-II (Bestandteile einer natürlichen Mischung namens Thaumatin, das 2500-mal süßer als Saccharose ist) sowie das ebenso süße Monellin. Hinzu kommen auch namentlich bekanntere Substanzen wie Cyclamat, Neotam, Saccharin, Aspartam. Seit Ende 2011 sind die aus der Stevia-Pflanze gewonnenen Moleküle Steviosid und Rhebaudioside für den europäischen Markt zugelassen. Je nach Struktur und Herkunft unterscheidet die Gesetzgebung zwischen Zuckeraustauschstoffen (zuckerverwandte Polyalkohole mit geringem Kaloriengehalt) und Süßstoffen (nahezu kalorienfreie, häufig vollsynthetisch hergestellte Substanzen mit einer sehr starken Süßkraft).

Derartige Süßungsmittel werden eingesetzt, um einen möglichst kalorienfreien Süßgeschmack zu erreichen. Aber diese Kombination ist das genaue

Gegenteil dessen, was als Selektionsfaktor bei der Entstehung der Geschmacksempfindung gewirkt hat. In verschiedenen Organen unseres Körpers befinden sich zahlreiche Zuckerrezeptoren, die an der Regulation des Zuckerhaushalts beteiligt sind, indem sie verschiedene Prozesse wie die Ausschüttung von Insulin und Serotonin oder die Produktion von Transportproteinen aktivieren (s. a. Kapitel „Glucose als Signalgeber"). Dass dieses komplexe System offenbar noch lange nicht vollständig verstanden ist, zeigt beispielsweise die 2012 gemachte Entdeckung, dass die Beta-Zellen der Bauchspeicheldrüse Fructoserezeptoren tragen, die ebenso wie die bereits bekannten Glucoserezeptoren die Ausschüttung des Hormons Insulin veranlassen. Vorher ging man davon aus, dass Fructose den Insulinspiegel nicht beeinflussen könne.

Da verschiedenartige Nicht-Zucker die Süßrezeptoren unserer Zunge aktivieren, lässt sich nicht grundsätzlich ausschließen, dass diese Moleküle auch andere Zuckerrezeptoren in unserem Körper anregen können – um an die im Dünndarm befindlichen Rezeptorproteine anzudocken, müssen die Süßungsmittel noch nicht einmal in die Blutbahn gelangen. Zahlreiche Zucker-Alternativen werden von unserem Organismus nicht oder nur teilweise verstoffwechselt. Das bedeutet, dass sie unverändert den Dünndarm passieren und der Darmflora des Dickdarms als Nährstoff dienen können. Bisher wurden nur sehr wenige Süßungsmittel daraufhin untersucht, in welchem Maße sie diese Bakterienpopulationen verändern. Für Stevioside und Rhebaudioside liegen einige Studien vor, die durchaus eine Beeinflussung der Mikroflora belegen. Die Stevioside werden mit Hilfe der Darmbakterien zu Steviol abgebaut und dieses wiederum kann einigen Studien zufolge von Darmschleimhautzellen aufgenommen werden. Ob bei der bakteriellen Verstoffwechselung der Stevioside Nebenprodukte entstehen, die ebenfalls von Darmzellen resorbiert werden, kann bisher nicht mit Sicherheit gesagt werden. Letztlich bleibt es der Verantwortung jedes Einzelnen überlassen, ob und mit welchen Mitteln er ein auf die Verarbeitung von Zuckern zugeschnittenes System austrickst – inklusive möglicher Konsequenzen.

Geschmacksverstärker

Direkt und indirekt können Zucker, verschiedene Salze und auch Fette zur Verstärkung des Geschmackseindrucks beitragen. An dieser Stelle soll jedoch auf Substanzen eingegangen werden, die die Umami-Rezeptoren aktivieren, also einen herzhaften Geschmack unterstreichen können. Im Gegensatz zu den anderen Geschmacksrichtungen ist Umami schwer zu beschreiben und ist vermutlich auch eher das Resultat eines Synergieeffekts, der entsteht, wenn andere Rezeptortypen zusammen mit Umami-Rezeptoren aktiviert werden.

Natriumglutamat (oder auch MSG, monosodium glutamate) ist das Salz L-Glutaminsäure und der am häufigsten verwendete Geschmacksverstärker. Natriumaspartat, das Salz der L-Asparaginsäure, bewirkt ebenfalls einen Umami-Geschmack. Zwei Ribonukleotidtypen, nämlich Inosinmonophosphat (IMP) und Guanosinmonophosphat (GMP) verstärken ihrerseits wiederum den Effekt von Glutamat, wirken also als Geschmacksverstärker eines Geschmacksverstärkers. Die Frage, welcher Selektionsdruck dazu geführt hat, einen derartigen Rezeptor samt der entsprechenden Sinnesempfindung entstehen zu lassen, kann zurzeit nicht eindeutig beantwortet werden. Fleisch weist eine Glutamatkonzentration von 10–20 mg/kg Fleisch auf, aber die naheliegende Vermutung, der Umami-Geschmack sei ein typischer Fleischgeschmack, erweist sich bei näherer Betrachtung als nicht haltbar; denn Umami-Rezeptoren sind bei allen daraufhin untersuchten Säugetieren nachgewiesen worden – auch bei reinen Pflanzenfressern. Außerdem liegt der Glutamatgehalt in Muscheln, Krabben und etlichen Gemüsesorten deutlich höher (in Tomate sogar 246 mg/kg) als in diversen Fleischsorten. Es könnte sein, dass die Umami-Komponente grundsätzlich die Unterscheidbarkeit der zahlreichen Geschmackskompositionen der einzelnen Nahrungsbestandteile verbessert und erleichtert.

Seit einiger Zeit wird von den Lebensmittelherstellern statt des MSG vermehrt Hefeextrakt eingesetzt. MSG fällt in die Kategorie der Zusatzstoffe, Hefeextrakt jedoch wird als Zutat gewertet. Die Grundlage für den Hefeextrakt ist die Bäcker- oder Bierhefe. Diese wird jedoch im Lauf zahlreicher Prozessschritte mit lytischen Enzymen, Proteasen, Peptidasen, Glutaminasen, Phosphodiesterasen und AMP-Deaminasen behandelt, so dass am Ende eine MSG-Konzentration von circa 11 % und eine Konzentration von jeweils circa 5 % für IMP und GMP vorliegt. Somit ist der Hefeextrakt letztlich ein effektiverer Geschmacksverstärker als Natriumglutamat allein.

Grundsätzlich gibt es keine schwerwiegenden Gründe gegen die Verwendung kalorienfreier Süßungsmittel und gegen die Zugabe zusätzlicher Aromen und Geschmacksverstärker. Es kommt auf die eingesetzten und verzehrten Mengen an. Einen sehr großen Nachteil gibt es allerdings: Beginnt man in früher Kindheit mit dem Verzehr geschmacklich veränderter Lebensmittel, wird man die natürlichen Produkte kaum erkennen können und sie werden einem geschmacklich sehr fade vorkommen. Man vergibt sich die Möglichkeit, die unendlich vielen kleine Nuancen natürlicher Nahrungsmittel wahrzunehmen, wenn man ständig geschmacklich Überhöhtes konsumiert.

Was ist „gesunde" Ernährung?

Eine Frage, die sich die Menschen der Vor- und Frühgeschichte höchstwahrscheinlich nicht gestellt haben, wird für heutige Generationen jedoch immer dringlicher: Was ist „gesunde" Ernährung? Unser Gebiss, die Morphologie unseres Verdauungstrakts und unsere Enzymausstattung liefern erste wichtige Anhaltspunkte. Wir sind weder reine Fleisch- noch reine Pflanzenesser. Zu einer artgerechten Ernährung, so scheint uns unser Organismus mitzuteilen, gehören pflanzliche und tierische Produkte. Wesentlich konkreter kann die Antwort jedoch kaum ausfallen, da es *die* optimale Ernährungszusammenstellung für den Menschen nicht gibt. Es hat sie auch in den vergangenen Epochen der Menschheitsgeschichte nicht gegeben. Die Fähigkeit, auf ein sich änderndes Nahrungsangebot mit einer flexiblen Ernährungsweise zu reagieren, scheint sogar ein besonderes Kennzeichen der Gattung *Homo* zu sein. Selbstverständlich muss unser Organismus ausreichend mit den nötigen Nährstoffen, Energielieferanten, Vitaminen, Spurenelementen usw. versorgt werden, doch ist diese Grundversorgung auf vielerlei Weise möglich. Die umgekehrte Betrachtungsweise des Problems könnte sich als hilfreicher erweisen: Wie sieht eine nicht-artgerechte Ernährung aus? Denn auf diese Fragestellung gibt es durchaus konkretere Antworten. Nachfolgend werden einige Beispiele aus der jüngeren Kulturgeschichte der menschlichen Ernährungsgewohnheiten beschrieben.

Vielseitigkeit

An zwei Beispielen, einem historischen zu den Indianern in La Florida und einem aktuelleren über die Einwohner von Samoa, soll aufgezeigt werden, welche Konsequenzen eine zu einseitige Ernährung haben kann.

1513 wurde das spätere Florida von Spaniern entdeckt. Neue bioarchäologische Untersuchungen in dieser ehemaligen Kolonie decken auf, dass die Gesundheit der indianischen Ureinwohner massiv unter dem durch die Europäer verursachten Ernährungswandel gelitten hat. Die Indianer von La Florida wurden von den Eroberern zur Feldarbeit gezwungen, insbesondere zum Anbau von Mais. Vor Ankunft der Spanier ernährten sich die Indianer sehr abwechslungsreich, je nach Region von verschiedenen Tieren, Pflanzen und Meeresfrüchten. Dies belegen Analysen der Stickstoff- und Kohlenstoff-Isotope von Skelettfunden, anhand derer man ablesen kann, welche Nahrungsquellen der Verblichene genutzt hat (s. Infokasten „Isotopenverhältnisse"). Die spanischen Franziskaner zwangen den Ureinwohnern nun eine recht einseitige Ernährung, vor allem Maisspeisen, auf. Mais zählt zu den

C4-Pflanzen und enthält daher einen höheren Anteil des ^{13}C-Isotops als C3-Pflanzen. Die Isotopen-Zusammensetzung der Nahrung spiegelt sich nach einiger Zeit in der Isotopen-Zusammensetzung der Knochen wieder, daher konnte auch auf einen starken Maiskonsum der Indianer rückgeschlossen werden. Der hohe Zuckergehalt des Getreides führte zu Zahnschäden; der hohe Gehalt an Phytat band das Eisen und hemmte dadurch seine Aufnahme durch die Darmzellen, wodurch verschiede Symptome eines Eisenmangels auftraten. Ein besonderes Problem stellte der Mangel essenzieller Aminosäuren dar, denn Mais enthält zu wenig Tryptophan, Isoleucin und Lysin. Dieser Mangel zusammen mit einem Calcium- und Vitamin-B3-Mangel hatte gravierende Konsequenzen für die heranwachsenden Kinder und Jugendlichen.

Das zweite Beispiel betrifft die Einwohner Westsamoas und einiger benachbarter Inseln Mikronesiens. Stellvertretend für diese Region soll das Schicksal der damals 7500 Bewohner der Insel Nauru beschrieben werden. Mitte der 1980er Jahre wurde beobachtet, dass innerhalb kurzer Zeit immer mehr Menschen unter Übergewicht litten. Folgendes war geschehen: 80 % der Inselfläche war von Guano-Ablagerungen bedeckt, einem natürlichen Abbauprodukt von Seevogel-Exkrementen. Guano ist aufgrund seines hohen Phosphatgehaltes ein sehr begehrter organischer Dünger. Die Regierung zahlte den Einwohnern hohe Lizenzgebühren für den Abbau und Export mit der Folge, dass die Inselbevölkerung für einige Zeit das weltweit höchste Einkommen verzeichnen konnte. Die Grundstückseigentümer brauchten nicht mehr zu arbeiten, gaben ihre traditionelle Ernährung aus verschiedenen Fischen und regionalen Gemüsesorten auf und importierten Fertigprodukte wie Dosenfleisch, Kartoffelchips und Bier. Bereits 1987, nur eine Generation später, waren zwei Drittel der Inselbevölkerung adipös und ein Drittel litt unter Diabetes mellitus.

Diese beiden Beispiele sollen genügen, um zu unterstreichen, dass das wichtigste Kriterium für eine gesunde Ernährung ihre Vielseitigkeit ist. Die Frische der Nahrungsmittel und ihr Kaloriengehalt sind selbstverständlich ebenfalls relevante Merkmale. Der in Joule gemessene Energiegehalt von Nahrungsmitteln, landläufig als die Anzahl an Kalorien bezeichnet, darf jedoch keinesfalls als absolutes Maß für eine gesundheitsfördernde und gesundheitsschädliche Wirkung interpretiert werden. Unser Organismus benötigt energiereiche Nahrung – ohne sie hätten wesentliche Schritte in der Evolution nicht stattfinden können – aber die Quellen der zugeführten Energie müssen differenziert werden. So besitzen ungesättigte Fettsäuren eine vergleichbare Energiedichte wie gesättigte, haben aber deutlich mehr gesundheitsförderliche Eigenschaften, weil unsere Stoffwechselmaschinerie diese Fette nicht nur als Energielieferant, sondern unter anderem auch als Cofaktoren und Baumaterial verwertet. Viele Obstsorten haben wegen ihres natürlichen Zuckergehalts einen ähnlichen Kaloriengehalt wie Speiseeis; eine differenziertere Gegenüberstellung dürfte sich erübrigen.

Die wachsende Anzahl fehlernährungsbedingter Erkrankungen in verschiedenen Industrienationen hat zahlreiche Fachleute dazu bewogen, Ratgeber für eine gesunde Ernährung in Form von Ernährungspyramiden oder -kreisen zu entwickeln. Zwei Gemeinsamkeiten zeichnet die verschiedenen Varianten aus: abwechslungsreiche Ernährung und ein hoher Obst- und Gemüseanteil. Darüber hinaus scheint ein Vergleich eher zu verwirren als aufzuklären. Die Atkins-Pyramide empfiehlt einen nur sehr geringen Anteil an Vollkornprodukten, die Deutsche Gesellschaft für Ernährung (DGE) gibt diese Produktgruppe mit einem Drittel, das amerikanische Landwirtschaftsministerium (USDA) mit einem Fünftel an. Uneinigkeit herrscht auch bei den Gruppenzuordnungen, z. B. ob Fleisch, Fisch und Eier als gleichwertig angesehen werden sollen und gemeinsam ein Ernährungssegment bilden, und auch, wo Nüsse und Hülsenfrüchte einzuordnen sind. Sehr unterschiedlich wird außerdem die Gewichtung von Milchprodukten bewertet. Insgesamt bestätigt die Vielfalt der Ernährungsempfehlungen und -ratgeber, dass es *die* ideale Ernährungsweise für den Menschen nicht gibt und dass sie, egal wie die individuelle Ernährung aussehen sollte, auf jeden Fall abwechslungsreich sein sollte. Erstaunlich selten wird angemerkt, dass man die eigene Ernährungsweise auch immer in Zusammenhang mit der eigenen Lebensweise sehen muss. Der Bedarf, die Zufuhr und die Speicherung von Nährstoffen stehen in einem leicht nachvollziehbaren, sehr engen Zusammenhang.

Vegetarismus

Auch wenn bereits mehrfach betont wurde, dass unsere genetische Ausstattung einen Organismus hervorbringt, der weder an einen reinen Fleisch- noch an einen reinen Pflanzenkonsum angepasst ist, soll an dieser Stelle der Vegetarismus kurz beleuchtet werden. Verschiedene Ursachen führen einige Menschen zu einem Fleischverzicht. Die Mehrheit der Vegetarier führen ethische oder religiöse Gründe für ihre Entscheidung an. Ein weiterer Anlass können gesundheitliche Aspekte sein oder auch ökologisch-soziale Motive.

Vegetarier vereint das Meiden von Fleisch, sie unterscheidet jedoch das Meiden weiterer Produkte. Lacto-Ovo-Vegetarier verzichten zusätzlich auch auf aquatische Tiere, Lacto-Vegetarier auf aquatische Tiere und Eier, Ovo-Vegetarier auf aquatische Tiere und Milch, und Veganer verzichten auf alle von Tieren stammenden Nahrungsmitteln und meist auch auf Gebrauchsgegenstände tierischen Ursprungs. Um Missverständnissen vorzubeugen muss hinzugefügt werden, dass auch die aus den gemiedenen Lebensmitteln hergestellten Produkte mit eingeschlossen sind.

Bisher existieren nur wenige aussagekräftige Studien über die gesundheitlichen Konsequenzen derartiger Lebensweisen. Besonders kritisch wird die vegane Ernährung beurteilt und nur denjenigen empfohlen, die sich ein fundiertes Hintergrundwissen angeeignet haben. Ohne Supplementierung bestimmter Substanzen entsteht die Gefahr von Mangelerscheinungen. Vitamin B12 ist hauptsächlich in tierischen und nur in minimalen Mengen in pflanzlichen Produkten enthalten. Eine ausreichende Versorgung mit Eisen kann ebenfalls nicht gewährleistet werden, da unser Organismus das an die tierischen Myoglobine und Hämoglobine gebundene Eisen wesentlich effektiver resorbieren kann als die Eisenmoleküle pflanzlicher Verbindungen. Auch Zink und Calcium müssten bei einer veganen Ernährung ergänzend eingenommen werden, da beide Substanzen besonders in tierischen Produkten vorkommen. Zink findet sich zwar auch in Pflanzen, kann jedoch durch die pflanzliche Phytinsäure gebunden werden, wodurch die Bioverfügbarkeit deutlich gesenkt wird. Bei Kleinkindern, Schwangeren, Stillenden und Kranken, also Menschen mit einem erhöhten Nährstoffbedarf, wird von den meisten Ärzten eine derartige Ernährungsweise abgelehnt.

Im Grunde genommen sind unsere genetisch bedingten Defizite, beispielsweise das Unvermögen, Vitamin C, Vitamin B12 und einige Aminosäuren herzustellen, ebenso wichtig wie unsere Fähigkeiten. Dass wir bestimmte Substanzen nicht herstellen können, oder anders formuliert, das Fehlen von Genen für bestimmte aufbauende, Substanzen herstellende Enzyme, deuten Evolutionsbiologen mit der leicht nachvollziehbaren Annahme, dass der Aufwand für die Herstellung dieser Produkte für den Organismus eine Energie- und Materialverschwendung bedeuten würde, wenn er sie auch mit der Nahrung aufnehmen kann und somit „umsonst" bekommt. Und die als Beispiel genannten Defizite deuten darauf hin, dass sowohl die pflanzliche Ernährung (Vitamin C) als auch die tierische Ernährung (Vitamin B12) deutliche Spuren in unserem Genom hinterlassen haben.

„Gesunde" Lebensmittelzusätze

Ein charakteristisches Merkmal besonders westlicher Industrienationen ist ein Nahrungsüberangebot – ganz besonders das Angebot kalorienreicher, nährstoffkomprimierter Lebensmittel. Daraus ergeben sich nahezu zwangsläufig Nährstoffunterversorgungen und fehlernährungsbedingte Volkskrankheiten; dies nutzen einige Lebensmittelhersteller, um Nahrungsergänzungsmittel sowie mit zusätzlichen, gesundheitsfördernden Inhaltsstoffen angereicherte „gesunde“ Produkte auf den Markt zu bringen: Functional Food.

Zahlreiche Untersuchungen belegen, dass bei manchen Bevölkerungsgruppen die Konzentration einiger Nährstoffe unter dem empfohlenen Wert liegt. Vitamin C, Folsäure, Calcium, Magnesium, Eisen, Vitamine D und E, Jod, Carotinoide und ungesättigte Fettsäuren werden in der Regel angeführt. Zum Ausgleich dieser und ähnlicher ernährungsbedingter Defizite steht eine große Auswahl von Einzel- und Kombinationspräparaten zur Verfügung. Außerdem werden Nahrungsergänzungsmittel mit Fettsäuren und Phospholipiden, mit Aminosäuren, Kohlenhydraten und Ballaststoffen, sekundären Pflanzenstoffen, Bierhefen, Algenextrakten und vielem anderem mehr angeboten.

Einen anderen Weg beschreiten die Hersteller von „Functional Food“, die diese Substanzen nicht in konzentrierter, isolierter Form anbieten, sondern sie normalen Nahrungsprodukten beimengen. Eines der Produktsegmente zielt auf eine gesunde Darmflora ab. Es gibt Probiotika (enthalten „gesunde“ Bakterien, hauptsächlich Laktobazillen und Bifidobakterien), Präbiotika (enthalten Ballaststoffe, die das Wachstum „gesunder“ Bakterien fördern sollen) und Symbiotika (enthalten eine Kombination aus Pro- und Präbiotika). Unsere Darmflora besteht jedoch nicht nur aus Bifidobakterien und Laktobazillen, sondern aus einer großen Vielzahl sehr unterschiedlicher Stämme, deren Zusammensetzung sich mit dem Alter und den Ernährungsgewohnheiten verändert. Abgesehen davon ist es nicht möglich, selektiv das Wachstum nur bestimmter Stämme zu fördern.

Lebensmittel mit zusätzlichen Ballaststoffen sollen sich ebenfalls positiv auf die Verdauung und die Darmflora auswirken. Aus ernährungsphysiologischer Sicht werden ganz unspezifisch alle Substanzen, die unverdaut den Dickdarm erreichen, als Ballaststoffe bezeichnet. Je nach Molekularstruktur dieser Stoffe und der Zusammensetzung der Darmflora können bestimmte Makromoleküle nachträglich noch von den Bakterien abgebaut werden, wobei die Darmzellen bestimmte Zwischen- oder Endprodukte resorbieren können. In den vergangen Jahren wurden in zahlreichen Lebensmitteln die Ballaststoffe zu stark reduziert, da man ihre physiologische Bedeutung unterschätzt oder ignoriert hat. Inzwischen sollte man darauf achten, dass sie nicht überdosiert werden, denn ein Übermaß kann das Bakterienwachstum in bestimmten Dünndarmabschnitten über das Normalmaß hinaus fördern und eine Dauerstimulation des Darm-Immunsystems in Gang setzen. Abgesehen von diesen Effekten wirken einige Ballaststoffe für bestimmte Menschen als versteckte Kalorien, nämlich dann, wenn die Darmbakterien Abbauprodukte freisetzen, die dann von den Darmzellen aufgenommen werden. Nicht jeder Ballaststoff hat bei allen Menschen dieselbe Wirkung und ein Zuviel kann eher schaden als nützen.

Das genetische Repertoire, das für den Grundbauplan unseres Verdauungssystems, seine Anatomie, Morphologie und Enzymausstattung zuständig ist (zusammen mit der genetischen Ausstattung unserer Darmflora), bestimmt, was wir essen *können*. Der Teil unseres Genoms, der das große Arsenal unserer Stoffwechselenzyme codiert, bestimmt, was wir essen *müssen*. Angepasst ist dieses komplexe System an natürlich vorkommende Nahrungsmittel, die immer eine Kombination zahlreicher Substanzen darstellen. Ein Apfel enthält Vitamine, Mineralstoffe und Spurenelemente, Ballaststoffe, Kohlenhydrate und vieles mehr. Unser Verdauungssystem ist auf die Verarbeitung derartiger Mischungen in idealer Weise eingestellt, nicht aber auf die sukzessive Zufuhr konzentrierter Einzelsubstanzen. Die langfristigen Konsequenzen, die sich eventuell ergeben, wenn die verschiedenen, reflektorisch ausgeschütteten Enzyme kein Substrat finden, wenn eine auf komplexe Nahrung ausgelegte Verdauungsmaschinerie angeworfen wird, aber mangels Substrat leerläuft, sind noch viel zu wenig untersucht. Unser Verdauungssystem ist eben auf den Apfel ausgelegt und nicht auf seine chemischen Äquivalente.

Die Lebensmitteltechnologie ist ein gutes Beispiel dafür, dass unsere geistigen Leistungen Lebenssituationen hervorbringen können, an die unser Organismus nur mangelhaft angepasst ist. Unsere kulturelle Entwicklung verläuft schneller als die biologische. Dieses angebliche Defizit nun mit weiteren technischen Leistungen auszugleichen, scheint aus biologischer Sicht wenig sinnvoll. Respekt vor dem Leben impliziert auch, Respekt vor unserem eigenen Körper zu haben.

Evolution – Geschichte, die wir *in* uns tragen

Der Grundbauplan für unseren Organismus samt all seinen Fähigkeiten und Bedürfnissen ist das Resultat einer Millionen Jahre langen Entwicklungsgeschichte – einer Geschichte, die noch lange nicht abgeschlossen ist. Dieser Bauplan liegt in unserem Genom codiert vor; es liefert jedoch keine exakten Vorgaben für den individuellen Körper, sondern Möglichkeiten und Grenzen dieser Möglichkeiten. Die individuelle Ausarbeitung eines Körpers ist immer das Resultat zahlreicher Interaktionen zwischen codierten Informationen des Genoms und den wechselnden Informationen der Welt, in der dieser Organismus lebt.

Die Beziehung zwischen Körperbau und Nahrung ist geprägt von zahlreichen Abhängigkeiten. Ohne Augen, die uns ein dreifarbiges Sehen ermöglichen, hätten wir Schwierigkeiten, z. B. unreifes von reifem Obst zu unterscheiden. Reifes Obst jedoch enthält Substanzen wie Mineralstoffe, Vitamine, Ballaststoffe und Zucker, die unser Körper für seine vollständige Funktionsfähigkeit dringend benötigt. Wie jedes Lebewesen braucht auch der Mensch zahlreiche Bausteine wie Aminosäuren, Fettsäuren, Kohlenhydrate und Nukleotide. Doch ohne die entsprechende Enzymausstattung des Verdauungssystems würde er selbst mit vollem Magen verhungern. Das verhältnismäßig große und leistungsfähige Gehirn von *Homo sapiens* ermöglichte ihm bereits in vorgeschichtlicher Zeit, mit Hilfe verschiedener Strategien an besonders energiereiche Nahrung zu gelangen. Allerdings benötigt das menschliche Gehirn pro Gewichtseinheit wesentlich mehr Energie als jedes andere Organ und setzt somit einen großen Teil der Nahrungsenergie selbst um. Die Beziehung zwischen unserem Organismus und unserer Nahrung ist also über einen sehr langen Zeitraum gewachsen, eng und komplex.

Sinnesorgane: Erkennen und Bewerten

Bevor Nahrung in unseren Verdauungstrakt gelangt (von wo aus sie nur mit Mühe wieder entfernt werden kann), unterliegt sie einer dreifachen Kontrolle: einer „Fernkontrolle“ durch die Augen, einer „Nahkontrolle“ mit dem Geruchssinn und einer „Kontaktkontrolle“ mit dem Geschmackssinn. Diese Sinneseindrücke ermöglichen eine Bewertung der potenziellen Nahrung, bevor wir sie aufnehmen. Die Bewertungskriterien selbst basieren sowohl auf evolutionären als auch auf kulturellen Mechanismen, wobei sich angeborene

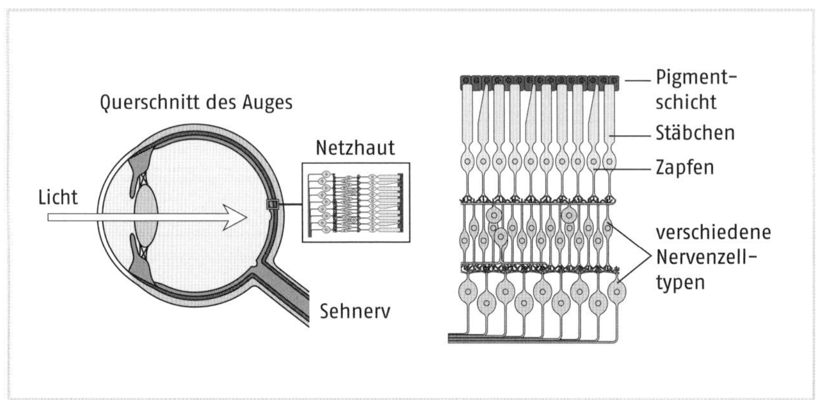

Abbildung 2: Die Netzhaut des Auges

Basismechanismen nur selten vollständig kulturell überformen lassen. So wird überall auf der Welt Süßes als angenehm, Bitteres als eher unangenehm und Farbloses meist als unappetitlich interpretiert. Aus biologischer Sicht sind alle Menschen in gewisser Weise gleich – in Bezug auf ihren Körperbauplan und somit auch auf die Funktionalität ihrer Organe. Daher ist der Gedanke naheliegend, dass im Lauf der Evolution diejenige Nahrung, die stoffwechselphysiologisch sinnvoll und hilfreich für den Organismus ist, mit angenehmen und potenziell schädliche Nahrung mit unangenehmen Empfindungen verknüpft wurde. Folglich liegt nicht nur der Art und Weise, wie wir unsere Nahrung über unsere Sinnesorgane wahrnehmen, sondern auch den fundamentalen Interpretationen dieser Wahrnehmungen eine genetische Komponente zugrunde.

Sehen

In der Netzhaut unserer Augen befinden sich zwei verschiedene Typen lichtsensibler Rezeptorzellen. Jedes Auge enthält ungefähr 130 Millionen Stäbchen, die nur wenig Licht benötigen und ein Hell-Dunkel-Sehen ermöglichen, und circa 5 Millionen Zapfen, die nur im Hellen funktionieren und ein Farbsehen erlauben. Die Zapfen befinden sich überwiegend in der der Pupille gegenüberliegenden Fläche der Retina, während die Stäbchen die übrige Netzhaut bedecken. Wird eine Rezeptorzelle durch Lichteinfall angeregt, aktiviert sie die direkt hinter ihr liegende Nervenzelle, die das Signal dann über den Sehnerv weiterleitet, bis es letztlich die Sehrinde des Gehirns erreicht – ein Areal der Großhirnrinde, das im hinteren Teil des Gehirns liegt. Hier entsteht dann der Sinneseindruck „Sehen“.

Physiologie des Sehens

Ausgelöst wird eine solche Kaskade durch das Molekül Retinal, das unser Körper durch enzymatische Verarbeitung aus β-Carotin gewinnt. Retinal kann in zwei Konformationen vorliegen, einer geknickten cis-Form und einer gestreckten trans-Form. Die in den Rezeptorzellen aktive Form ist das cis-Retinal. Trifft Licht auf ein solches Molekül, ändert es spontan seine Form und lagert sich zum gestreckten *trans*-Retinal um, das anschließend enzymatisch wieder in die *cis*-Konfiguration überführt wird, wodurch der Zyklus wieder von vorn beginnen kann.
Die Retinal-Moleküle sind an je ein Opsin-Protein gebunden. Opsin und Retinal zusammen bilden ein Sehpigment, das Rhodopsin, von dem jede Rezeptorzelle mehrere Millionen Exemplare enthält. Wenn Licht auf ein Retinal-Moleküle fällt und es in die gestreckte Form wechselt, verursacht es eine deutliche Veränderung der dreidimensionalen Struktur des Proteins. Diese Umformung induziert eine Veränderung der Membranspannung, die dann letztlich einen Nervenimpuls auslöst. Durch Lichteinfall ändert sich also erst die Konfiguration des Retinals, dadurch die Konfiguration des Opsins, und erst dadurch werden Nervenzellen aktiviert.

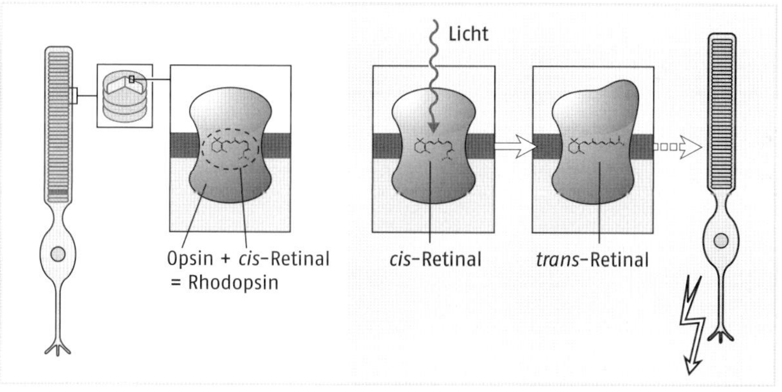

Abbildung 3: Sehpigmente. In den Membranstapeln der Stäbchen und Zapfen sind die Sehpigmente verankert, die Retinal enthalten. Licht formt *cis*-Retinal in *trans*-Retinal um, wodurch die Form des Opsins verändert wird. Die Gestaltveränderung induziert eine Kettenreaktion, an deren Ende die Sehsinneszelle eine benachbarte Nervenzelle aktiviert.

Das Opsin-Protein absorbiert je nach Struktur bestimmte Wellenlängen des einfallenden Lichts oder, anders formuliert, es lässt nur Licht bestimmter Wellenlängen zum zentral gelegenen Retinal durch und entscheidet, welche „Lichtfarbe“ das Retinal anregen kann. Im Lauf der Primatenevolution entstanden nämlich verschiedene Opsine, die zwar grundsätzlich gleich aufgebaut sind, sich aber in ihrer Aminosäuresequenz unterscheiden. Die Aminosäuresequenz eines Opsins beeinflusst die Struktur und das Absorptionsspektrum des Proteins. Im menschlichen Auge werden vier verschiedene Opsine gebildet: Das Rhodopsin (im engeren Sinne), das in den Stäbchen vorkommt und Licht optimal bei ungefähr 500 nm absorbiert, das bei circa 560 nm absorbierende Iodopsin, das bei 530 nm absorbierende Porphyropsin und das Cyanopsin, das bei annähernd 430 nm absorbiert. Die drei letztgenannten Pigmente entstehen nur in den Zapfen und werden entsprechend dem durch sie absorbierten lang-, mittel- und kurzwelligen Licht auch als L-, M- und S-Pigmente bezeichnet. Obwohl alle Rezeptorzellen die genetische Information für alle vier Pigmente besitzen, wird in jeder Zelle nur ein einziger Pigmenttyp hergestellt. Auf diese Weise entstehen dann Stäbchen, die aufgrund des Rhodopsins ein relativ großes Absorptionsspektrum mit einem Maximum bei 500 nm haben, die „roten“ Zapfen mit den L-Pigmenten, die „grünen“ Zapfen mit M-Pigmenten und die „blauen“ Zapfen mit S-Pigmenten. Auf welche Weise eine einzelne Zelle entscheidet, welche Gene ausgeschaltet werden und welches Gen angeschaltet wird, ist noch immer unklar.

Ungefähr 95 % aller Rezeptorzellen in der Retina sind Stäbchen und nur 5 % der Zellen sind Zapfen. Diese wiederum verteilen sich zu 8 % auf blaue und je 46 % auf grüne und rote Zapfen. Wir Menschen besitzen daher ein trichromatisches Sehen. Wir können drei verschiedene Lichtwellenlängen registrieren und daraus jede von uns wahrgenommene Farbe mischen. Die meisten Säugetiere sind mit zwei verschiedenen Farbsehpigmenten lediglich dichromatisch; einige nachtaktive Spezies besitzen sogar nur ein Pigment. Bestimmte Vogel-, Fisch- und Reptilienarten verfügen über vier verschiedene Farbpigmente und können auch im Ultraviolettbereich sehen, und Hühner können mit fünf Opsinvarianten wohl das umfangreichste Farbspektrum wahrnehmen.

Das Gen für das „blaue“ S-Pigment scheint sehr früh in der Wirbeltierevolution entstanden zu sein, denn erstens besitzen fast alle Wirbeltiere ein solches Gen und zweitens gleichen sich diese Gene untereinander in auffälliger Weise. Auch die Gene für Pigmente, die im längerwelligen Bereich absorbieren, scheinen sich früh entwickelt und ausgebreitet zu haben. Dass ausgerechnet die Primaten zwei Varianten aufweisen, wird mit einer Abfolge von Mutationen erklärt.

Da der zeitliche und finanzielle Aufwand für das Sequenzieren von Genen dank neuer Technologien immer geringer wird, konnten im Verlauf der letzten Jahre zahlreiche Mutationen in den Pigment-Genen entdeckt werden. Aus der Nukleotidsequenz der Gene kann auf die Aminosäuresequenz der Opsine geschlossen werden und aus dieser wiederum haben einige Forscher das Absorptionsverhalten der mutierten Pigmente abgeleitet. Die Resultate sind erstaunlich, denn zum einen hat niemand ernsthaft damit gerechnet, dass der Variantenreichtum der drei Farbpigment-Gene innerhalb der menschlichen Bevölkerung derart groß ist, und zum anderen gibt es für einzelne mutierte Opsine ausreichend Hinweise dafür, dass ihr Absorptionsspektrum von dem der normalen Pigmente abweicht – wenn zumeist auch nur in geringem Maße. Diese Schlussfolgerungen untermauern ein grundsätzliches Problem von Wahrnehmung: Kein Mensch kann sich wirklich sicher sein, dass ein anderer Mensch exakt dasselbe wahrnimmt wie er selbst. In derartige Überlegungen mit einbeziehen muss man auch die Tatsache, dass sich, abgesehen von den schweren Defektmutationen, die Träger derartiger Genvarianten ihrer Wahrnehmungsabweichungen in der Regel nicht bewusst sind. Wir lernen irgendwann im Verlauf unserer Kindheit, bestimmten Sinneseindrücken eigene Begriffe zuzuordnen, ohne dass wir sicher sein können, ob unser Eindruck derselbe ist wie der unserer Eltern. Aber wir lernen von ihnen, dass die Farbe einer reifen Kirsche Rot heißt. Wahrnehmung ist ein subjektiver Vorgang, auch wenn wir alle aufgrund unserer gemeinsamen Evolution über das gleiche Equipment verfügen und daher durchaus davon ausgehen können, dass unsere Wahrnehmungen grundsätzlich gleich sind. Aber ob sie vollkommen identisch sind, wird niemals überprüft werden können. Die Untersuchungsdaten der Opsin-Gene jedenfalls belegen, dass die Farbwahrnehmung sicher *nicht* bei allen Menschen identisch ist. Der Selektionsdruck lag in der Vergangenheit ja auch nicht auf einer bestimmten Wahrnehmungsqualität, sondern auf dem Vermögen, Qualitäten voneinander zu unterscheiden. Anders formuliert: Es war unerheblich, dass alle dasselbe Rot wahrnehmen, entscheidend war, dass sie es von Grün unterscheiden konnten.

In jedem Fall scheint die Fähigkeit, Farben differenzierter unterscheiden zu können, für unsere Vorfahren einen deutlichen Vorteil dargestellt zu haben. Mehrfarbigkeit erleichtert die räumliche Wahrnehmung und reife Früchte sind bereits auf größere Entfernungen zu entdecken. Jeder von uns weiß aus eigenen Erfahrungen, wie stark der optische Eindruck die Entscheidung beeinflusst, bestimmte Lebensmittel zu kaufen oder sie zu essen. Ganze Berufsgruppen beschäftigen sich damit, besonders die blickdichten Lebensmittelverpackungen mit appetitlichen Farben zu dekorieren, und Lebensmittelhändler setzen mit farbiger Beleuchtung über Fleisch-, Wurst-, Käse-, Gemüse- und Obsttresen ihre Ware noch attraktiver in Szene. Besonders Kinder scheinen farbige Lebensmittel magisch anzuziehen. Unsere Affinität zu farbigen Lebensmitteln, besonders solchen mit den „frischen" Gelb-, Rot- und Grüntönen, lässt sich demnach aus der Evolution des Farbensehens ableiten, denn immerhin hat besonders die Fähigkeit der Farbunterscheidung zwischen Rot und Grün einen erheblichen Vorteil geliefert.

Die Farbe eines Produktes hat, wie in zahlreichen Studien mit Versuchspersonen nachgewiesen wurde, sogar einen Einfluss auf die Geschmacks- und Geruchswahrnehmung. Stimmt z.B. die Farbgebung eines Getränks nicht mit seinem Aroma überein, wie bei der Kombination Orange und Himbeeraroma, dann entstehen bei den Probanden zum Teil erhebliche Probleme, den Geschmack korrekt zuzuordnen. Bei einer erfahrungskonformen Kombination, wie rote Farbe und Himbeeraroma, fällt bei gleicher Aromenkonzentration die Identifizierung des Geschmacks sehr viel leichter. Ebenso scheinen rot gefärbte Produkte intensiver nach Frucht zu riechen als ungefärbte Proben mit derselben Menge Aroma. Auch wenn die oben beschriebenen Tests lediglich mit Getränken durchgeführt wurden, kann man die Ergebnisse durchaus verallgemeinern: Farbigkeit beeinflusst die Wahrnehmung beim Trinken und Essen, denn der optische Eindruck generiert eine bestimmte Erwartungshaltung. Wer einmal in einem der „dunklen Restaurants" diniert hat, weiß, wie unterhaltsam irritierend es ist, wenn das Auge einmal nicht mitisst.

Riechen

Der im Lauf der Evolution am frühesten entstandene Sinn ist der „chemische Fernsinn". Schon Bakterien sind in der Lage, auf bestimmte Moleküle in ihrem Umfeld zu reagieren und ihnen auszuweichen oder sich zu ihnen hinzubewegen, also sich an einem chemischen Gradienten zu orientieren. Das Grundprinzip aller chemischen Sinne, folglich auch unseres Geruchs- und Geschmackssinns, ist ein Schlüssel-Schloss-Prinzip. Auf einer Zelle sitzen Rezeptorproteine mit einer definierten Oberflächenstruktur, an die Moleküle mit einer entsprechenden Passform andocken können. Der Andockprozess verändert die Konfiguration des Rezeptorproteins derart, dass dies in der Zelle eine bestimmte Reaktionskaskade auslöst. Im Fall von Sinneszellen wird dann eine direkt benachbarte Nervenzelle aktiviert, die dieses Signal anschließend an andere Neuronen weiterleitet.

Bei uns Menschen sind die oberen Nasenmuscheln und beide Seiten der Nasenscheidewand mit einer Riechschleimhaut ausgekleidet, die ungefähr 10 Millionen Riechzellen beherbergt und eine Fläche von annähernd 10 cm^2 einnimmt. Die der Nasenhöhle zugewandten Seiten der länglichen Riechzellen tragen zahlreiche Cilien, fingerförmige Ausstülpungen der Zellmembran, in die die Rezeptormoleküle eingebettet sind. Das gegenüberliegende obere Ende jeder Zelle geht in ein Axon über, eine schlauchförmige, reizleitende Zellverlängerung. In Bündeln durchziehen die Axone die Poren der Siebbeine bis hin zu den sogenannten Riechkolben, paarig angelegten, keulenförmigen Strukturen des Gehirns. In den Riechkolben befinden sich Umschaltstationen, die Glomeruli. In jedem Glomerulus werden mehrere Axone der Riechzellen auf eine Nervenzelle des Riechkolbens geschaltet, sodass immer mehrere Sinneszellen ihre elektrischen Signale auf eine Nervenzelle übertragen. Von den Riechkolben aus gelangen die Nervenimpulse über die Riechnerven in verschiedene innere Großhirnbereiche: über den Thalamus zum orbitofrontalen Cortex, wo die bewusste Geruchswahrnehmung entsteht, zum Mandelkern, durch den der Sinneseindruck eine emotionale Bewertung erhält, zum Hypothalamus, der einen großen Einfluss auf den Hormonhaushalt hat, und zum Hippocampus, der die Funktion des Geruchsgedächtnisses übernimmt. Diese genetisch fixierte neuronale Architektur erklärt, warum Gerüche bei uns eine mitunter sehr starke emotionale Wirkung hervorrufen

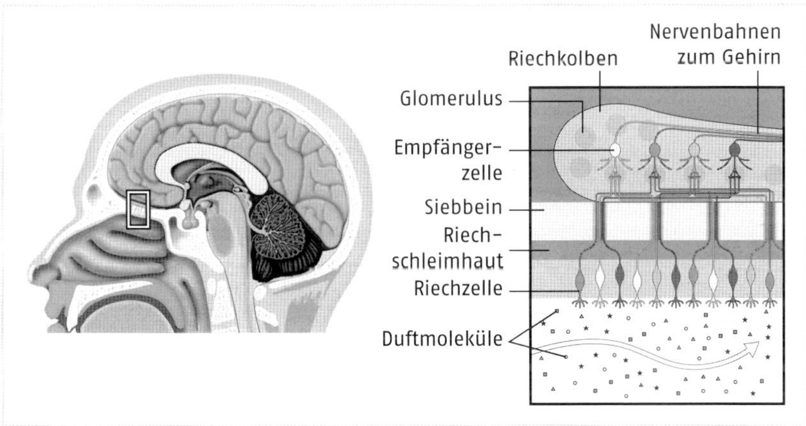

Abbildung 4: Riechschleimhaut mit Riechzellen. Riechzellen, die denselben Rezeptortyp tragen, werden im Riechkolben zu einem Glomerulus zusammengefasst. Eine Empfängerzelle transportiert dann das Sammelsignal in verschiedene Bereiche des Gehirns.

können. In gewisser Weise ist das Geruchsgedächtnis das älteste Gedächtnis, nicht nur aus evolutionärer, sondern auch aus biografischer Sicht.

Jede Riechzelle produziert tausende identischer Rezeptorproteine, die sie in ihre Cilienmembran einbaut. Duftmoleküle, die auf diese Proteine passen, können durch den Andockprozess die Zelle aktivieren, und zwar umso stärker, je mehr Duftstoffe an die Rezeptoren gebunden sind. Die Struktur der Rezeptorproteine ist in den Rezeptor-Genen codiert. 1991 wurden diese Gene entdeckt – wie sich herausstellte, die größte Gen-Familie in unserem Genom. Säugetiere besitzen rund 1300 verschiedene Gene für Geruchsrezeptoren – eine breite Basis für eine differenzierte Geruchswahrnehmung. Im Vergleich zu anderen Wirbeltieren haben Säugetiere ein relativ großes Gehirn. Einige Paläontologen haben 2011 die interessante Theorie veröffentlicht, nach der der wachsende Geruchssinn und der größer werdende Riechkolben die treibende Kraft für das Gehirnwachstum der Säuger war. Viele Rezeptor-Gene ermöglichen ein besseres Riechvermögen und dieses erfordert eine größere Rechenleistung. Unser Riechvermögen ist jedoch deutlich geringer geworden, denn von den 1300 Rezeptor-Genen sind bei uns nur noch rund 350 in funktionsfähigem Zustand. Alle anderen sind im Lauf der Evolution durch Mutationen unbrauchbar geworden und daher ausgeschaltet. Wie bereits für die menschlichen Opsine und unten für die Geschmacksrezeptoren beschrieben, gibt es auch für die Geruchsrezeptoren mehrere Varianten, die den Trägern unterschiedliche Wahrnehmungen vermitteln. Das Gen mit der Bezeichnung *OR6A2* codiert ein Rezeptorprotein, das verschiedene Aldehyde registriert. Es kommt in mindestens zwei Varianten vor und lässt, je nach Genkombination, den Geruch von Koriander als sehr angenehm bis sehr unangenehm erscheinen.

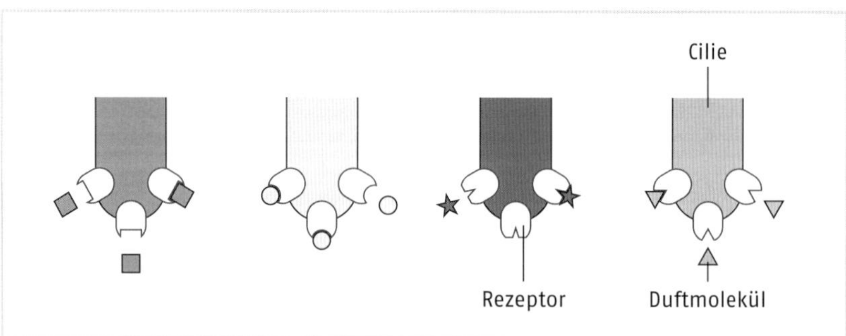

Abbildung 5: Geruchsrezeptoren. Die in den Nasen-Rachen-Raum hineinragenden Cilien der Geruchszellen tragen Rezeptoren; jede Zelle hat nur einen Rezeptortyp. Bindet ein passendes Duftmolekül an einen Rezeptor, wird die Sinneszelle aktiviert.

Jede einzelne Riechzelle exprimiert nur eines der vielen Rezeptor-Gene, ähnlich wie sich die Zapfen in der Netzhaut für eines der drei Opsin-Gene entscheiden. In unserer Riechschleimhaut befinden sich demnach 350 verschiedene Riechzelltypen, jeder Typus spezialisiert auf die Duftstoffe, die auf seine Rezeptorproteine passen. Zahlreiche Substanzen können an mehrere Rezeptoren andocken, und etliche Rezeptorproteine können verschiedene Duftstoffe binden. Es ergibt sich also eine große Anzahl von Kombinationsmöglichkeiten, die uns die Fähigkeit verschafft, trotz der verhältnismäßig wenigen Rezeptortypen dennoch beeindruckend viele verschiedene Duftstoffe zu identifizieren.

Eine anatomische Raffinesse ermöglicht es, in zwei Richtungen zu riechen. Einerseits können die Duftstoffe der Luft durch die Nase eingeatmet und am Riechepithel vorbeigeleitet werden (orthonasale Wahrnehmung), andererseits können die Duftmoleküle der Nahrung aus dem Mundraum über den Rachen- in den Nasenraum zu den Sinneszellen wandern (retronasale Wahrnehmung). So können wir auch die Moleküle, die erst durch den Kauprozess oder durch Anwärmen der Nahrung im Mund freigesetzt werden, geruchlich erfassen. Das retronasale Riechen spielt beim Essen eine deutlich größere Rolle als das orthonasale.

Im Vergleich zu anderen Säugetieren ist bei uns im Lauf der Evolution einerseits durch „genetischen Zugewinn“ das Sehvermögen erweitert, andererseits jedoch durch „genetischen Verlust“ das Geruchsvermögen reduziert worden. So wie bei den meisten anderen Tieren die Nahrungsbewertung größtenteils über die Nase erfolgt, so erfolgt sie bei uns über die Augen.

Schmecken

Der Geschmackssinn ist der einzige Sinn, dessen Leistung ausschließlich im Dienst der Ernährung steht. Seine Funktionsweise ähnelt der des Geruchssinns, allerdings existieren für die geschmacksrelevanten Rezeptorproteine deutlich weniger Gene als für die Geruchsrezeptoren, was zur Folge hat, dass wir auch deutlich weniger Geschmacksrichtungen unterscheiden können. Der Geschmackssinn kooperiert derart eng mit dem Geruchssinn, dass wir die Leistungen beider Sinnessysteme während des Essens kaum voneinander trennen können – es sei denn, man ist erkältet und die Schleimhäute der Nase sind angeschwollen, sodass man nichts mehr riechen kann. In diesem Fall erhält der Geschmackssinn keine Unterstützung mehr von den Riechzellen und es wird einem bewusst, dass der Variantenreichtum der Geschmacksrezeptoren doch recht klein ist. Was wir alltagssprachlich als Geschmack bezeichnen, ist genau betrachtet ein Summenresultat mehrerer Sinne. Neben dem Geruchs- und Geschmackssinn haben auch der Temperatur-, Hör- und Tastsinn einen Einfluss auf das Geschmackserlebnis, denn unbewusst fließen auch Informationen wie Kaugeräusche, Temperatur und Mundgefühl in die Geschmacksbewertung mit ein. Es fällt nicht leicht, die einzelnen Sinneseindrücke isoliert wahrzunehmen, da unser Gehirn einen vermischten Gesamteindruck erzeugt.

Heute geht man davon aus, dass wir fünf Geschmacksqualitäten identifizieren können: süß, sauer, salzig, bitter und umami (herzhaft). Einige Wissenschaftler vermuten noch weitere wie z. B. fettig, metallisch und mineralisch. Doch nur für die fünf erstgenannten sind bisher die entsprechenden Rezeptoren entdeckt worden. Die Geschmacksrichtungen süß, sauer, salzig und bitter sind eindeutig bestimmten Substanzen zuzuordnen wie Zucker, Essig, Salz und Wermut und für diese Wahrnehmungsqualitäten besitzt jede Sprache ihre eigenen Begriffe. Für die herzhafte Geschmacksrichtung jedoch scheint es keine beispielhafte Substanz zu geben, die ausschließlich diese Qualität repräsentieren könnte. Anders als süß, sauer, salzig und bitter können wir uns umami auch nicht als einzelne Geschmacksrichtung vorstellen. Vielleicht wird aus diesem Grund allgemein der japanische Begriff umami verwendet.

Die Zungenoberfläche weist zahlreiche unterschiedlich geformte Papillen auf, die ungleichmäßig, aber bei allen Menschen einheitlich verteilt sind. Die Fadenpapillen haben ausschließlich mechanische Funktionen, unterstützen die Haftung und vermitteln das Tastempfinden der Zunge. Die drei folgenden Typen enthalten Geschmacksknospen: Die Pilzpapillen befinden sich bevorzugt im vorderen Zungenbereich und tragen die Geschmacksknospen auf der Oberseite. Blätterpapillen liegen hinten an den seitlichen Zungenrändern und beherbergen die Geschmacksknospen in ihren Innenfalten. Die mit bloßem Auge gut sichtbaren Wallpapillen liegen aufgereiht nebeneinander und bilden auf dem hinteren Zungenabschnitt eine V-förmige Querlinie. Wie bei den Wallpapillen befinden sich die Geschmacksknospen in den Furchen. Insgesamt sind ungefähr 9000 Geschmacksknospen in den Papillen über die Zunge verteilt. Diese fässchenförmigen Strukturen enthalten neben verschiedenen Zelltypen 40–60 Rezeptorzellen. Die länglich geformten Zellen tragen auf der oberen Seite Mikrovilli, Ausstülpungen der Zellmembran, ähnlich den Cilien der Geruchszellen. In die Membran der Mikrovilli sind die Rezeptorproteine eingebaut. An jede Sinneszelle lagert sich eine Nervenzelle an, eine Geschmacksfaser, die, wenn sie von der Sinneszelle aktiviert wird, das Signal zum Thalamus leitet. Von dort ziehen einige Nervenbahnen weiter zur somatosensorischen Hirnrinde, wo das Tastgefühl der Zunge generiert wird,

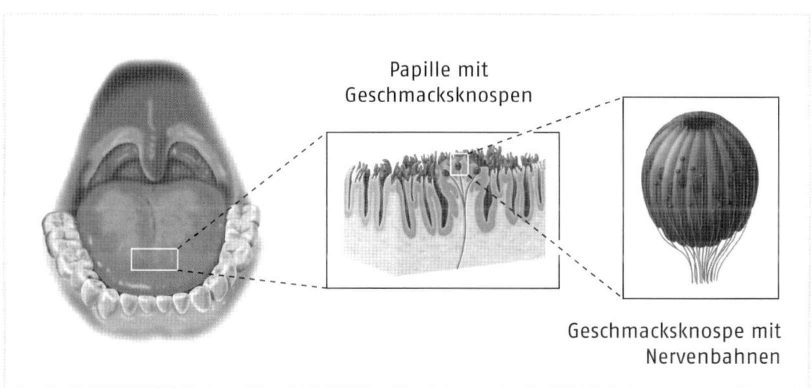

Abbildung 6: Zunge mit Geschmacksknospen

und andere zum Geschmackszentrum in der Großhirnrinde, in dem der bewusste Geschmackseindruck entsteht. Weitere Bahnen verknüpfen die Geschmackssignale zusätzlich mit weiteren Hirnarealen, z. B. solchen, die die Geschmacksinformationen mit Gefühlen oder mit dem Gedächtnis verknüpfen.

Jede Geschmackssinneszelle bildet nur Proteine für einen der fünf Rezeptortypen, sodass sich jede Zelle auf eine Geschmacksqualität spezialisiert. In einer Geschmacksknospe sind immer alle fünf Zelltypen vertreten. Die Landkarten der Zunge, auf denen die Geschmacksqualitäten als Farbflächen eingezeichnet sind, sind daher nach heutigem Wissensstand nicht mehr korrekt: Die Zunge kann überall alles „schmecken".

Die Rezeptorproteine dieser Sinneszellen sind uneinheitlicher und komplexer aufgebaut als die Rezeptoren der Geruchssinneszellen. Diejenigen für Süß, Umami und Bitter bestehen aus je zwei verschiedenen Proteinen. Erstaunlicherweise ist eines der beiden Proteine beim Süß- und beim Umamirezeptor identisch. Für die Bestandteile des Bitterrezeptors gibt es schätzungsweise 25 verschiedene Gene, die 25 verschiedene Proteine codieren, welche dann zu zahlreichen Zweiergruppen kombiniert werden können. Die Rezeptoren für den Salz- und Sauer-Geschmack sind noch nicht vollständig identifiziert, in beiden Fällen jedoch scheinen Ionenkanäle eine zentrale Rolle zu spielen.

Die Wahrnehmung der Qualität Bitter nimmt unter den Geschmacksrichtungen eine Sonderstellung ein. In den 1930er Jahren wurde in einem Labor zufällig entdeckt, dass zwei Labormitarbeiter beim Probieren einer Flüssigkeit unterschiedliche Geschmackserlebnisse hatten. Eine Person schmeckte nichts, die andere schmeckte bitter. Es handelte sich um eine

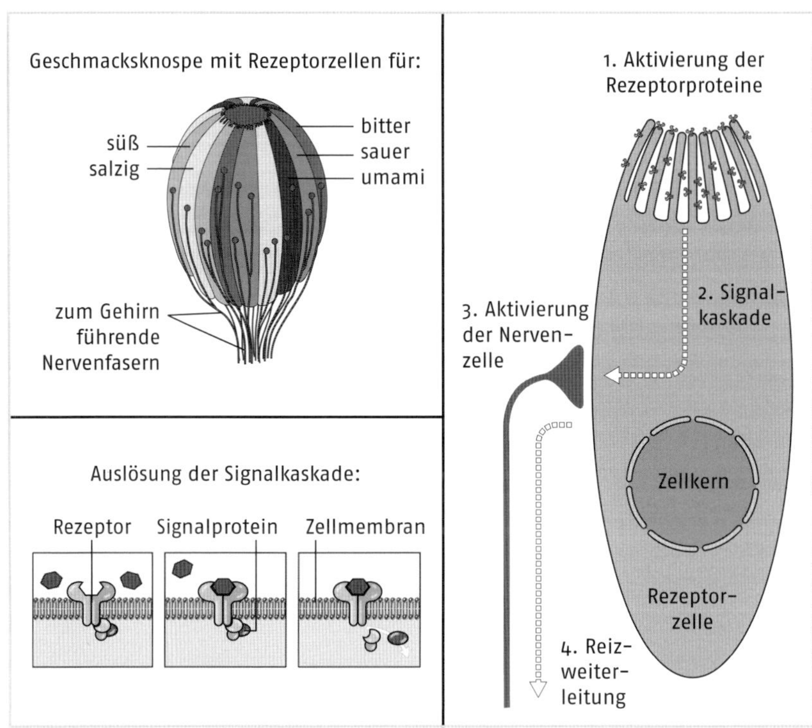

Abbildung 7: Geschmacksrezeptoren. Jede Geschmacksknospe ist aus verschiedenen Rezeptorzellen zusammengesetzt, die Rezeptorproteine tragen. Als Beispiel ist hier die Aktivierung eines Süßrezeptors dargestellt. Sobald eine passende Substanz auf ein Rezeptorprotein trifft, setzt dieses ein Signalprotein frei, das zur Aktivierung der Nervenzelle führt.

Lösung mit der Substanz Phenylthiocarbamid, einer hochgiftigen Substanz. Inzwischen weiß man, dass Träger einer Mutation im Gen für eines der Rezeptorproteine (T2R38) weder diese Substanz noch n-6-Propylthiouracil schmecken können. Letzteres ist ein pharmakologischer Wirkstoff, der bei Schilddrüsenüberfunktion eingesetzt wird. Geschätzte 30 % aller Europäer sind „Nicht-Schmecker“. 2007 wurde der Beweis erbracht, dass sich die Bittersinneszellen bezüglich ihrer Rezeptorausstattung voneinander unterscheiden. Jede Sinneszelle scheint nicht nur mehrere verschiedene Bitterrezeptoren zu bilden, sondern jede Zelle scheint auch ihre eigene Rezeptorausstattung zu besitzen. Im Gegensatz zu allen anderen Geschmackszellen unterscheiden sich die Bitterzellen also voneinander. Dadurch ist es uns möglich, eine enorme Anzahl verschiedener Bitterstoffe zu schmecken.

Diese Fähigkeit scheint im Lauf der Evolution eine große Bedeutung gehabt zu haben. Die allgemein akzeptierte, wenn auch unbewiesene Erklärung dafür ist, dass die Detektion von Bitterstoffen einen Vergiftungsschutz darstellt. Säuglinge und Kleinkinder spucken angeborenermaßen bitter Schmeckendes wieder aus und starker Bittergeschmack kann selbst bei Erwachsenen einen Brechreiz auslösen. Dennoch gibt es Menschen, die den bitteren Geschmack von dunkler Schokolade, Pampelmusen oder Chicoree mögen. Die Ursachen dafür sind noch nicht geklärt. Es könnte sein, dass diese Personen die bitteren Substanzen anders oder deutlich schwächer wahrnehmen. Dass die individuelle Ausstattung mit Bitterrezeptoren einen Einfluss auf die Ernährung haben kann, konnte am Beispiel des Alkoholkonsums belegt werden. Studenten, die Träger eines bestimmten Rezeptor-Gens waren, das einen sehr starken Bittereindruck vermittelt, tranken deutlich weniger Alkohol als ihre Kommilitonen.

Eine sehr interessante Entdeckung zur Bitterwahrnehmung wurde 2013 veröffentlicht. Eine unphysiologisch hohe Salzkonzentration aktiviert neben den Salz- auch die Bitterrezeptoren. Vermutlich wird dadurch die Aversion gegen eine gefährlich hohe Salzmenge gefördert und die Aufnahme vermieden. Warum wir dabei aber nur Salziges und nicht Bitteres schmecken, ist noch ungeklärt. Die neuronale Verschaltung der Geschmackswahrnehmung scheint komplexer zu sein als bisher vermutet.

Eine weitere Besonderheit der Bitterrezeptoren ist ihre Verteilung im Körper. Einige Rezeptorproteine wurden im Atmungs- und im Verdauungssystem entdeckt. Die des Atemtrakts können bei Aktivierung, beispielsweise durch gesundheitsgefährdende Substanzen wie Phenylthiocarbamid, einen Hustenreiz auslösen. Einige Substanzen gramnegativer Bakterien, die die oberen Atemwege infizieren können, werden über bestimmte T2R38-Varianten detektiert; das kann eine Abwehrreaktion gegen die Bakterien initiieren. Träger einer weniger sensiblen Variante sind deutlich empfindlicher gegenüber bakteriellen Infektionen. Welche Funktion die Rezeptoren im Verdauungssystem haben, ist noch völlig unklar. Im Großen und Ganzen scheint die Wahrnehmungsvielfalt von Bitterstoffen einen evolutionär begründeten Schutzmechanismus darzustellen.

Rezeptoren und Wahrnehmung

Ein wesentliches Grundprinzip der Wahrnehmung lässt sich an den beiden chemischen Sinnen Riechen und Schmecken besonders gut erkennen: Die wahrgenommenen Qualitäten der Substanzen sind nämlich keine den Molekülen innewohnenden Eigenschaften wie der Schmelz- und Siedepunkt, die Oxidierbarkeit, der pH-Wert und die Lichtstabilität, sondern es handelt sich um Eigenschaften, die erst durch den Wahrnehmungsprozess selbst generiert werden. Fructose erhält die Qualität „süß“ erst dadurch, dass Fructosemoleküle an Geschmacksrezeptoren binden und dadurch ein Nervensignal erzeugen, das in unserem Gehirn als „süß“ interpretiert wird. Die zahlreichen verschiedenen Geruchs- und Geschmacksqualitäten sind letztlich Bewertungen von Substanzen.

Im Lauf der Evolution hat es sich für das Überleben der Organismen als sehr hilfreich erwiesen, Belohnungs- und Vermeidungsstrategien zu entwickeln. Die Wahrnehmung von Nahrung, die für den Organismus wichtige Stoffe enthält, wird als angenehm empfunden, und die Wahrnehmung potenziell schädlicher Stoffe wird mit einer unangenehmen Empfindung verknüpft. Auf diese Weise belohnt sich der Organismus selbst, indem er mit Vorliebe die Nahrung sucht und aufnimmt, die der Organismus für die Erhaltung seiner Funktionsfähigkeit braucht, und er schützt sich, indem er schädliche Stoffe meidet. Die Klasse der Mono- und Disaccharide, zu der Glucose, Fructose, Maltose, Lactose und Saccharose zählen, stellen für unsere Stoffwechselmaschinerie eine sehr leicht zu verarbeitende Energiequelle dar. Indem die sensorische Empfindung derartiger Substanzen von unserem Gehirn als positives Erlebnis bewertet wird, stellt unser Organismus sicher, dass wir ihn freiwillig und gern mit eben diesen Molekülen versorgen. Unser neuronales Belohnungssystem und das diese Zucker verarbeitende enzymatische System stehen demnach in einem gegenseitigen Abhängigkeitsverhältnis und haben sich im Lauf der Evolution gemeinsam entwickelt.

Wie eine bestimmte Substanzklasse bewertet wird, hängt davon ab, ob sich die Moleküle an Sinnesrezeptoren binden können, und an welche sie binden. Alle Stoffe, die weder an Geruchs- noch an Geschmacksrezeptoren andocken können, werden von uns nicht wahrgenommen. Cellulose hat für uns Menschen, obwohl es ein sehr häufiges und weit verbreitetes Molekül ist, weder einen typischen Geruch noch einen charakteristischen Geschmack. Es passt nämlich auf keinen unserer Rezeptoren und kann daher auch keinen Wahrnehmungsprozess auslösen. Dieses Polysaccharid stellt für unseren Organismus keine Gefahr dar, und wir besitzen keine Enzyme, um es als Energie- oder Kohlenstoffquelle nutzen zu können. Vereinfacht könnte man sagen, dass Cellulose für uns keine Rolle spielt und dass es daher von unserem Körper unsinnig wäre, Energie und Material für den Bau eines Cellulose-Wahrnehmungssystems aufzubringen.

Für die Wahrnehmbarkeit einer Substanz ist also das einzig entscheidende Kriterium, dass sie auf einen Rezeptor passt. Die Struktur des Rezeptors und der ihn enthaltenden Sinneszelle legt fest, welche Wahrnehmungsqualität dieser Substanz im Gehirn zugeordnet wird. Dieser Funktionsmechanismus lässt uns verstehen, warum wir verschiedene Stoffe als süß schmeckend empfinden, obwohl sie keine Kohlenhydrate, keine Zucker sind. Der Selektionsdruck lag und liegt auf einer Rezeptorform, auf die möglichst viele der leicht zu verarbeitenden Zuckermoleküle passen. Dass auch völlig andere Stoffklassen aufgrund ihrer Passform an den Süßrezeptor docken können, lässt sich grundsätzlich wohl nicht vermeiden und ist aus Sicht der evolutionären Anpassungsprozesse wohl eher ein Zufallsereignis. Dieser Zufall wird allerdings von den Herstellern und Konsumenten kalorienfreier Süßstoffe ganz bewusst ausgenutzt. Bestimmte Chemikalien passen auf die Süßrezeptoren und generieren einen Süßgeschmack, ohne dass sie tatsächlich Zucker sind, ohne dass sie Energielieferanten sind. Eine evolutionäre Anpassung wird ausgetrickst.

Gene und Wahrnehmung

Die Aminosäuresequenz der verschiedenen Rezeptorproteine bestimmt deren Gestalt und Funktionalität. Kleine Veränderungen von nur wenigen Aminosäuren können das chemophysikalische Verhalten der Rezeptoren und somit auch die Sensibilität und Erregbarkeit der Sinneszellen beeinflussen. Nur wenige Mutationen in den Opsin-Genen lassen uns andere Farben wahrnehmen, Variationen eines Geruchsrezeptors verändern den Geruch von Koriander und Modifikationen der Bitterrezeptoren lassen Substanzen unterschiedlich stark bitter für uns schmecken. Auch wenn diese Forschungsrichtung noch sehr jung ist, hat sie doch bereits einige Hinweise darauf liefern können, dass unsere genetische Ausstattung einen Einfluss auf unsere individuelle Wahrnehmung hat. Sehen, Riechen und Schmecken sind Sinneswahrnehmungen, die uns wesentliche Informationen über unsere Nahrung liefern. Zukünftige Untersuchungen werden zeigen müssen, wie groß diese genetischen Unterschiede wirklich sind und wie stark ihr Einfluss auf unsere Nahrungspräferenzen ist. Eines scheint jedoch sicher zu sein: Wir sehen, riechen und schmecken nicht das Gleiche, weil unsere Rezeptor-Gene nicht identisch sind.

Verdauungsapparat – mehr als nur ein Darmrohr

Das Sehen, Riechen und Schmecken sind äußere Kontrollvorgänge, denen wir unser Essen unterziehen, ehe wir es hinunterschlucken und in den Verdauungstrakt überführen – denn ab hier wird es schwierig, Schädliches wieder hinauszubefördern. Die evolutionär entstandene Architektur unseres Verdauungssystems legt fest, welche Art von Nahrung wir aufnehmen können und wie diese Nahrung verarbeitet wird. Das Genrepertoire unserer Verdauungsenzyme und das Genrepertoire der Transportproteine – sie bringen die Nährstoffe aus dem Darm in unseren Körper – müssen exakt aufeinander abgestimmt sein. Beide zusammen bestimmen, was wir essen können, aber auch, was wir essen müssen. Mit der Darmflora, einer komplexen Lebensgemeinschaft verschiedener Bakterien, kommt ein weiteres Genrepertoire ins Spiel, das sowohl mit der Nahrung als auch mit unseren Genen interagiert.

Der Grundbauplan

Im Prinzip ist unser Verdauungssystem ein Rohr, das unseren Körper durchzieht. Die Anlage für dieses Rohr ist übrigens die erste differenzierte Struktur, die während der Embryogenese gebildet wird. Es ist von einer speziellen Muskelschicht umkleidet, die durch peristaltische Kontraktionsbewegungen den Inhalt des Rohres langsam von einer Öffnung zur anderen transportiert. Das Gewebe auf der Innenseite enthält zahlreiche spezialisierte Zellen, die man zwei Funktionsgruppen zuordnen kann: Eine Gruppe produziert verdauende Enzyme, die in den Darmraum ausgeschüttet werden, die andere Gruppe nimmt die zerlegten Nahrungsbestandteile aus dem Darminhalt auf, schleust sie durch sich selbst und transportiert sie in die Blutgefäße, deren Strom die Nährstoffe im Körper verteilt. Die Teile der Nahrung, die entweder durch Enzyme nicht zerlegt oder nicht resorbiert werden können, scheidet das Darmrohr als unverdaulichen Rest aus. Dieses Grundkonzept hat im Lauf der Evolution zahlreiche Modifikationen erfahren, im Wesentlichen strukturelle und funktionelle Spezialisierungen einzelner Abschnitte.

Das menschliche Verdauungsrohr wird in folgende Segmente unterteilt: Mund, Speiseröhre, Magen, Dünndarm (aus den Segmenten Duodenum oder Zwölffingerdarm, Jejunum und Ileum), Dickdarm und Enddarm. Die Speiseröhre und der Enddarm dienen hauptsächlich dem Transport; Mund, Magen und Dünndarm übernehmen verschiedene Stufen der Nahrungszerlegung, und die Resorption der Nahrungsbestandteile findet überwiegend im Dünndarm statt.

Neben den Speicheldrüsen im Mund sind noch zwei weitere Organe an der Verdauung beteiligt: die Leber und die Bauchspeicheldrüse. Eine der vielen Leistungen der Leber ist die Produktion von Gallenflüssigkeit, die in der Gallenblase gesammelt und über den Lebergallengang in den Zwölffingerdarm abgegeben wird. Galle enthält u. a. Substanzen zur Verdauung von Fetten, Proteinen und Nukleinsäuren. Die Bauchspeicheldrüse, auch Pankreas genannt, ist die wichtigste Verdauungsdrüse. Sie produziert täglich ungefähr 1,5 l Sekret, das zahlreiche verschiedene Enzyme zur Protein-, Stärke-

und Fettspaltung enthält. Über einen Bauchspeichelgang wird die Enzymmischung in den Zwölffingerdarm geleitet.

Zerlegung durch Enzyme

Der Faktor, der aus physiologischer Sicht am stärksten unser Nahrungsspektrum limitiert, ist der Enzymbesatz unseres Verdauungssystems. Enzyme zerlegen Makromoleküle in ihre Bestandteile, und diese können dann von spezialisierten Darmzellen aufgenommen und in unseren Körper überführt werden. Der Selektionsdruck, der auf die Effektivität und die Zusammenstellung der Verdauungsenzyme wirkt, ist aus leicht nachvollziehbaren Gründen sehr hoch. Für die hydrolytische Zerlegung der vier wichtigsten Makromolekülgruppen entstanden verschiedene Enzyme, die darauf spezialisiert sind, diese Moleküle von den Enden her abzubauen oder sie an bestimmten Stellen schneidend in Fragmente zu zerlegen. Als Glycosidasen werden all die Enzyme zusammengefasst, die die zahlreichen verschiedenen Zuckerverbindungen zerlegen, Peptidasen werden die Enzyme genannt, die an der Zerlegung von Proteinen beteiligt sind, Lipasen sind für die Hydrolyse der verschiedenen Fette verantwortlich und Nukleasen heißen alle Enzyme, die Nukleinsäure-Moleküle zerlegen.

Umgekehrt würde es für jeden Organismus einen enormen und kaum aufzubringenden Aufwand bedeuten, wenn er für alle in der Natur vorkommenden Makromoleküle entsprechende Enzyme produzieren würde. Wir besitzen z. B. zahlreiche Enzyme für die Verwertung von Kohlenhydraten, die Glycosidasen: stärkeabbauende Amylasen, außerdem Sucrose-Isomaltase und Maltase-Glucoamylase für den Abbau verschiedener Oligosaccharide (Ketten aus wenigen Zuckern) zu Glucosemolekülen und darüber hinaus Lactase, die den Milchzucker in Glucose und Galactose spaltet. Wir haben jedoch keine Enzyme für den Abbau von Cellulose, Naturkautschuk, Xanthangummi, Chitin und viele andere natürlich vorkommende Polysaccharide. Derartige Moleküle bleiben unangetastet und werden als Ballaststoffe bezeichnet.

Aufnahme durch Transporter

Aus dem enzymatisch bearbeiteten Speisebrei im Verdauungstrakt müssen alle notwendigen Moleküle herausgeholt und in den Körper überführt werden. Diese Aufgabe übernehmen zahlreiche Transportproteine, die in den Zellmembranen spezialisierter Darmzellen sitzen. Für die einzelnen Substanzklassen haben sich verschiedenartige Transportproteine und Transportsysteme entwickelt, die gemeinsam sicherstellen, dass alle für unseren Orga-

Tabelle 1: Verdauungsenzyme des Menschen

Enzym	Produktionsort	Wirkort	Substrate	Produkte
α-Amylase	Mundspeicheldrüsen	Mund	Stärke, Glykogen	Oligosaccharide
Pepsin*, Kathepsin	Magen	Magen	Proteine	Oligopeptide
Lipase	Magen (geringe Mengen)	Magen	Triglyceride	Fettsäuren, Glycerin, Mono- und Diglyceride
α-Amylase	Bauchspeicheldrüse	Dünndarm	Stärke, Glykogen, Oligosaccharide	Glucose und Oligosaccharide
Sucrase	Dünndarm	Dünndarm	Oligosaccharide	Glucose, Fructose
Maltase	Dünndarm	Dünndarm	Saccharide mit endständiger Glucose	Glucose
Lactase	Dünndarm	Dünndarm	Lactose	Glucose und Galactose
Trypsin*	Bauchspeicheldrüse	Dünndarm	Proteine	Poly- und Oligopeptide
Chymotrypsin*	Bauchspeicheldrüse	Dünndarm	Proteine	Poly- und Oligopeptide
Carboxypeptidasen*	Bauchspeicheldrüse	Dünndarm	Polypeptide	Aminosäuren, Oligopeptide
Elastase*	Bauchspeicheldrüse	Dünndarm	Elastin	Elastinfragmente
Lipase	Bauchspeicheldrüse	Dünndarm	Triglyceride	Fettsäuren, Glycerin, Mono- und Diglyceride
Pankreas-Lipase	Bauchspeicheldrüse	Dünndarm	Di- und Triglyceride	Fettsäuren und Monoglyceride
Carboxylester-Lipase	Bauchspeicheldrüse	Dünndarm	Triglyceride, Cholesterinester	Diglyceride, Cholesterin, Fettsäuren
Nukleasen	Bauchspeicheldrüse	Dünndarm	Nukleinsäuren	Nukleotide

* Diese Enzyme werden als inaktive Vorstufen ausgeschüttet.

nismus notwendigen Stoffe aus dem Darminhalt in die Blutbahn überführt werden.

Wie bei der Evolution der Sinnesrezeptoren musste auch bei der Evolution der Transporter die Entwicklung mehrerer Funktionssysteme abgestimmt werden. Der entscheidende Selektionsdruck ging und geht dabei von den Substanzen aus, die der Organismus für seinen materiellen und energetischen Stoffwechsel benötigt. Vereinfacht formuliert: Makromoleküle wie Polysaccharide, Fette, Proteine und Nukleinsäuren werden von den Verdauungsenzymen in ihre Bestandteile zerlegt (Einfachzucker, Fettsäuren, Aminosäuren und Nukleotide), und diese Einzelbausteine werden von Transportproteinen aus dem Darm in die Blutgefäße geschleust. Unser Organismus verwendet die Bausteine dann, um daraus körpereigene Makromoleküle zu synthetisieren (Anabolismus), oder, indem er sie für molekulare Umbauprozesse zu kleineren bzw. für die Energiegewinnung vollständig zu kleinsten Molekülen abbaut (Katabolismus). Dazu muss das genetische Repertoire der Verdauungsenzyme, der Transportproteine und der anabolischen und katabolischen Enzyme aufeinander abgestimmt sein.

Zusätzlich müssen aus der Nahrung all die Stoffe resorbiert werden, die unser Organismus nicht selbst herstellen kann. Einerseits sind das neben Wasser natürlich alle Mineralstoffe und Spurenelemente wie Magnesium, Calcium, Kalium, Natrium, Iod, Selen und Zink, andererseits aber auch all die Moleküle, die der Körper zwar benötigt, für deren Synthese er aber keine Enzym-Gene besitzt. Zu dieser Gruppe gehören z. B. die essenziellen Aminosäuren und zahlreiche Vitamine. In diesem Fall muss also das genetische Repertoire für die Transportproteine abgestimmt sein mit den Enzym-Genen, die wir *nicht* besitzen.

Die Auswahl der Transportproteine, ihre Selektivität, Transportgeschwindigkeit und gegebenenfalls auch ihre Regulierbarkeit entscheiden letztlich darüber, was und wie viel davon aus dem Verdauungstrakt resorbiert wird. Auf eine Situation konnte die Evolution das Transportsystem jedoch nicht vorbereiten: Bei einer zu hohen Nährstoffzufuhr wird die Resorptionskapazität des Darms überfordert, wodurch dann alle Nahrungsmittel zu Ballaststoffen werden. Dieser als „Overfeeding Syndrome" bezeichnete Zustand ist eine Folge des Nahrungsüberangebots – eine Situation, die noch viel zu neu ist, als dass sie als Selektionskriterium für evolutionäre Prozesse greifbar wäre.

Die Darmflora

Unser Organismus besteht aus schätzungsweise 10^{13} Zellen und sein Genom enthält etwas mehr als 20 000 Gene. Unser Dickdarm beherbergt 10^{14}–10^{15}

Bakterien aus mindestens 1500 verschiedenen Arten, und bis Mitte 2010 konnten von den geschätzten 30 Millionen circa 3,3 Millionen unterschiedliche Bakterien-Gene identifiziert werden. Unter diesen numerischen Aspekten betrachtet scheinen wir mehr Bakterium als Mensch zu sein; unter ökologischen Aspekten betrachtet handelt es sich jedoch um eine Symbiose, eine Lebensgemeinschaft, von der beide Seiten profitieren. Bislang ist es nur bei ungefähr 1 % aller Darmbakterien gelungen, sie im Labor zu züchten und zu analysieren. Exakte Aussagen über die Zusammensetzung der mikrobiellen Flora sind daher ebenso wenig möglich wie die Aufstellung all ihrer Stoffwechselleistungen. Auch wenn die vollständige Aufschlüsselung dieses komplexen Ökosystems noch viele Jahre intensiver Forschungsarbeit bedarf, liegt dank des seit einigen Jahren wachsenden Interesses bereits jetzt eine Fülle von Daten vor.

Der Dickdarm stellt für zahlreiche Mikroorganismen ein ideales Biotop dar. Temperatur, pH-Wert, Salzgehalt, Feuchtigkeit und besonders die Nährstoffe, die durch unsere Verdauungsenzyme nicht gespalten werden konnten und daher als Ballaststoffe das Colon (den mittleren Abschnitt des Dickdarms) erreichen, bieten ideale Wachstumsbedingungen. Obst, Gemüse, Pilze und andere Nahrungsmittel enthalten Polysaccharide wie Glucane, Cellulose, Xylane und Pektine oder Monosaccharide wie Arabinose, für deren Verwertung wir keine passenden Enzym-Gene besitzen – die unseren Darm besiedelnden Bakterien aber durchaus und sogar in überraschend großer Zahl. Zum Beispiel verfügt *Bacteroides thetaiotaomicron* über rund 400 Enzym-Gene, die am Abbau von Polysacchariden beteiligt sind. Gene für Glucanasen, Xylanasen, Galactanasen, Amylasen und Pectinasen sind unter den Mitgliedern unserer Darmflora sehr weit verbreitet. Einige dieser Gene bilden Cluster, die in identischer Form bei verschiedenen Spezies nachgewiesen wurden. Die Zusammensetzung der Darmflora ändert sich im Lauf eines Lebens und ist von verschiedenen Umweltbedingungen abhängig. Neben dem Dickdarm ist der Dünndarm mit Mikroorganismen besiedelt, allerdings weniger dicht und zudem in einer anderen Zusammensetzung. Fast alle Spezies sind Anaerobier, also Bakterien, die in sauerstofffreiem Milieu leben müssen (obligate Anaerobier) oder können (fakultative Anaerobier).

Zu den häufigsten Bakterienarten bei Menschen mittleren Alters zählen Angehörige der Gattungen *Bacteroides*, *Bifidobacterium*, *Lactobacillus* und *Eubacterium*, die zusammen ungefähr 99 % aller Darmbakterien stellen, wobei die Gattung *Bacteroides* mit circa 57 % die stärkste Gruppe bildet. Die Gattungen *Enterococcus* (gehört zur Ordnung der Milchsäurebakterien) und

Escherichia bestehen aus fakultativen Aerobiern, Bakterien, die Sauerstoff tolerieren können und sich in der Regel im Dünndarm aufhalten. Auf diese sechs Gattungen verteilen sich mindestens 500 Bakterienarten.

Sie bilden auf unserer Darmschleimhaut einen Biofilm, der ungefähr 500 Arten enthält. Eine sogenannte Core-Mikrobiota aus circa 60 Spezies teilen wir mit allen Menschen. Darüber hinaus gibt es eine ganz individuelle Mikrobiota, sozusagen einen bakteriellen Fingerabdruck, der jede Darmflora zu einer ganz speziellen, unverwechselbaren Bakterienflora macht. Im Rahmen eines länderübergreifenden Projekts konnte festgestellt werden, dass die individuellen Bakterienpopulationen drei Hauptgruppen, sogenannten Enterotypen, zugeordnet werden können. Jede dieser Gruppen zeichnet sich dadurch aus, dass eine spezielle Bakteriengattung besonders zahlreich vertreten ist: Der Enterotyp 1 enthält besonders viele Bacteroides-Arten, der Enterotyp 2 viele Prevotella- und der Enterotyp 3 zahlreiche Ruminococcus-Bakterien. Eine Studie mit vergleichenden Untersuchungen verschiedener Tierarten hat ergeben, dass sich die Bakterienzusammensetzung der Darmflora bei Pflanzen- und Fleischfressern deutlich unterscheidet. Auch beim Menschen fand man bei ernährungskontrollierten Studien Unterschiede der Darmfloren. Sich vegetarisch ernährende Probanden wiesen deutlich mehr Prevotella-Bakterien auf, bei den Fleischkonsumenten stieg die Anzahl der Bacteroides-Bakterien. Zudem konnte gezeigt werden, dass sich durch eine Ernährungsumstellung die Zusammensetzung der Darmflora innerhalb von 24 Stunden erkennbar umstellt. Weitere Studien sprechen ebenfalls dafür, dass unsere individuellen Ernährungsgewohnheiten einen Einfluss auf die Zusammensetzung der Darmflora haben und dass diese durch Veränderung von Umweltbedingungen, z. B. durch Reisen, modifiziert werden kann.

Durch ihre Fähigkeit, zahlreiche unverdaute Substanzen zu verarbeiten, liefern die Bakterien verschiedene Stoffwechselprodukte, die unsere Darmzellen aufnehmen: Isopentenylpyrophosphat, kurzkettige Fettsäuren, einige K- und B-Vitamine, Folsäure, Biotin, essenzielle Aminosäuren wie Tryptophan und Phenylalanin, kurzkettige Aldehyde wie Formaledyd, Acetaldehyd, Propanal, Butanal und Pentanal sowie einige biogene Amine wie Histamin, Phylethylamin, Tyramin und Noradrenalin. Bis zu 10 % unserer aufgenommen Kalorien erhalten wir durch Bakterien, die, wie bereits erwähnt, aufgrund ihres Gen-Repertoires Nahrungsbestandteile aufschließen können, für deren Verwertung in unserem Genom keine adäquaten Gene vorhanden sind.

Dass Bakterien untereinander genetisches Material austauschen können, ist seit Langem bekannt. Bei Mitgliedern derselben Darmflora finden derartige Prozesse aber 25-mal häufiger statt als in anderen Bakteriengemeinschaften. Von besonderer Bedeutung ist diese Erkenntnis für die Weitergabe und Verbreitung von Antibiotikaresistenz-Genen. Die bereits erwähnten Gen-Cluster für verschiedene Enzyme scheinen sich ebenfalls über horizontalen Gentransfer verbreitet zu haben. Kürzlich haben Forscher im Rahmen einer Vergleichsstudie zwischen Japanern und Amerikanern eine ganz besondere Gen-Übertragung entdeckt: Das Genom des recht verbreiteten Darmbewohners *Bacteroides plebeius* enthielt bei allen getesteten Japanern und einigen japanischstämmigen Amerikanern ungewöhnliche Gene, nämlich solche für Agarasen und für Porphyranasen. Diese Enzyme hydrolysieren für uns Menschen unverdauliche Zellwandbestandteile von Rotalgen. Wie gelangten derart exotische Gene in das Genom eines ganz normalen Darmbakteriums? Die Blätter der Rotalge Nori werden in Japan traditionell ungekocht verzehrt. Im Meer leben auf diesen Algenblättern Bakterien der Art *Zobellia galactivorans*, die derartige Gene besitzen. Mit Hilfe dieser Enzym-Gene können sie sich nämlich von den Zellwänden der befallenen Rotalgen ernähren. Gelangten nun mit den verzehrten Nori-Blättern auch die Zobellia-Bakterien in den Verdauungstrakt und erreichten die Darmflora des Colons, konnten über einen horizontalen Transfer eben diese Gene auf Bacteroides-Bakterien übergehen. Mit diesen zusätzlichen Genen in ihrer Darmflora können Japaner nun die Zellwandbestandteile der Rotalgen deutlich besser verstoffwechseln. Säuglinge erhalten die Impfkulturen für ihre Darmflora während des natürlichen Geburtsvorgangs von der Mutter, und durch den Stillvorgang werden ebenfalls Bakterien auf das Kind übertragen. Auf diese Weise, so vermutet man, werden diese speziellen Bacteroides in der japanischen Bevölkerung tradiert. Da die systematische Untersuchung der Darmflora ein recht junger Forschungsbereich ist, kann man davon ausgehen, dass noch weitere ähnliche Überraschungen auf uns warten.

Unsere Darmflora ist nicht nur ernährungsphysiologisch von Bedeutung, sondern sie beeinflusst auch viele Prozesse, die unsere Gesundheit betreffen. Der Darm eines erwachsenen Menschen bildet mit einer Gesamtfläche von rund 500 m^2 eine wesentlich größere Grenzfläche zwischen Innen und Außen als die Haut. Zur Erinnerung: Da der Darm eine Art Rohr durch den Organismus darstellt, gehört der Innenraum des Darms zum Körperäußeren. Das Darmepithel – die Schleimhaut, die den Darm auskleidet – hat zwei entgegengesetzte Aufgaben: Eine nach außen gerichtete, die Abwehr von Krankheitserregern, welche durch das Epithel in den Körper eindringen könnten, und eine nach innen gerichtete, die Aufnahme von Nährstoffen, nicht aber von schädlichen Substanzen. Folglich muss das Darmepithel ständig Entscheidungen zwischen „gut“ und „schlecht“ treffen. Daher ist es auch nicht verwunderlich, dass sich der größte Teil unseres Immunsystems in den Geweben des Darms befindet. Beim Kampf gegen pathogene Darmkeime wird es von den Bakterien unserer gesunden Darmflora wirksam unterstützt. Im Lauf der frühkindlichen Darmbesiedlung lernt das Immunsystem des Säuglings, diese harmlosen Bakterien zu tolerieren statt sie zu bekämpfen. Es muss außerdem lernen, die normalen Ballast- und Nährstoffe im Darm zwar als fremd, aber nicht als gefährlich einzustufen. Hat sich dann im Lauf der ersten Monate und Jahre eine stabile Bakterienflora etabliert, unterstützt sie unser Immunsystem bei der Abwehr pathogener Bakterien.

Einzelne Keime gelangen immer wieder in den Darm, sie werden aber erst dann gefährlich, wenn sie sich stark vermehrt haben. Eben dies kann die Darmflora mit Hilfe dreier Strategien verhindern: Wachstumshemmung, Aushungern, Aktivierung des Immunsystems. Die Bakterien schütten antimikrobielle Substanzen wie Bacteriocine und verschiedene inhibitorische Stoffwechselprodukte aus, die gezielt das Wachstum der schädlichen Konkurrenten hemmen. Da die Bakterien der Darmflora zahlenmäßig den pathogenen Bakterien überlegen sind, nehmen sie ihnen den größten Teil der Nährstoffe weg, sodass die gefährlichen Zellen verhungern.

Bei der dritten Strategie aktiviert die Darmflora unser Immunsystem. Die Bakterien produzieren bestimmte Zellwandmoleküle (lösliche Lipopolysaccharide und Peptidoglycane), die an Zellen des Darmepithels binden und dadurch einen antibakteriellen Abwehrmechanismus auslösen. Letztlich führt dies zur Ausschüttung von Defensinen, einer Art körpereigener Antibiotika, von Mucinen, schleimbildenden Glykoproteinen, die sich schützend über die Zellen des Darmepithels legen, sowie zur Ausschüttung sekretorischer Antikörper (sIgA), die an bestimmte Strukturen der Bakterienzellen docken und sie damit für die Fresszellen des Immunsystems als Zielobjekt markieren. Dass dabei auch Bakterien der normalen Darmflora vernichtet werden, scheint keine Rolle zu spielen, denn diese befinden sich in der Überzahl und füllen die entstandene Lücke schnell wieder auf.

Adipositas, die schwere Form des Übergewichts, lässt sich auch an einer veränderten Darmflora erkennen. Bei den Betroffenen finden sich vermehrt Bakterien der Abteilung *Firmicutes*, zu denen Laktobazillen, Clostridien, Streptokokken und Bazillen gehören. Diese Arten tragen Gene für Enzyme, die für uns unverdauliche Kohlenhydrate zerlegen und somit für die Darmzellen resorbierbar machen. Sie unterstützen also eine zusätzliche Aufnahme von Kohlenhydraten. Welche der beiden Komponenten Ursache und welche Wirkung ist, Adipositas oder Firmicutes, ist noch unklar.

Die Interaktion einiger unserer Gene mit den Bakterien der Darmflora scheint auch eine wichtige Rolle bei einigen Darmerkrankungen zu spielen. Kürzlich wurde entdeckt, dass eine Variante des *FUT2*-Gens die Entstehung von Morbus Crohn begünstigt, einer entzündlichen, bislang unheilbaren Darmerkrankung, bei der die Zusammensetzung der Darmflora wohl eine wesentliche Rolle spielt. Das Gen sorgt dafür, dass unsere Blutgruppenantigene auch in den Speicheldrüsen und in den Zellen der Darmschleimhaut exprimiert werden. 20 % der Bevölkerung tragen ein funktionsunfähiges Gen und, vermutlich als Folge davon, eine andere Darmflora. Sie enthält z. B. deutlich weniger Laktobazillen, die wie Bifidobakterien für besonders gesundheitsfördernd gehalten werden. Das *FUT2*-Gen reguliert u. a. die Bildung von als Blutgruppenantigene fungierenden Oligosacchariden. Man vermutet, dass im Lauf der Evolution einige der Darmbakterien die Eigenschaft erworben haben, diese Zuckerketten als Nahrungsquelle zu nutzen. Fällt diese Ressource aufgrund eines Defekts im *FUT2*-Gen aus, können sich die daran angepassten Bakterien in der Darmgemeinschaft nicht mehr etablieren. Die Folge ist eine andersgeartete Bakteriengemeinschaft, die den Ausbruch von Morbus Crohn fördern könnte.

In Zusammenhang mit Entzündungsprozessen im Darm wurde eine weitere Entdeckung gemacht, die die Darmbakterien betrifft. Wie bereits erwähnt, können die Bakterien miteinander kommunizieren, indem sie über horizontalen Transfer Gene untereinander austauschen und weitergeben. Zur Familie der fakultativ aeroben Enterobakterien gehören neben normalen Darmbewohnern wie *Escherichia coli* und Enterokokken auch zahlreiche pathogene Stämme wie Salmonellen und Shigellen. In einer normalen Darmflora kommen Enterobakterien in einer zu geringen Dichte vor, als dass häufig genug ein Zellkontakt für einen Gentransfer zustande kommen könnte. Eine gesunde Darmflora verhindert demnach, dass pathogene Enterobakterien wie *Salmonella enterica* beispielsweise Gene für Bacteriocine wie Colicin an harmlose Enterobakterien wie *Escherichia coli* weitergeben können. Eine Entzündungsreaktion, hervorgerufen durch eine Autoimmunreaktion oder durch eine bakterielle Infektion des Darms, kann jedoch den anaeroben Anteil der Darmflora reduzieren und dadurch die Vermehrung der fakultativ aeroben Enterobakterien beschleunigen. Mit dem Resultat, dass unter den Enterobakterien nun ein reger Transfer stattfinden kann und sich unliebsame Gene innerhalb der Bakteriengemeinschaft stark ausbreiten. Offenbar gilt manchmal selbst auf zellulärer Ebene: Ein Unglück kommt selten allein.

Tabelle 2: Vergleich des Verdauungssystems bei Pflanzenfressern und Fleischfressern

Merkmal	Pflanzenfresser	Fleischfresser	Mensch
Maul-/Mundöffnung	klein	weit, teilweise bis zum Kiefergelenk	relativ klein
Kiefer- und Kaubewegung	mahlend, Seitwärtsbewegungen; intensive Kaubewegungen	schneidend, minimale Seitwärtsbewegungen; wenig bis gar nicht kauend	mahlend, wenig schneidend, Seitwärtsbewegungen; intensive Kaubewegungen
größter Kaumuskel	Masseter (Kaumuskel im engeren Sinn) und Pterygoides (Flügelmuskel)	Temporalis (Schläfenmuskel)	Masseter und Pterygoides
Zunge	muskulös, kräftig, sehr rau	dünn	muskulös, glatt
Schneidezähne	breit, spatenförmig	spitz, kurz, schmal	breit, spatenförmig
Eckzähne	stumpf, meist kurz oder fehlend (selten extrem verlängert)	spitz, lang, gebogen	abgestumpft, kurz
Vorbacken- und Backenzähne	abgeflacht, massiv	scharf, gezackt, messerförmig	abgeflacht mit knollenförmiger Struktur
Speicheldrüsen	Polysaccharide hydrolysierende Enzyme	ohne Verdauungsenzyme	Polysaccharide hydrolysierende Enzyme
Speichelmenge	viel	wenig	viel
Magenform	einfach oder gekammert	einfach	einfach
Magenvolumen	circa 30 % des gesamten Verdauungstrakts	60–70 % des gesamten Verdauungstrakts	20–25 % des gesamten Verdauungstrakts
Magensäure (bei Füllung)	pH 4–5	pH 1	pH 2–4
Verhältnis Darmlänge : Rumpflänge	groß (Schaf 20 : 1)	klein (Wolf 4 : 1)	mittel (12 : 1)
Dickdarm	lang, häufig segmentiert, komplex	kurz, glatt	lang, segmentiert
Geruch des Kotes	unauffällig	stark riechend	riechend
Niere	produziert mäßig konzentrierten Urin	produziert hochkonzentrierten Urin	produziert mäßig konzentrierten Urin
Nägel	Hufe, abgeflachte Nägel	scharfe Krallen	abgeflachte Nägel

Pflanzen- oder Fleisch(fr)esser?

Erstaunlicherweise kommt die Diskussion, ob der Mensch eher ein Pflanzen-, ein Fleisch- oder doch ein Allesesser ist, nicht zum Erliegen. Der Hauptgrund liegt wohl darin, dass dieses Thema bei vielen Menschen emotional sehr aufgeladen ist und die Debatten zwischen Vegetariern und Nicht-Vegetariern leicht in unsachliche Gefilde abgleiten können. Vergleicht man mit biologischen Maßstäben das Verdauungssystem eines reinen Fleischfressers, z. B. einer Katze, mit dem eines reinen Pflanzenfressers, beispielsweise eines Kaninchens, stellt man fest, dass der Mensch weder ausschließlich das eine noch ausschließlich das andere ist. Sein Verdauungssystem weist Merkmale beider Baupläne auf.

Die meisten Eigenschaften teilen wir mit den Pflanzenfressern. Eine Besonderheit, die wir nur mit Menschenaffen, Meerschweinchen und wenigen Vogelarten teilen, ist die Unfähigkeit, Vitamin C zu produzieren. Für die Primaten könnte dieses Merkmal als eine Anpassung der rein vegetarisch lebenden Vorfahren gedeutet werden, da sie mit ihrer Nahrung ausreichende Mengen des Vitamins zu sich nahmen.

Bei diesen rein morphologischen Vergleichen darf man jedoch nicht außer Acht lassen, dass wir Menschen im Gegensatz zu allen Tieren unsere Nahrung durch Backen, Braten und Kochen vorverarbeiten und durch derartige physikalisch-chemische Prozessierungen leichter verdaulich machen. Zusätzlich sind wir in der Lage, unsere Hände für die mundgerechte Zerkleinerung der Nahrung einzusetzen. Den Menschen ausschließlich aufgrund der oben aufgeführten Kriterien einer der beiden Ernährungstypen zuzuordnen hieße, seine Kulturentwicklung und die damit verbundenen Anpassungen zu ignorieren. Morphologisch und physiologisch sind wir zweifelsohne in der Lage, pflanzliche *und* tierische Kost zu verarbeiten.

Evolution der Ernährung

Ohne eine positive Energiebilanz kann kein Organismus überleben. Die Energiemenge, die für die Suche, Aufnahme und Verdauung von Nahrung eingesetzt werden muss, muss in jedem Fall geringer sein als die durch diesen Aufwand gewonnene Energiemenge. Je höher die Ausbeute ist, desto mehr kann in die Selbsterhaltung und in die Nachkommen investiert werden. Die Beschaffenheit der Nahrung und die anatomischen Voraussetzungen für eine effektive Nahrungsverwertung wirken daher als stark selektierende Evolutionsfaktoren. Im Verlauf der Menschheitsgeschichte haben sich die Beziehungen zwischen Mensch und Nahrung, zwischen Anatomie und Nährstoffdichte auf markante Weise verändert. Ohne unseren Hunger nach energiereicher Kost hätte unser Gehirn nicht zu seiner heutigen Größe heranwachsen können. Und eben dieses leistungsfähige Gehirn versetzt uns in die Lage, an besonders energiereiche Nahrung zu gelangen.

Die frühen und rezenten Primaten

Ob die Evolution des Menschen jemals vollständig aufgeklärt werden kann, ist mehr als fraglich. Aussagekräftige Fundstücke sind selten und ihre Interpretation lässt häufig viel Spielraum. Dass nicht nur neue Funde, sondern besonders auch die durch neue Technologien ermöglichten Neuinterpretationen alter Funde etliche bestehende Theorien ins Wanken bringen können, soll kurz an drei Beispielen erläutert werden.

Ein 1964 in Süditalien ausgegrabener Milchzahn wurde zunächst den Neandertalern zugeordnet. 2011 untersuchte man diesen Zahn mittels moderner Schnittbildverfahren erneut und man kam zu dem Ergebnis, dass er einem *Homo sapiens* und nicht einem *Homo neanderthalensis* zuzuordnen sei. Zusätzlich wurde eine exaktere Altersbestimmung durchgeführt. Ging man aufgrund früherer Datierungen davon aus, dass der moderne Mensch vor ungefähr 40 000 Jahren nach Europa eingewandert war, muss nun angenommen werden, dass er dies bereits vor 43 000–45 000 Jahren tat, vor Beginn der jüngeren Altsteinzeit, als Europa von den Neandertalern besiedelt war. Das zweite Beispiel liefert die Neudatierung eines 1927 freigelegten Oberkieferknochens, der durch Radiocarbondatierung zunächst auf ein Alter von 36 400–34 700 Jahren geschätzt wurde. 2011 wurde der Knochen mit einer neuen Methode nochmals analysiert, und dies ergab ein Alter von 44 200–41 500 Jahren. Da der Oberkiefer einem *Homo sapiens* zugeordnet wird, untermauert diese Analyse das Resultat des ersten Beispiels: *Homo sapiens* erreichte den Nordwesten Europas deutlich früher als angenommen.

Im dritten Beispiel geht es um die Neuuntersuchung eines 13 000–15 000 Jahre alten Unterkiefers, der zu einem 1911 in Frankreich entdeckten Skelett gehört. Bis vor Kurzem ging man davon aus, erst die mit der Entwicklung der Landwirtschaft einhergehende Ernährungsumstellung habe dazu geführt, dass sich die hinteren vier Backenzähne nicht mehr voll entwickeln. 2006 wurden im Röntgenbild dieses Unterkiefers aber nicht durchgebrochene Weisheitszähne entdeckt. Wieder musste eine Theorie umgeschrieben werden.

Die Struktur und Zusammensetzung des Gebisses gibt Auskunft über die Ernährung eines Lebewesens und der Knochenbau ermöglicht Rückschlüsse auf seine Fortbewegung und seinen Lebensraum. Aufgrund dieser und weiterer Hinweise gehen Evolutionsbiologen davon aus, dass am unteren Ende des Primatenstammbaums, der mehr als 70 Millionen Jahre zurück bis in die Oberkreide reicht, ein kleines insektenfressendes Säugetier im Kronenbereich der sich gerade ausdehnenden afrikanischen Wälder gelebt hat. Die Ur-Primaten, die sich aus dieser Form entwickelten, spezialisierten sich langsam auf reine Pflanzenkost. Ihre Schnauzenform veränderte sich und statt Krallen wuchsen ihnen Nägel. Die vegetarische Ernährung unserer Urahnen lässt sich selbst heute noch erkennen, denn bis auf die Koboldmakis gehört keine Primartenart zu den reinen Fleischfressern.

Bei den heute lebenden, sich überwiegend vegetarisch ernährenden Primaten lässt sich ein Zusammenhang von Bauplan und Ernährungsgewohnheiten erkennen, der in abgewandelter Form auch für die Evolution des Menschen gilt. Die Hauptnahrung der Mantelbrüllaffen (*Alouatta palliata*) sind junge Blätter, die der Geoffroy-Klammeraffen (*Ateles geoffroyi*) sind reife Früchte. Brüllaffen benötigen für die Verdauung ihrer Nahrung rund 20 Stunden und haben einen deutlich längeren und weiteren Dickdarm. Dieser ist von zahlreichen Bakterien besiedelt, die die cellulosehaltigen Ballaststoffe aufschließen und für die Tiere nutzbar machen. Dem bakteriellen Fermentationsprozess verdanken die Brüllaffen über 30 % der benötigten Energie. Für ihre Nahrung legen die Tiere täglich circa 450 m zurück. Bei den Klammeraffen, deren Nahrung energiereicher und leichter verdaulich ist, dauert die Gesamtpassage nur ungefähr vier Stunden und ihr Dickdarm ist deutlich kürzer und schmaler. Da Früchte weiter verstreut sind als Blätter, legen sie für die Nahrungssuche knapp 1 km am Tag zurück.

Die Unterschiede zwischen diesen beiden Spezies werden besonders deutlich, wenn man ihre Gehirne und ihr Verhalten vergleicht. Das Gehirn der Klammeraffen ist mit über 107 g mehr als doppelt so schwer wie das der Brüllaffen. Zudem wirken die Klammeraffen intelligenter und legen ein flexibles Sozialverhalten an den Tag. Für eine Ernährung mit Blättern benötigt man kein besonders gutes Gedächtnis; um sich jedoch in einem Wald den Reifegrad und die Fundorte energiereicher Früchte merken zu können, braucht man ein durchaus leistungsfähiges Gehirn. Dieses wiederum ermöglicht ein komplexes Sozialverhalten, allerdings verbraucht es auch einen großen Teil der Nahrungsenergie für seine Funktionsfähigkeit. Ein ähnlicher Zusammenhang von Nahrung, Energiedichte, Gehirnentwicklung und Sozialverhalten findet sich auch in der Evolution der Hominiden.

Die Vor- und Frühmenschen

Unsere nächsten lebenden Verwandten sind die Schimpansen. Der letzte gemeinsame Vorfahr, den sich die Menschen- und die Schimpansenlinie teilen, war höchstwahrscheinlich ein Vierfüßer. Alle nichtmenschlichen Primaten bewegen sich auf dem Boden auch heute noch auf allen Vieren fort. Der aufrechte Gang, die Zweifüßigkeit, ist das erste eindeutige Indiz für die Menschwerdung. Unsere Urahnen, die Australopithecinen, zeigen viele anatomische Merkmale, die auf aufrechten Gang hinweisen. Wahrscheinlich waren sie die Ersten, die sich dauerhaft auf zwei Beinen fortbewegten. Sie lebten vor vier Millionen Jahren in Afrika – zu einer Zeit, in der der Kontinent immer trockener wurde und zunehmend versteppte. Verschiedene Ursachen für den Fortbewegungswechsel wurden und werden diskutiert. Der aufrechte Gang ermöglichte die freie Bewegung der Arme, z. B. zum Tragen der Säuglinge und zum Pflücken und Transportieren von Nahrung. Die senkrechte Position bietet der starken Sonne eine geringere Angriffsfläche und die Körpertemperatur konnte leichter reguliert werden. Und, wie neuere Berechnungen ergaben, der aufrechte Gang ist energetisch wesentlich günstiger als eine vierbeinige Fortbewegung. Da sich im Verlauf des Pliozäns die afrikanischen Urwälder immer mehr in offene Waldgebiete, Steppen und Graslandschaften verwandelten und die Nahrungsquellen daher immer weiter auseinander lagen, mussten die Australopithecinen immer größere Strecken zurücklegen, um ihren Nahrungs- und Energiebedarf zu decken. Heutige Kulturen, die derartige Regionen bewohnen, wandern am Tag 10–12 km. Je weniger Kalorien für die immer aufwendiger werdende Nahrungssuche verbraucht werden musste, desto besser fiel die Energiebilanz für die Australophithecinen aus. Die Zweibeinigkeit war wohl eine der ersten Anpassungen an eine sich verändernde Umwelt.

Der energetische Aspekt bietet eine ideale Ausgangsposition für die Erklärung weiterer Entwicklungsschritte der menschlichen Evolution, z. B. der Gehirnentwicklung. Das Hirnvolumen der vor vier Millionen Jahren lebenden frühen Steppenbewohner betrug 400 cm^3 und wuchs innerhalb der folgenden zwei Millionen Jahre langsam auf 500 cm^3 an. *Homo habilis*, der sich nach Meinung vieler Anthropologen vor ungefähr zwei Millionen Jahren aus der Linie des sogenannten grazilen *Australopithecus* entwickelte, besaß bereits ein Hirnvolumen von 600 cm^3. Aus dem *Homo habilis* ging innerhalb von nur 300 000 Jahren der frühe *Homo erectus* hervor, mit einem 900 cm^3 großen Gehirn. Das Hirn des vor rund einer Million Jahren lebenden frühen *Homo sapiens* maß rund 1150 cm^3 und der Schädel des heutigen *Homo sapiens* hat ein Fassungsvermögen von circa 1350 cm^3. Im Verlauf der Menschheitsgeschichte entwickelte sich ein im Verhältnis zum Körpergewicht dreimal so großes Gehirn wie bei anderen Primaten. Wie bereits für die Klammeraffen beschrieben ermöglicht ein größeres Gehirn eine größere

Denkleistung, die für die Nahrungssuche und für die Ausbildung eines komplexeren Sozialverhaltens eingesetzt werden kann.

Dem Hirnwachstum sind jedoch Grenzen gesetzt. Einer der limitierenden Faktoren ist die weibliche Beckenanatomie. Die Beckenknochen müssen einerseits den statischen Ansprüchen eines aufrechten Körpers genügen, andererseits muss der Geburtskanal weit genug sein für den Schädel des Kindes. Eine weitere Beschränkung ist der enorme Energieverbrauch des Gehirns. Hirnmasse verbraucht 16-mal so viel Energie wie dieselbe Masse an Muskelgewebe. Im Ruhezustand setzt unser Gehirn 20–25 % der verbrauchten Gesamtenergie um; das Gehirn anderer Primaten beansprucht lediglich 8–10 %, das anderer Nicht-Primaten ungefähr 3–5 % der Gesamtenergie. Unter diesem Aspekt betrachtet entpuppt sich ein großes Gehirn als ein Luxusorgan, das sich nur eine Spezies leisten kann, die in der Lage ist, seinen großen Energiehunger zu stillen. Bereits bei anderen Primaten wie den Brüllaffen und Klammeraffen erkennt man den Zusammenhang von Hirngröße und Nährstoffversorgung: Je energiereicher das Futter, desto größer das Gehirn. 100 g Blätter ergeben 40–80 Kilojoule (circa 10–20 Kilokalorien), dieselbe Menge Früchte 200–400 Kilojoule (circa 50–100 Kilokalorien) und mageres Fleisch bringt mindestens 800 Kilojoule (circa 200 Kilokalorien). Durch reine Blätterkost ist demnach also kein großes Gehirn zu „finanzieren". Vorsichtshalber sei noch einmal betont, dass es um die Relation von Hirnvolumen zur Gesamtkörpermasse geht, nicht um die absolute Größe. Die sich allmählich verändernde Schädelanatomie der Vor- und Frühmenschen untermauert den Zusammenhang von Hirngröße und Nährstoffdichte, denn die körperlichen Umbildungen weisen deutlich auf sich verändernde Ernährungsgewohnheiten hin, auf einen Wechsel von mehr pflanzlicher zu mehr tierischer, von energiearmer zu energiereicherer Kost.

Die Schädel- und Kieferform sowie der Zahnbesatz der Australopithecinen zeigen charakteristische Merkmale für die Verarbeitung zäher und weniger gehaltvoller Pflanzennahrung. Sie hatten breite Backenzähne und eine kräftige Kaumuskulatur. Dennoch muss man annehmen, dass auch sie gelegentlich Fleisch zu sich nahmen – ähnlich den heute lebenden Schimpansen. Als im Verlauf der Klimaänderung sowohl die Menge als auch die Vielfalt essbarer Pflanzen immer spärlicher wurde, entstanden innerhalb der *Australopithecus*-Population im Rahmen biologischer Anpassungsprozesse zwei Entwicklungstrends. Bei der Gruppe, die später als die robusten Australopithecinen bezeichnet werden, wurden die morphologischen Anpassungen an die vorhandene Pflanzennahrung optimiert. Ihre Kiefer- und Wangenknochen wurden sehr massiv; die Kiefer trugen auffallend große Backenzähne;

sie entwickelten einen knöchernen Schädelkamm, an dem kräftige Kaumuskeln ansetzten, und insgesamt bekam ihr Gesicht eine flache, runde Form. Derart ausgestattet waren sie in der Lage, auch besonders faseriges, hartes und zähes Pflanzenmaterial zu verarbeiten und konnten dennoch hin und wieder tierische Nahrung verzehren. Diese erweiterten morphologischen Spezialisierungen scheiterten offenbar als langfristige Anpassungsstrategie, denn sie liefen in eine Sackgasse – die robusten Australopithecinen stellen heute eine der vielen toten Enden des menschlichen Stammbaums dar.

Eine alternative Strategie schlug die Evolution bei einer anderen Gruppe ein, die später als grazile Australopithecinen bezeichnet wurden und aus der die frühen Hominiden hervorgingen. Die frühen Mitglieder der Gattung *Homo* hatten deutlich kleinere, weniger flache Gesichter, zierlichere Kiefer, kleinere Backenzähne und Kaumuskeln. Zudem waren sie deutlich größer als ihre Vorfahren. Aus diesen anatomischen Merkmalen lässt sich ablesen, dass sich diese Hominiden weniger von Pflanzen, sondern vermehrt von Fleisch ernährt haben müssen. Die Savannen und Graslandschaften wurden zunehmend von typischen Steppentieren wie Gazellen und Antilopen bevölkert, und diese stellten als potenzielle Beutetiere eine neue Proteinquelle dar. Eine erst kürzlich an der Küste des Turkanasees in Kenia freigelegte Lagerstätte offenbart die Bandbreite des frühmenschlichen Speiseplans: Giraffen, Rinder, Wildschweine, Flusspferde, Stummelaffen, verschiedene Fische, Schildkröten und sogar Krokodile wurden erjagt, gefischt und zerlegt. Mit dem Wechsel der Nahrungsquellen setzte eine synergistischer Prozess ein: Gehaltvollere und energiereichere Nahrung ermöglichte eine Zunahme an Gehirnmasse. Diese wiederum verbesserte die neuronale Informationsverarbeitung, also auch die Denkleistung, und ermöglichte die Weiterentwicklung komplexen Sozialverhaltens – wie die Perfektionierung der Jagdstrategien, die Erfindung verschiedener Werkzeuge zum Erlegen und Zerlegen der Tiere und auch das Teilen der Nahrung. Es entwickelte sich langsam eine erste Jäger- und Sammlerkultur.

Homo erectus muss nach heutigem Wissensstand eine außergewöhnliche Spezies gewesen sein. Nicht nur, dass durch seine direkten Vorfahren und ihn selbst eine erfolgreiche Überlebensstrategie entstand, sondern auch durch die Tatsache, dass sich die Angehörigen seiner Art vor ungefähr 1,8 Millionen Jahren auf den Weg gemacht haben, von Afrika aus den europäischen und den asiatischen Kontinent zu besiedeln. Überzeichnet formuliert könnte man sagen: Kaum war er erschienen, ging er auch schon los. Die bislang ältesten Funde werden mit einem Alter von 1,7 bis 1,8 Millionen Jahren datiert und stammen aus der Gegend des heutigen Georgien und von der Insel Java. Über die Ursachen der weiträumigen Migrationsbewegungen kann man nur spekulieren, aber auch hier könnte das Nahrungsangebot wieder ein Antriebsfaktor gewesen sein. Einerseits scheint es naheliegend, dass umherziehende Herden die Frühmenschen zur Wanderung veranlasst, vielleicht sogar gezwungen haben, andererseits benötigen Fleischesser grundsätzlich ein deutlich größeres Territorium als vergleichbare Pflanzenesser.

Der stämmige Neandertaler *Homo neanderthalensis* ist, wie auch *Homo sapiens*, ein Nachfahr des *Homo erectus* und erschien während der letzten Eiszeit vor ungefähr 200 000 Jahren in den nördlichen Regionen Europas. Als erste Menschenart eroberte er arktische Gebiete. Untersuchungen und Beobachtungen heute lebender Gruppen wie der Inuit in Kanada und Grönland sowie der Eweneken in Sibirien haben ergeben, dass der Energieverbrauch dieser in Dauerkälte lebenden Menschen um 15 % höher liegt als bei körperlich vergleichbaren Menschen der gemäßigten Breitengrade. Kalkulationen zufolge, die auf diesen Daten und auf Rekonstruktionsmodellen der Neandertaler-Anatomie basieren, hatte ein durchschnittlicher *Homo neanderthalensis* vermutlich einen Energieumsatz von ungefähr 17 000 Kilojoule (4000 Kilokalorien) pro Tag. Im Vergleich: Ein durchschnittlicher heutiger Stadtbewohner verbraucht 8500–11 000 Kilojoule (2000–2600 Kilokalorien). Den enorm hohen Energiebedarf deckten die Neandertaler fast ausschließlich mit tierischer Nahrung. Einen besonders überzeugenden Beweis liefert die Isotopenzusammensetzung von Kohlenstoff und Stickstoff in den Kollagenresten von Neandertalerfossilien. Da Fleisch eine andere Zusammensetzung aufweist als Pflanzen und da sich das Isotopenverhältnis der aufgenommenen Nahrung langfristig im Isotopenverhältnis des Knochenproteins Kollagen niederschlägt, erlauben Ergebnisse derartiger Untersuchungen Rückschlüsse auf die Hauptnahrung des untersuchten fossilen Organismus. Im Fall der Neandertaler ergibt sich aus dem Isotopenverhältnis des Kollagens, dass sie als Proteinquelle nahezu ausschließlich Fleisch verzehrt haben – und daher zwangsläufig auch sehr gute Jäger gewesen sein müssen.

Isotope

Atome bestehen aus drei verschiedenen Elementarteilchen: Den Atomkern bilden die positiv geladenen Protonen und die ungeladenen Neutronen und um den Kern herum bewegen sich in verschiedenen Energieniveaus die negativ geladenen Elektronen. Da die Atome in ihrem physikalischen Grundzustand keine Ladung tragen, sind die Anzahl der

Protonen und Elektronen immer identisch. Die Anzahl der Protonen ergibt die sogenannte Ordnungszahl (Kernladungszahl) eines Atoms. Alle Atome eines Elements haben immer dieselbe Ordnungszahl. Die Summe der Protonen und Neutronen eines Atoms wird als Massenzahl bezeichnet.

Für jede Anzahl von Protonen gibt es eine entsprechende Anzahl von Neutronen, die einen Atomkern in idealer Weise stabilisiert. In der Natur kommen jedoch zahlreiche Elemente vor, deren Neutronenzahl von der Idealmenge abweicht. Die Varianten eines Elements werden als Isotope bezeichnet; sie unterscheiden sich lediglich physikalisch voneinander, nicht jedoch in ihrem chemischen Verhalten.

Für die Archäologie sind einige Isotope des Kohlenstoffs und des Stickstoffs von Bedeutung: Das stabile Kohlenstoff-Isotop ^{12}C (6 Protonen + 6 Neutronen), das mit knapp 99 % das häufigste Isotop darstellt, das ebenfalls stabile ^{13}C (6 Protonen + 7 Neutronen) und das nur in Spuren vorkommende instabile ^{14}C (6 Protonen + 8 Neutronen), das eine Halbwertszeit von 5730 Jahren hat. Stickstoff kommt in zwei stabilen Varianten vor, ^{14}N (7 Protonen + 7 Neutronen), das mit über 99 % häufigste Isotop, und ^{15}N (7 Protonen + 8 Neutronen).

Kohlenstoff

Auf unserem Planeten existiert ein Kreislauf aus ^{14}N- und ^{14}C-Isotopen. In der Stratosphäre stoßen Neutronen der kosmischen Strahlung auf ^{14}N-Isotope, die nach Aufnahme je eines Protons zu ^{14}C-Isotopen werden. ^{14}C-Atome werden zu Kohlendioxid oxidiert und gelangen mittels der Photosynthese in die Nahrungsketten. ^{14}C ist instabil und zerfällt zu ^{14}N, das in der Stratosphäre wieder in ^{14}C umgewandelt wird. Solange ein Organismus lebt, führt er seinem Körper durch Photosynthese oder durch die Nahrung immer wieder eine bestimmte Menge von ^{14}C-Isotopen zu. Lebewesen enthalten daher eine gleichbleibende Konzentration dieses Isotops. Nach ihrem Tod wird es nicht mehr zugeführt und die verbliebene Menge zerfällt langsam. Aus der Differenz zwischen dem gemessenen Wert des archäologischen Fundstücks und der aktuellen Konzentration in der Atmosphäre kann aufgrund der bekannten Zerfallsgeschwindigkeit des Isotops grob das Alter des Fundobjekts berechnet werden.

Die in Fossilien gemessenen Konzentrationen der ^{12}C- und ^{13}C-Isotope kann Hinweise darauf geben, von welchen Pflanzengruppen sich die Lebewesen hauptsächlich ernährt haben. Pflanzen unterscheiden sich in einigen Prozessschritten der Photosynthese. Diejenigen Pflanzen, die während der Kohlenstofffixierung das Kohlendioxidmolekül der Luft auf ein aus drei Kohlenstoffen bestehendes Molekül übertragen, werden C3-Pflanzen genannt; der überwiegende Teil der Gefäßpflanzen fällt in diese Kategorie. Pflanzen, die Kohlendioxid auf ein aus vier Kohlenstoffen bestehendes Molekül übertragen, heißen C4-Pflanzen. Sie zeigen zahlreiche Anpassungen an trockene, heiße Standorte mit intensiver Sonneneinstrahlung. Bei ihnen handelt es sich hauptsächlich um Gräser und Stauden, die Bestandteil tropischer und subtropischer Grassteppen sind (Mais gehört übrigens auch in diese Gruppe). Da C4-Pflanzen das ^{13}C-Isotop signifikant stärker anreichern als die C3-Pflanzen, die deutlich weniger des Isotops aufnehmen als in der Luft vorhanden ist, erlaubt das Konzentrationsverhältnis der ^{12}C- und ^{13}C-Isotope den Rückschluss darauf, ob sich das Lebewesen hauptsächlich von Gräsern oder hauptsächlich von anderen Pflanzen ernährt hat.

Stickstoff

Stickstoff ist ein wesentlicher Bestandteil der Aminosäuren und somit auch der Proteine. Das Knochenprotein Kollagen durchzieht wie ein Netzwerk den Knochen und ist dadurch vor bakteriellem Abbau recht gut geschützt. Fossile Kollagenfragmente sind daher ideale Informationsquellen für die Stickstoff-Isotopenkonzentration. Das schwerere ^{15}N-Isotop reichert sich innerhalb der Nahrungskette vom Pflanzen- zum Fleischfresser immer weiter an. Daher kann die ^{15}N-Konzentration eines Knochens Auskunft darüber geben, wie sich das Lebewesen ernährt hat, ob es eher Fleisch- oder Pflanzenfresser war. Je höher die Konzentration, desto mehr Fleisch wurde verzehrt. Da sich die Isotopenverhältnisse in den Ozeanen von denen auf dem Land unterscheiden, sind sogar auch Rückschlüsse auf eine Ernährung aus dem Meer möglich.

Ernährung als Evolutionsfaktor

Die morphologischen Veränderungen, die die Hominiden im Lauf ihrer Evolution erfahren haben, stehen also in Zusammenhang mit ihrer jeweiligen Ernährungssituation. Allerdings darf man nicht außer Acht lassen, dass die Nahrungsmittel nur einen Selektionsfaktor unter vielen darstellen, wenn auch einen ganz entscheidenden. Die erste Neuerung war der energiesparende aufrechte Gang, der große Wanderstrecken „kostengünstiger" und die Nahrungssuche erfolgreicher werden ließ. Es folgte, parallel zu Veränderungen des Kauapparats, eine Nahrungsumstellung hin zu fleischreicherer Kost. Diese wiederum konnte aufgrund ihres hohen Energiegehaltes das Wachstum des Großhirns beschleunigen, das die Entwicklung von Werkzeugen, Jagdstrategien und komplexem Sozialverhalten ermöglichte. Mit diesen Vorteilen ausgestattet begannen die Hominiden von Afrika aus die Besiedlung anderer Kontinente, und sie konnten sogar, nach einer weiteren Nahrungsumstellung, in arktische Regionen vordringen.

Dies ist eine knappe Zusammenfassung der Theorie, nach der die Ernährungssituation der Vor- und Frühmenschen deren eigene Evolution angetrieben hat. Das immer erfolgreichere Aufspüren immer energiereicherer Nahrungsquellen war die Überlebensstrategie, die einen *Homo sapiens* hervorgebracht hat, der inzwischen nahezu den gesamten Planeten erobert hat. Die Konsequenzen dieses Erbes erleben besonders die Stadtbewohner der Industrienationen: Übergewicht, Typ-2-Diabetes, Herz-Kreislauf-Erkrankungen und zahlreiche andere Zivilisationskrankheiten.

Auch wenn in diesem Kapitel ausschließlich von morphologischen Änderungen unserer frühen Verwandten berichtet wurde, darf man nicht vergessen, dass jede einzelne der erwähnten Anpassungen eine Folge genetischer Veränderungen darstellt. Mutationen in den Genen und Modifikationen der genetischen Systeme, Regulationsmechanismen und Interaktionsnetzwerke sind die Ursachen für die Variationen des Hominiden-Grundbauplans. Zwar setzen Selektionsfaktoren ausschließlich am Phänotyp (der sichtbaren Erscheinungsform, die auch das Verhaltensrepertoire des betreffenden Organismus mit einschließt) und nicht am Genotyp an, aber jeder Phänotyp basiert auf einem diesen Bauplan codierenden Genotyp. So wären beispielsweise die frühen Australopithecinen verhungert, wenn sie keine breiten Mahlzähne und keine kräftige Kaumuskulatur gehabt hätten. Wegen der Zähne und Muskeln wären sie verhungert, nicht wegen des Fehlens der für derartige Strukturen notwendigen Gene. Diese Unterscheidung mag pedantisch wirken, hat aber für das grundlegende Verständnis von Selektionsmechanismen und damit von Evolutionsprozessen große Bedeutung.

Ontogenese – Veränderungen während unseres Lebens

Im Lauf des Lebens verändert sich unser Organismus, sowohl auf struktureller als auch auf funktioneller Ebene. Während der Embryogenese wird der genetische Grundbauplan umgesetzt, danach erfolgt eine intensive Wachstumsphase und anschließend versucht unser Körper, den ausgewachsenen Zustand möglichst lange aufrechtzuerhalten. Der Alterungsprozess ist aus physiologischer Sicht ein sukzessives Nachlassen verschiedener Systeme, wodurch das Fließgleichgewicht von Abbau und Erneuerung immer schlechter aufrechterhalten werden kann.

Der körperliche Grundzustand einer jeden Lebensphase kann charakterisiert werden über das jeweilige Spektrum von Fähigkeiten und Bedürfnissen. Unser Körper verändert sich lebenslang, und sein Leistungsspektrum ändert sich mit ihm. Da Körper und Ernährung ein sich gegenseitig beeinflussendes System darstellen, ändert sich im Verlauf unseres Lebens nicht nur der Organismus allein, sondern eben auch dieses Interaktionssystem.

Die Ungeborenen

Der Grundbauplan des Modells *Homo sapiens* wird innerhalb verhältnismäßig weniger Wochen umgesetzt. Neben dem genetischen Material in Form von DNA-Sequenzen übertragen die Eltern epigenetische Informationen auf ihre Kinder; diese Informationen, die im Übrigen von beiden Eltern beigesteuert werden, stehen in engem Zusammenhang mit der mütterlichen bzw. väterlichen Ernährung.

Die Ausbildung der Körpergrundgestalt ist kein autonomer Prozess, denn bereits während der embryonalen Phase entstehen zahlreiche Wechselwirkungen zwischen verschiedenen Umweltfaktoren und dem heranwachsenden Organismus. Sowohl unser Genom als auch unser Gehirn sind umweltoffene Systeme und in gewisser Weise können beide auf Außenreize reagieren. Einige Prozesse in dieser Entwicklungsphase haben länger- und langfristige Folgen für den werdenden Menschen.

Die Entwicklung von Riechen und Schmecken

Was früher als tradierte Familienanekdoten belächelt wurde, ist inzwischen eine belegte Tatsache: Was die Mutter während der Schwangerschaft gern aß, isst ihr Kind später auch gern. Sobald die sich heranbildenden Sinnesorgane des Fötus funktionsfähig sind, beginnen sie zu arbeiten. Das Ungeborene kann hören, besonders deutlich den Herzschlag der Mutter, aber auch Außengeräusche dringen zu ihm durch; es kann sehen, allerdings noch nicht in Farbe; es spürt die Temperatur, sich selbst und die Haut der Fruchtblase – und es kann schmecken und riechen.

In der 8. Woche entstehen die ersten Geschmackszellen und in der 15. Woche werden auf der Zunge die ersten Geschmacksknospen entwickelt. Ungefähr zu dieser Zeit setzt auch der Schluckreflex ein und der Fötus beginnt, Fruchtwasser zu trinken. Mit ungefähr 28 Wochen ist er dann in der Lage zu riechen. Substanzen aus der Nahrung, die die Mutter während der Schwangerschaft zu sich nimmt, gelangen in kleinen Konzentrationen in die Fruchtblase. Auf diese Weise kann das Ungeborene bereits im Mutterleib verschiedene Geschmacks- und Geruchsrichtungen kennenlernen. Da jedes Sinnessystem erst durch Lernprozesse zu seiner vollen Funktionsfähigkeit heranreift, kann eine werdende Mutter ihrem Ungeborenen viel Gutes angedeihen lassen, indem sie sich vielseitig ernährt. An trächtigen und stillenden Mäuseweibchen wurde nachgewiesen, dass die über die Nahrung der Mutter vermittelten Gerüche den Geruchssinn der Jungen trainieren und entsprechende Nervenverbindungen im Riechkolben des Gehirns entstehen lassen.

Der Fötus bildet auch ein Geruchs- und Geschmacks*gedächtnis*, und diese sehr frühen Erfahrungen haben einen großen Einfluss auf sein späteres Essverhalten. Sowohl bei Menschenkindern als auch an Mäuse- und Rattenjungen wurde gezeigt, dass durch die Nahrungspräferenz der Mutter die Vorlieben der Kinder geprägt wurden, und zwar unabhängig von der Qualität des Essens. Kekse, Fastfood, Möhren oder Äpfel hatten denselben Effekt: Die Kleinen bevorzugen die Nahrung der Mutter, und wenn sich die Mutter vielseitig ernährt hatte, sind die Kleinen auch eher bereit, Neues auszuprobieren.

Aus psychologischer Sicht scheint es jedoch sinnvoller zu sein, in diesem Fall eher von „Kennen“ zu sprechen als von „Mögen“. Der Geruchs- und Geschmackssinn entwickelt sich erst langsam durch Training, und in der Erlebnisanfangsphase halten sich die Jungen an das, was sie bereits im Mutterleib kennengelernt haben. Evolutionsbiologisch hat dieses Verhalten sehr viel Sinn, denn „was Mama gegessen hat, kann für mich nicht schlecht sein“. Ob man das, was man im Mutterleib kennengelernt hat, in späteren Jahren auch tatsächlich mag, hängt von den Geschmackserfahrungen ab, die man in der Zwischenzeit gesammelt hat. Auch wenn man Schmecken, wie alle anderen Sinneswahrnehmungen, zunächst erlernen muss, kann sich der individuelle Geschmack im Lauf eines Lebens mehrfach ändern und „Kennen“ und „Mögen“ gehen manchmal fließend ineinander über. „Watt de Buur nich kennd, dat frett hey nicht", sagten unsere Altvorderen, und jeder, der sich einmal für längere Zeit in einem anderen Kulturkreis aufgehalten hat, kennt die Sehnsucht nach dem, was man „heimische Küche" nennt.

Die Ernährung der Mutter

Nicht nur die reinen Nukleotidsequenzen der DNA, in denen Regulationssequenzen und Gene codiert sind, sondern auch sogenannte epigenetische Muster auf der DNA sind überlebenswichtige Informationen. Methylgruppen, die an ganz bestimmten Stellen angeheftet werden, können Gene oder Regulationssequenzen an- oder ausschalten. Um derartige Markierungen korrekt zu übertragen, benötigt der Fötus u. a. Folsäure. Nicht ohne Grund wird Schwangeren die zusätzliche Einnahme von Folsäure empfohlen. Zur Vorbeugung von Neuralrohrdefekten rät die Deutsche Gesellschaft für Ernährung eine tägliche Dosis zwischen 400 und 600 μg Folsäure, abhängig vom Schwangerschaftsstadium.

Die Docosahexaensäure (DHA) zählt zu den Omega-3-Fettsäuren und ist eine spezielle, mehrfach ungesättigte Fettsäure, die für die Funktionsfähigkeit unserer Zellmembranen eine wichtige Rolle spielt. Da diese Fettsäure wegen der zahlreichen Doppelbindungen stark gewinkelt ist, verhindert sie als Bestandteil der Zellmembran, dass sich die geraden Fettsäuren zu eng aneinander legen und die Membran zu fest wird. DHA „verflüssigt" die Membran und erhöht die Beweglichkeit und die Funktionalität der Membranproteine. In den Nervenzellen des Gehirns und in der Netzhaut der Augen liegt DHA in besonders hohen Konzentrationen vor; ungefähr 95 % aller dort vorhandenen Omega-3-Fettsäuren sind DHA. Zwar kann unser Organismus diese spezielle Fettsäure in gewissen Mengen in der Leber selbst herstellen, benötigt als Ausgangssubstanz jedoch eine andere Omega-3-Fettsäure, die Alpha-Linolensäure. Was für die Aufrechterhaltung eines gesunden Organismus gilt, gilt in besonderem Maße für einen sich entwickelnden Organismus: eine ausreichende Zufuhr mehrfach ungesättigter Fettsäuren und speziell von DHA. DHA ist für die Entwicklung des fötalen Gehirns und für die Augenentwicklung offenbar unabdingbar. Neben der Leber sind auch die menschlichen Milchdrüsen in der Lage DHA zu synthetisieren, jedoch nur, wenn die Mutter ausreichend Omega-3-Fettsäuren zu sich genommen hat; das fällt nicht schwer, wenn man gern fetten Meeresfisch isst. Die Deutsche Gesellschaft für Ernährung empfiehlt seit 2010 für Schwangere eine Tagesdosis von 200 mg DHA, und die ist mit einer Portion Dorade, Seelachs, Hering, Sprotte, Makrele, Heilbutt oder Sardine schnell erreicht. Kuhmilch übrigens enthält diese Fettsäure gar nicht.

Kürzlich wurde ein neuer Mechanismus entdeckt, über den die mütterliche Ernährung Einfluss auf die Entwicklung des Ungeborenen nimmt, und zwar über die Plazenta, ein Organ, das jeweils zur Hälfte vom Embryo und der Mutter gebildet wird. Die Hauptfunktionen dieses Organs sind der Austausch von Gasen und Stoffwechselprodukten zwischen den getrennten mütterlichen und fetalen Blutkreisläufen, die Übertragung einiger Antikörper auf das Kind sowie die Produktion von Hormonen wie Progesteron, Östrogenen und Gonadotropinen. An Mäusen, die oft als Modellorganismus eingesetzt werden, fand man nun in zwei Studien heraus, dass sich in der Plazenta bei knapp 2000 Genen die RNA-Menge veränderte und die epigenetischen Methylierungsmuster etlicher Gene modifiziert waren, in Abhängigkeit davon, ob das Muttertier mit einer sehr fettreichen oder mit einer normalen Kost gefüttert wurde. Die meisten dieser Gene codieren Proteine des zellulären Stoffwechsels. Zusätzlich sind Gene für Geruchsrezeptoren betroffen, die es der Plazenta ermöglichen, dem Fötus Geruchsmoleküle und andere kleine Nahrungskomponenten zu übermitteln. Erstaunlicherweise fand man deutliche Geschlechtsunterschiede: Plazenten, die von männlichen Föten stammen, wiesen deutlich weniger Unterschiede als Reaktion auf die fettreiche Kost auf, als es bei weiblichen Plazenten der Fall war. Weiterführende Untersuchungen müssen nun klären, welche Konsequenzen sich aus derartigen Veränderungen für die Föten ergeben.

Dass die Ernährungsgewohnheiten der Mutter vor und während der Schwangerschaft einen nicht zu unterschätzenden Einfluss auf die Entwicklung des Kindes haben, ist in seiner Grundaussage keine neue Erkenntnis. Aber langsam beginnt man die dahinter liegenden Mechanismen zu verstehen. Und diese bestätigen letztlich, dass eine Schwangere keine besondere Ernährung benötigt – abgesehen von einer zusätzlichen Versorgung mit Folsäure, einer Substanz, mit der wir alle latent unterversorgt sind – sondern dass eine abwechslungsreiche Ernährung in ausreichenden, aber nicht übermäßigen Mengen vollkommen genügt. Die Gesundheit des Kindes beginnt mit der Gesundheit der Mutter. Und, wie man erst langsam zu verstehen beginnt, auch des Vaters.

Die Ernährung des Vaters

Der Lebensstil des Vaters beeinflusst die Spermienentwicklung und die Zusammensetzung der Spermienflüssigkeit. Übergewicht und die damit zusammenhängende ungünstige Fettverteilung kann zudem die Temperatur der Gonaden erhöhen und zu DNA-Schäden in den Spermienzellen führen. Und dass eine zu hohe Alkoholkonzentration im Blut der Spermienentwicklung ebenfalls nicht förderlich ist, zählt ebenso zu den „klassischen" Regeln, die ein potenzieller Vater beachten sollte.

Der unerschütterlichen Neugier einiger Epigenetiker ist es zu verdanken, dass zukünftige Väter nun noch mehr in die Verantwortung gezogen werden – und zwar in die Verantwortung des noch ungezeugten Kindes. Denn väterliche Ernährungsgewohnheiten hinterlassen epigenetische Spuren in den Geschlechtszellen, die im späteren Kind ihre deutlichen Wirkungen zeigen. In Versuchen mit Mäusen und Ratten – Menschen würden sich wohl nicht freiwillig für derartige Ernährungsstudien zur Verfügung stellen – konnte gezeigt werden, dass die Nachkommen mittels epigenetischer Mechanismen über die aktuelle Ernährungssituation des Vaters informiert werden können. Dazu liegen Ernährungsstudien vor, bei denen die Männchen eine spezielle Zucker-, Fett- oder Proteindiät bekamen, ihre Jungen jedoch ganz normal aufgezogen wurden. Die Untersuchungsdaten dieser Jungen wurden mit einer normal gefütterten Kontrollgruppe verglichen.

Bei den Jungtieren, deren Väter eine glucosereduzierte Hungerkur gemacht hatten, wurde eine verringerte Glucosekonzentration im Blutserum gemessen. Bekamen die Männchen sehr fettreiches Futter, fand man bei ihren Töchtern zahlreiche Veränderungen in den Beta-Zellen der Bauchspeicheldrüse: Die Anzahl der Zellen war deutlich verringert und die Expressionsrate von über 700 Genen war verändert. Die meisten der betroffenen Gene sind in die Regulation des Insulin- und Glucosestoffwechsels involviert. Eine proteinreduzierte Diät der Männchen verursachte bei den Jungtieren eine Aktivitätsveränderung bei 445 Genen. Die Menge des Enzyms Squalenoxidase, die an der Synthese von Steroiden wie Cholesterin beteiligt ist, war nahezu verdreifacht. Insgesamt war die Aktivität zahlreicher Gene, die an der Fett-, Lipid- und Steroidsynthese sowie an der Teilung der Leberzellen beteiligt sind, stark erhöht. Zusätzlich entdeckte man bei den Jungtieren, dass sich die Mengen einiger mikro-RNA (miRNA, s. Anhang) deutlich verändert hatten, vor allem hatten miRNA zugenommen, die als Tumorsuppressoren fungieren und die mit Leberkrebs in Zusammenhang stehen. Als Folge auch dieser Diät wurde eine Methylierungsveränderung entdeckt, und zwar betraf sie einen der Hauptregulatorproteine für den Lipidstoffwechsel in der Leber.

Die Erforschung derartiger Phänomene steht noch am Anfang und bislang können nur wenige Fragen beantwortet, aber umso mehr Fragen gestellt werden. Zum Beispiel die, ob auch die in die Spermienzellen deponierten RNA einen Einfluss auf die epigenetischen Markierungen der Zygote, also der befruchteten Eizelle haben und welche Rolle die Zusammensetzung der

Spermienflüssigkeit bei der Informationsübertragung spielt. Noch völlig ungeklärt ist auch der Weg, wie die väterliche Ernährung übersetzt wird in eine Veränderung der epigenetischen Informationen in den Spermien. Sicher ist jedoch bereits jetzt, dass die Ernährung des Vaters den Stoffwechsel des Kindes nicht unerheblich prägt und dass derartige Prägungen jahre- bis lebenslang wirken.

Der Säugling

Diese Lebensphase ist vor allem durch zwei Tätigkeiten geprägt: Essen und Schlafen. Innerhalb kurzer Zeit muss sich der Organismus auf so viele neue Situationen einstellen wie später nie wieder in seinem Leben. Das gesamte Verdauungssystem muss gestartet und eingespielt werden, das Immunsystem beginnt zu arbeiten und gleichzeitig müssen neue Erlebnisse und Erfahrungen verarbeitet werden. Der Körper wächst und benötigt große Energiemengen. Das angeborene Verlangen nach Süßem hilft den Energiebedarf zu decken, und die Aversion gegen Bitteres hilft, potenziell Schädliches zu meiden.

Der plötzliche Hunger

Solange das Ungeborene über die Nabelschnur ausreichend versorgt wird, kennt es kein Hungergefühl. All die komplexen Reaktionskaskaden, die durch den Inhalt des Magen-Darm-Traktes ausgelöst werden, kennt der Fötus noch nicht. Daher stellt die Umstellung von der kontinuierlichen Nährstoffversorgung über die Plazenta auf das aktive Saugen von Muttermilch und die anschließende Verdauung derselben für den Säugling eine durchaus anstrengende Erfahrung dar.

Der Saugreflex ist ein angeborenes Verhalten, dessen Koordination von Nervengruppen gesteuert wird, deren Architektur genetisch festgelegt ist. Zusätzlich können Säuglinge aufgrund einer vorübergehenden anatomischen Besonderheit etwas, worüber man sie häufig beneiden könnte: Sie können gleichzeitig schlucken und atmen – ohne sich zu verschlucken. Diese angeborenen Fähigkeiten verkürzen die Hungerphase, die sich zwangsläufig einstellt, sobald die Nabelschnur durchtrennt ist. Bis der Säugling tatsächlich zu einem Säugling wird und zum ersten Mal in seinem Leben Muttermilch trinkt, überbrückt ein Notfallsystem den Energiemangel. In den ersten Minuten nach der Geburt werden körpereigene Proteine in Aminosäuren zerlegt und in der Leber zu Glucosemolekülen umgebaut. Diesen Prozess nennt man neonatale Autophagie.

Die Muttermilch

Die Hauptenergie- und Nährstoffquelle für Säuglinge ist die Muttermilch. Es ist erstaunlich, wie viele Neuigkeiten in den letzten Jahren über dieses „natürlichste aller Getränke" herausgefunden wurden.

Die Zusammensetzung der Milch verändert sich innerhalb der ersten zwei Wochen. Die als Kolostrum oder Vormilch bezeichnete erste Milch unterstützt das Immunsystem des Säuglings. Sie enthält einen hohen Anteil von Interleukinen (Botenstoffe, die zwischen Immunzellen vermitteln), Immunglobulin A (Antikörper, besonders gegen Krankheitserreger), Lactotransferrin (ein Enzym, das pathogene Bakterien wie *Haemophilus influenzae*, *Shigella* und pathogene *Escherichia-coli*-Stämme hemmt); zusätzlich sind viele kurzkettige Oligosaccharide, Vitamin A und E, Carotinoide, jedoch wenig Casein und wenig Fette enthalten. In der Milch des dritten bis siebten Stilltages finden sich große Mengen Lactose, Casein und Fette und weniger kurzkettige Oligosaccharide. Ab der zweiten Stillwoche steigt die Mengenproduktion; die Milch enthält noch immer größere Mengen an Lactose und Casein, aber weniger Fette. Außerdem ist IFN-γ enthalten, ein Interferon, das bestimmte Komponenten des Immunsystems aktiviert.

Milch, die die Mutter für ihre Söhne produziert, unterscheidet sich von der Milch für ihre Töchter: Die Milch für Jungen enthält 25 % mehr Energie als die für Mädchen. Menschen sind im Übrigen nicht die einzigen Säugetiere, die unterschiedliche Rezepturen für ihre Söhne und Töchter herstellen. Der evolutionsbiologische Grund für die Bevorzugung des männlichen Geschlechts könnte der sein, dass Söhne später mehr Kinder zeugen können als die Töchter, dass also die Söhne das elterliche Erbgut stärker verbreiten können als Töchter.

Interessant sind die Oligosaccharide der Milch (HMOs, Human Milk Oligosaccharides). Ungefähr 200 verschiedene Moleküle wurden identifiziert, doch jede Mutter scheint lediglich 100 davon herstellen zu können. Der Säugling kann die meisten dieser Saccharide, die aus 4–10 Zuckern bestehen, gar nicht selbst nutzen, sondern sie dienen den Bakterien seiner wachsenden Darmflora als Nahrung. Der unbesiedelte oder auch nur schwach besiedelte Dickdarm bietet allen möglichen Mikroorganismen ideale Wachstumsbedingungen, daher ist die Gefahr einer bakteriellen Infektion durch pathogene Keime besonders zu Beginn sehr groß. Die spezielle Mischung der Oligosaccharide in der Muttermilch hilft, diese Keime zugunsten einer harmlosen Bakterienpopulation zu verdrängen. *Bifidobacterium infantis* beispielsweise ist eine „gute" Spezies, die vor Durchfall schützt und sich besonders von den Oligosacchariden ernährt, die aus 4–8 Zuckern bestehen. Gerade diese HMOs sind in der frühen Milch besonders zahlreich vertreten. Einige Saccharide können schädliche Bakterien und Viren direkt angreifen, indem sie z. B. den Andockprozess der Pathogene an die Darmzellen unterbinden. Aus diesem Grund kann sich auch *Campylobacter jejuni*, der häufigste Auslöser für bakterielle Diarrhoe, nicht ansiedeln. Milchsäurebakterien können übrigens direkt über die Muttermilch an den Säugling weitergegeben werden. Sie unterstützen ebenfalls den Aufbau einer gesunden Darmflora.

Bei einer vergleichenden Untersuchung von mit Muttermilch und mit Milchersatz gefütterten drei Monate alten Säuglingen stellte sich heraus, dass es in den Darmzellen der Babys deutliche Unterschiede in der Expressionsrate einiger Gene gibt. Bei den „Brust-Kindern" wurden etliche Gene stärker abgelesen (teilweise sogar dreimal häufiger), besonders solche, deren codierte Proteine die Aktivität anderer Gene regulieren und daher als Master-Gene bezeichnet werden. Viele dieser Gene codieren Transkriptionsfaktoren, die u. a. an der Entstehung und am Wachstum von Blutgefäßen beteiligt sind, sowie solche, die in Wundheilungsprozesse involviert sind.

Wie Säuglinge Wärme erzeugen

Fettsäuren in der Muttermilch aktivieren durch Bindung an den Transkriptionsfaktor PPARα (*P*eroxisome *P*roliferator-*A*ctivated *R*eceptor alpha) die Wärmeproduktion des Säuglings (s. a. „Fettsäuren und die Expression von Genen"). Das Ungeborene wurde durch den Körper der Mutter ausreichend gewärmt, so dass es nicht selbst für die eigene Wärmeentwicklung, die Thermogenese, aufkommen musste. Nach der Geburt aber muss die körpereigene Heizung möglichst schnell hochgefahren werden. Dies geschieht in den Mitochondrien der Zellen des braunen Fettgewebes. Seine Farbe verdankt das Gewebe der großen Menge an Mitochondrien in den Zellen. Mitochondrien sind eine Art Kraftwerk der Zelle, in denen Zucker und Fettsäuren oxidiert werden und die dabei frei werdende Energie für die Produktion der sehr energiereichen ATP-Moleküle eingesetzt wird. Mit Hilfe des Proteins Thermogenin kann die Energie aus der Verbrennung der Zucker und Fette statt in die ATP-Produktion in die Wärmeproduktion umgeleitet werden. Allerdings wird das Gen für Thermogenin (*UCP1*, Uncoupling Protein 1) bei Neugeborenen kaum abgelesen, das Protein also so gut wie gar nicht hergestellt. Mit der Muttermilch nimmt das Baby jedoch Fettsäuren auf, die in den Leberzellen den Transkriptionsfaktor PPARα aktiveren. Der wiederum aktiviert das Gen für einen weiteren Aktivator namens FGF21 (Fibroblast Growth Factor 21). Dieses Regulatorprotein wird in die Blutbahn abgegeben und wandert in die Zellen des braunen Fettgewebes ein. FGF21 aktiviert in den braunen Fettzellen nun verschiedene Gene, die an der Thermogenese beteiligt sind, u.a. das Gen für Thermogenin. Und nachdem die mütterlichen Fettsäuren die Kaskade in Gang gesetzt haben, kann sich das Baby selbst versorgen, indem die Mitochondrien in seinem braunen Fettgewebe Wärme produzieren.

Gründung einer Darmflora

Die Fruchtblase ist eine sterile Umgebung, und im Fall einer komplikationsfreien Schwangerschaft trägt der Fötus bis kurz vor seiner Geburt weder Bakterien noch Viren in oder an sich. Die erste Besiedlung mit Bakterien erfolgt während der Geburt im Geburtskanal. Dabei überträgt die Mutter typische Bakterien ihrer vaginalen Flora auf ihr Kind, hauptsächlich *Lactobacillus* und *Prevotella*. Einer der frühesten Besiedler des Darms ist *Escherichia coli*, der über die Nahrung in den Körper gelangt. Ungefähr 40 Stunden nach der Geburt kolonisieren *E.-coli*-Bakterien den Dickdarm und betreiben zunächst noch einen aeroben, also einen Sauerstoff verbrauchenden Stoffwechsel, da der Dickdarm zu Beginn noch Sauerstoff enthält. Nachdem die Sauerstoffkonzentration durch den bakteriellen Stoffwechsel stark reduziert wurde und ein nahezu anaerobes Klima vorherrscht, können auch anaerobe Bifido- und Bacteroides-Bakterien anwachsen. Beim Säugling wechselt die Zusammensetzung der Darmflora einige Male, und zwar immer dann, wenn die Ernährung umgestellt wird – zunächst auf Milch, dann auf verschiedene pflanzliche Breisorten und später auf Fleisch. Entsprechend verändert sich auch der Stuhl des Säuglings.

Entwicklung des Farbsehens

Säuglinge sind zwar nach der Geburt nicht völlig farbenblind, aber es dauert einige Zeit, bis sie in der Lage sind, das komplette Farbspektrum wahrnehmen zu können. Die Farbe Rot können die Neugeborenen am besten erkennen, Grün nimmt nur gut ein Drittel wahr und die Farbe Gelb kann nur ein knappes Viertel der Kleinen sehen. Sowohl die Netzhaut mit ihren Zapfen als auch die Nervenbahnen für die Verarbeitung der visuellen Reize, sind beim Säugling noch nicht vollständig ausgebildet. Die Entwicklungsgeschwindigkeit dieses Systems kann unterschiedlich sein, die Abfolge der Entwicklungsschritte ist jedoch bei allen Babys gleich. Die Blau-Zapfen sind immer als letzte funktionsfähig, daher können zunächst nur etwa 10 % der Neugeborenen auf die Farbe Blau reagieren. Im Alter von drei Monaten sind dann alle Zapfen funktionsfähig, und nun müssen die Nervenbahnen lernen, diese Farbinformationen miteinander zu verrechnen, um das gesamte Farbspektrum abbilden zu können.

Kinderpsychologen haben kürzlich herausgefunden, dass bereits vier Monate alte Säuglinge eindeutig Lieblingsfarben haben, den Farben also eine individuelle Bedeutung geben. Zwar gibt es Unterschiede in den persönlichen Vorlieben, aber Blau, Violett, Rot und Orange sind die beliebtesten Farben, Gelb und Grün fanden nicht sehr viele Anhänger und bei Braun waren sich die meisten Babys einig: Diese Farbe mögen sie gar nicht. Wie sich derartige Präferenzen im Lauf der Zeit ändern und welche Konsequenzen sich aus den noch andauernden Studien ergeben, wird sich noch zeigen. Aber die Ergebnisse werden helfen, das Verhalten der Kleinen besser zu verstehen. Es wäre doch wahrlich amüsant, wenn sich herausstellte, dass einige Kinder Gemüse wie Erbsen oder Spinat nicht gern essen, allein weil sie die Farbe nicht mögen. Allerdings darf man auch nicht außer Acht lassen, dass manch grünes Gemüse leicht bitter schmeckt und dass kleine Kinder eine angeborene Aversion gegen Bitteres haben.

Kinder und Jugendliche

Auch in den Folgejahren finden zahlreiche Wachstumsprozesse statt, begleitet von verschiedenen Ernährungsumstellungen. Der Prozess der Nahrungsaufnahme wird Bestandteil sozialer Interaktionen, die zunächst von den Eltern, später zunehmend von Gleichaltrigen geprägt sind. Zwischen dem, was der junge Körper braucht, und dem, was er bekommt, liegen sowohl in Mangel- als auch in Überflussgesellschaften häufig große Unterschiede. Die Flexibilität des Organismus schwindet mit zunehmendem Alter. In der frühen Kindheit können noch viele Defizite aufgeholt werden, ab der Pubertät ist es nur mit größerem Aufwand möglich – nicht nur aus physiologischen Gründen, sondern auch aus psychologischen, da sich Gewohnheitsmuster mit zunehmendem Alter immer schwerer ändern lassen.

Ernährung und Intelligenz

Es ist immer schwierig, in komplexen Systemen konkrete Verursacher für bestimmte Phänomene ausfindig zu machen. Es gibt eben nicht *das* Gen für Übergewicht, oder *die* Ernährung für ein langes Leben, und erst recht nicht *die* Ursache für Intelligenz. Dennoch kann man bei bestimmten Phänomenen eine deutliche *Mit*beteiligung bestimmter Komponenten erkennen.

In Weißrussland wurde zwischen 2002 und 2005 eine umfangreiche Studie durchgeführt: 13 889 Sechsjährige nahmen an einem standardisierten IQ-Test teil und ihre Lese- und Schreibfähigkeiten wurden überprüft. Rund die Hälfte der zugehörigen Mütter hatte an einem WHO-Programm zum Thema Stillen teilgenommen und ihre Kinder bis zum dritten Monat ausschließlich gestillt. Die Auswertung ergab, dass die gestillten Kinder bessere Lese- und Schreibnoten hatten und dass ihr IQ durchschnittlich knapp 6 Punkte höher lag als bei den Kindern, die nicht gestillt worden waren. Wie kann man einen derartigen Effekt erklären?

Inzwischen konnte man zwei Faktoren identifizieren, die an diesem Effekt beteiligt sind – auch wenn Folgestudien die genauen Zusammenhänge noch aufdecken müssen. Einerseits sind das bestimmte langkettige, mehrfach ungesättigte Fettsäuren wie Arachidonsäure (AA) und die bereits an anderer Stelle erwähnte Docosahexaensäure (DHA). Besonders Letztere kann als Bestandteil von Phospholipiden den Flüssigkeitsgrad der Zellmembranen erhöhen und somit die Funktionalität der Nervenzellen positiv beeinflussen. Zudem ist DHA an der Nervenzellentwicklung beteiligt, an der Erregungsübertragung zwischen Nervenzellen und am Schutz vor oxidativem Stress.

Die zweite Komponente ist ein Enzym mit der Bezeichnung Fettsäure-Desaturase 2, deren Gen *FADS2* in mehreren Varianten vorkommt. Das Enzym kann Doppelbindungen in Fettsäuren einführen, also den Grad ihrer Ungesättigtheit erhöhen. Zusammen mit dem Enzym FADS1 kann es aus anderen Fettsäuren lange, mehrfach ungesättigte Fettsäuren herstellen. Einerseits wird das Gen *FADS2* durch AA und DHA reguliert, andererseits katalysiert das Enzym FADS2 den Stoffwechsel dieser beiden Fettsäuren. In dem *FADS2*-Gen wurden einige Punktmutationen entdeckt, Veränderungen einzelner Nukleotide. Bislang ist man sich noch nicht einig geworden, welche Mutation bei welcher Ernährungsform welchen Effekt auf die kognitiven Leistungen des Kindes hat. Aber dass dort irgendwo ein Zusammenhang besteht, scheint sicher zu sein. Auf jeden Fall unterstützen die Fettsäuren AA und DHA, die in der Muttermilch, aber nicht oder nur in sehr geringen Mengen in Milchersatzprodukten vorkommen, die neuronale und auch kognitive Entwicklung des Kindes. Zumindest dieser Zusammenhang scheint gesichert.

Der Einfluss der Ernährung auf die neuronale und geistige Entwicklung beginnt zwar mit der Ernährung der Eltern und setzt sich im Stillen der Babys fort, aber auch die Folgejahre sind sehr entscheidend. Die Plastizität des Gesamtsystems ist sehr beeindruckend, denn auf der einen Seite können Fehl- und Mangelernährungen und die dadurch verursachten Entwicklungsdefizite später wieder aufgeholt werden; auf der anderen Seite können aber durch eine spätere falsche oder unzureichende Ernährungsweise des Kindes die anfänglichen Entwicklungserfolge zunichtegemacht werden.

Bei den meisten derartigen Untersuchungen wird jedoch ein sehr wichtiger Aspekt völlig ignoriert, weil er die Grenzen naturwissenschaftlicher Denkansätze und daher auch ihrer Untersuchungsmethodik sprengt: die sozialen Rahmenbedingungen. Beim Stillen eines Kindes finden durch den direkten Körperkontakt deutlich mehr Prozesse statt als nur die Zufuhr von Nährstoffen, und auch diese psychosozialen Kommunikationsprozesse haben einen starken Einfluss auf die geistige Entwicklung des Säuglings. Ebenso ist in späteren Jahren neben der Ernährung auch das soziale Umfeld des Kindes maßgeblich an seiner geistigen Entwicklung beteiligt.

Hinweise auf diese Zusammenhänge geben die Ergebnisse des „Guatemala-Projekts". Zwischen 1969 und 1977 wurde im Rahmen einer Kooperation von Regierungsstellen, Instituten und Privatstiftungen ein Projekt initiiert, durch das man zu klären versuchte, wie man ernährungsbedingten Gesundheitsschäden am effektivsten vorbeugen könne. Teil dieser Studie war, den Zusammenhang zwischen Ernährung, sozialem Status der Familie und schulischen Leistungen zu untersuchen. Zu Beginn der mehrjährigen Untersuchung bekam ein Teil der Kleinkinder zusätzlich zur normalen Nahrung Atole, ein proteinreiches Getränk auf der Basis von Maisgrütze. Die andere Gruppe erhielt zusätzlich Fresco, ein süßes, fruchtiges und proteinfreies Getränk. Einige Jahre später wurde die Leistung der inzwischen zu Schulkindern herangewachsenen Probanden überprüft und in Zusammenhang mit den verabreichten Zusatzgetränken und sozialen Aspekten gesetzt. Am Beispiel des Wortschatzes fand man heraus, dass dieser bei Kindern ohne Proteinzusatz im Getränk mit dem Grad der Armut korreliert und dass sich diese Ungleichverteilung durch verbesserte Ernährung, also durch Erhöhung der Proteinzufuhr, nahezu ausgleichen lässt. Am geringsten fällt dieser Effekt bei Kindern aus, die nicht aus ärmlichen Verhältnissen stammen, denn ihr Wortschatz ist unabhängig von der Getränkewahl ähnlich hoch. Des Weiteren stellte man fest, dass ohne geistige Förderung, sprich Schulbesuch, eine Verbesserung der Ernährung allein kaum einen Effekt auf den Umfang des Wortschatzes hat. Lernen die Kinder jedoch, kann der Lerneffekt durch gute Ernährung gesteigert werden.

Für Kinder und Jugendliche gilt es also, eine Ausgewogenheit zwischen geistiger Forderung und gesunder Ernährung herzustellen. Und es ist die Aufgabe der Eltern, ihren Kindern beides zu vermitteln. Allein schon das regelmäßige Frühstück vor dem Schulbesuch kann die Leistung erhöhen, und bei besseren Leistungen gehen die Kinder auch weniger ungern zur Schule.

Das Körper-Selbstbild

Die für unseren Grundbauplan zuständigen Gene sehen zahlreiche Rückkoppelungen zwischen dem sensorischen und dem motorischen System vor. Das bedeutet, dass unser Körpergefühl und unsere Körperwahrnehmung eng gekoppelt sind mit unseren Körperbewegungen, unserem Bewegungsgedächtnis und unseren körperlichen Fähigkeiten. Aus der Interaktion des sensorischen und motorischen Systems entsteht das Körperbewusstsein, die geistige Vorstellung vom eigenen Körper und seinen sensorischen und motorischen Fähigkeiten.

Seit einigen Jahren stellen Kinderärzte fest, dass die Anzahl der Kinder mit Übergewicht und mit motorischen Defiziten kontinuierlich zunimmt. Das Körperbewusstsein dieser Kinder ist demnach mangelhaft, sie kennen ihren Körper nicht richtig. Aber nur wer seinen Körper kennt, kann auch ein Körperverständnis entwickeln und lernen, ihm zu vertrauen und auf ihn zu achten.

Um Informationen über das Körperbewusstsein von Kindern und Jugendlichen zu erhalten, gab man Probanden im Alter zwischen 7 und 18 Jahren grob konturierte Schemazeichnungen eines geschlechtslosen Menschen und bat sie, alle ihnen bekannten Strukturen einzuzeichnen und, soweit möglich, auch zu beschriften. Diese Studie erbrachte nicht nur knapp 1000 Kunstwerke, sondern auch folgende Erkenntnisse: Erwartungsgemäß nimmt die Organkenntnis mit dem Alter zu. Die Entwicklung des geistigen Konzepts „Körper“ scheint mit einem Alter von 5 Jahren zu beginnen. Zweitklässler kennen durchschnittlich 5, 18-Jährige 15 Organe. Zunächst ist ihr Wissen im Wesentlichen von sensorischen Erfahrungen geprägt, das heißt, die Kinder zeichneten hauptsächlich Strukturen und Organe, die für sie in irgendeiner Weise direkt erfahrbar waren (Blut, Blutgefäße, Herz, Knochen) – und das Gehirn. Bei den Älteren kamen dann die im Schulunterricht vermittelten Organe hinzu, wobei sich die Bedeutung mancher Strukturen wie Blut und Blutgefäße im Lauf der Zeit auch wieder verlor.

Die Grundaussage dieser und verwandter Studien ist, dass der Entwicklung des Körperbewusstseins ein Lernvorgang zugrunde liegt und dass dieser Lernprozess an sensorische Wahrnehmungen und diese wiederum an motorische Fähigkeiten gekoppelt sind. Bewegung verursacht Körperempfindungen, die wieder auf die Motorik einwirken und insgesamt ein Bewusstsein für den eigenen Körper generieren. Viele Kinder leben in einer reizüberfluteten, sinnes- und bewegungsarmen Welt – Zustände, für die unser Organismus nicht ausgelegt ist. Eigene Erfahrungen, eigene Empfindungen, eigene Bewegungen zusammen mit dem schulischen Erlernen und dem elterlichen Vorleben sind ideale Voraussetzungen für die Entwicklung eines Körperbewusstseins, das letztlich eine Form der Gesundheitsprävention darstellt. Wer seinen Körper kennt, passt auf ihn auf, empfindet Signale des Körpers intensiver und kann adäquat darauf reagieren. Nicht zuletzt beeinflusst die Qualität des Körperbewusstseins die Qualität der Ernährung.

Dick und Dünn

Spannenlanger Hansel, nudeldicke Dirn,
geh'n wir in den Garten, schütteln wir die Birn'.
Schüttel ich die großen, schüttelst du die klein',
wenn das Säcklein voll ist, geh'n wir wieder heim.
Lauf doch nicht so eilig, spannenlanger Hans!
Ich verlier' die Birnen und die Schuh' noch ganz.
Trägst ja nur die kleinen, nudeldicke Dirn,
und ich schlepp' den schweren Sack mit den großen Birn'.

In diesem alten Kinderlied werden die Grundtendenzen der körperlichen Umgestaltung bei Jungen und Mädchen sehr anschaulich beschrieben. In der präpubertären und pubertären Phase neigen Jungen eher dazu, bei abnehmendem Fettanteil in die Länge zu wachsen, während Mädchen dazu neigen, bei gedrosseltem Längenwachstum den Körperfettanteil zu erhöhen. Diese Phasen sind für die Betroffenen sehr anstrengende Lebensabschnitte, da zwei Steuerzentralen gleichzeitig überarbeitet werden: das Nerven- und das Hormonsystem. Die Hirnregion, die an „exekutiven Funktionen" wie dem Abwägen langfristiger Konsequenzen und der Impulskontrolle, also insgesamt an der Generierung des Urteilsvermögens beteiligt ist, reift als letzte Region voll aus. Zusätzlich finden in weiteren Bereichen des präfrontalen Cortex (dem Bereich hinter der Stirn) intensive Strukturveränderungen statt, die dessen Funktionsfähigkeit stark beeinträchtigen können. In diesem Hirnsegment werden viele abstrakte Bewertungen und Entscheidungen gefällt, die mit dem Selbstbild zusammenhängen. Pubertierende sind im Sinne des Wortes auf der Suche nach sich selbst. Gleichzeitig beginnt mit der Ausreifung der Geschlechtsorgane ein hormonelles Feuerwerk, das das Gleichgewicht des bisher gut eingespielten Stoffwechsels aus den Fugen zu bringen scheint. Wachstumsschübe, Appetitlosigkeit, Hungerattacken, starker Durst, unreines Hautbild, Umverteilung von Fettdepots – alles Anzeichen für intensive Umbaumaßnahmen, die den Körper vorbereiten auf das Leistungsspektrum eines Erwachsenen.

Die Menge und die Verteilung des Körperfettes spielt in dieser Phase eine sehr große Rolle. Bei jungen Frauen, die gerade die Geschlechtsreife erlangt haben, beträgt der Körperfettanteil ungefähr 25 %, bei jungen Männern normalerweise 12–14 %. Dass Frauen größere Fettdepots anlegen, ist eine evolutionsstrategische Garantie für eine komplikationsfreie Schwangerschaft und Stillzeit. Nur wenn eine kritische Fettmasse erreicht ist, tritt überhaupt die Geschlechtsreife ein, und nur mit einem bestimmten Fettdepot können Frauen schwanger werden. Ein Zuviel oder Zuwenig dieser Körpermasse kann in beiden Geschlechtern nicht nur kurzfristig gravierende Probleme verursachen. Bei starkem Unter- und bei Übergewicht schwindet die Fruchtbarkeit und je nach Schwere und Dauer des Zustands können mehrere Organe nachhaltig geschädigt werden.

Übergewicht verursacht zahlreiche Komplikationen, besonders dann, wenn das Fett nicht mehr im Unterhautfettgewebe deponiert, sondern als Viszeralfett abgelagert wird. Dann nämlich legt es sich um den Verdauungstrakt und um andere Organe des Bauchraumes. Bestimmte Symptome und Erkrankungen, die mit Übergewicht zusammenhängen, wie Herzinfarkt, Diabetes, Thrombosen, Bluthochdruck, Schlaganfall und erhöhte Triglyceridwerte, stehen besonders mit diesem Fetttypus in Verbindung. Je nach Verteilung der Fettdepots entstehen unterschiedliche Körperformen. Viszeralfett verursacht eine Apfelform, Subkutanfett eine Birnenform. Längere Zeit hielt man diese Verteilungsmuster für geschlechtsspezifisch, doch inzwischen geht man davon aus, dass beide Formen bei beiden Geschlechtern vorkommen. Während der Pubertät jedoch wird bei den jungen Frauen zunächst das Unterhautfettgewebe bevorzugt in der Hüftgegend positioniert, also die Birnenform bevorzugt, während es bei den jungen Männern eher reduziert wird. Allerdings abhängig von der zugeführten Menge – wenn mehr gegessen als verbraucht wird, bilden auch jugendliche Männer rundliche Formen aus.

Besonders wenn der Teil des Gehirns, der – bildlich gesprochen – für das Ich verantwortlich ist, nicht voll funktionsfähig ist, kann man einerseits unsicher, andererseits aber auch beeinflussbar werden. Entscheidet man sich für ein Schönheitsideal, das zur Magersucht führt, oder ignoriert man alle figurbetonten Ideale und übertreibt seine Kalorienzufuhr, läuft man Gefahr, die in den vorigen Kapiteln beschriebenen Regelsysteme des Organismus durcheinanderzubringen. Magersüchtige verlernen, mit dem Hungergefühl angemessen umzugehen; Übergewichtige verlernen, nach der richtigen Nahrungsmenge ein Sättigungsgefühl zu entwickeln. Und sobald sich die fatalen Gewohnheitsmuster und die ebenso fatalen physiologischen Regelkreise erst einmal etabliert haben, wird es sehr schwer, wieder zu einem gesunden System zurückzufinden.

Besonders in dieser Lebensphase ist ein stabiles, vertrauenswürdiges soziales Umfeld sehr wichtig. Rücksicht und Verständnis zwischen Eltern und Kindern spielen eine große Rolle, aber auch der Mut, Konflikte anzugehen statt ihnen auszuweichen.

Erwachsene, Ältere und Alte

Kaum ist der letzte Bereich der Großhirnrinde ausgereift, setzt auch schon der Alterungsprozess ein. Dem Organismus gelingt es letztlich immer weniger, den Zustand eines 20-Jährigen zu erhalten. Die Ursachen dafür, dass die Leistungen unseres Stoffwechsels, unseres Bewegungsapparates und unserer Sinnesorgane nachlassen, werden intensiv diskutiert, da es sich offenbar um ein multifaktorielles Phänomen handelt. Der gealterte Körper bestimmt immer mehr unsere Lebens- und Ernährungsgewohnheiten. Es wäre jedoch falsch anzunehmen, dass wir grundsätzlich keinen Einfluss mehr haben. Lebensquantität ohne adäquate Lebensqualität stellt für die meisten Menschen keinen erstrebenswerten Zustand dar. Es ist daher sehr hilfreich, einerseits die geänderten Leistungen und Bedürfnisse des betagten Körpers zu kennen, andererseits aber auch um die Möglichkeiten zu wissen, wie man diesen, seinen eigenen Körper unterstützen kann. Und eine altersgerechte Ernährung ist dabei ein ganz entscheidendes Kriterium.

Ursachen des Alterns

Im Lauf der letzten Jahrzehnte wurden verschiedene Theorien entwickelt, die den Prozess des Alterns erklären und beschreiben:

- Alterung ist ganz allgemein eine Verschleißerscheinung, das Summenphänomen angesammelter Defekte.
- Aufgrund zahlreicher Mutationen, die unvermeidbar im Lauf eines Lebens entstehen, kann die Regulation von Stoffwechselprozessen nicht mehr aufrechterhalten werden.
- Der oxidative Stress durch freie Radikale, die im Verlauf der Energiegewinnung in den Mitochondrien entstehen können, schädigt nicht nur die Kraftwerke selbst, sondern auch viele andere Moleküle.
- Die Chromosomenenden, die sogenannten Telomere, haben nach zahlreichen Chromosomenverdoppelungen, durch die sie immer ein kleines Endstück verlieren, eine kritische Länge unterschritten und können nicht mehr dupliziert werden.
- Abfallprodukte der Zellen können nicht mehr entsorgt werden, sammeln sich an und stören den normalen Stoffwechsel und die Selbsterhaltungsmechanismen der Zelle.

- Alterung ist ein durch viele Transkriptionsfaktoren und Signalwege regulierter Prozess, bei dem zahlreiche innere und äußere Einflüsse miteinander verrechnet werden.

Für jede dieser Theorien gibt es Belege und Gegenargumente. Wie Alterungsprozesse ausgelöst und reguliert werden, lässt sich zurzeit nicht in einer einzigen Theorie zusammenfassen. Konkreter formuliert: Noch weiß niemand genau, wie Altern wirklich funktioniert. Alle oben genannten Prozesse sind wohl Teile eines Puzzles, das größer und komplexer ist, als man bisher angenommen hatte. Sterben gehört jedenfalls unweigerlich zum Phänomen Leben dazu. Kein Organismus, keine Zelle, und, wie man erst kürzlich entdeckte, nicht einmal Bakterien sind unsterblich.

Alle körperlichen Prozesse, die sich erst nach der reproduktiven Lebensphase einstellen, unterliegen keinen Selektionsfaktoren. Es können nur die Eigenschaften negativ oder positiv selektiert werden, die sich in der Zeit von der eigenen Geburt bis zur Geburt der nächsten Generation eingestellt haben. Falls es ein bestimmtes Genrepertoire geben sollte, das es einem Menschen ermöglicht, ohne Komplikationen alt zu werden und schnell zu sterben, kann dieser Vorteil nicht mehr als Überlebensvorteil gewertet und an Nachkommen weitergegeben werden, eben weil man in diesem Alter keine Kinder mehr zeugt, die von diesem Genrepertoire profitieren könnten. Die späten Stadien des Alterungsprozesses stellen daher keine Resultate von Anpassungsprozessen dar, die sich im Lauf der Evolution herausgebildet haben, sondern sind so etwas wie das Auslaufen eines Motors, um das sich die Ingenieure nicht sonderlich kümmern, da ihnen der Start viel wichtiger ist.

Alterserscheinungen

Wenn man Alterungsprozesse beschreibt als die immer ungenügendere, immer mangelhaftere Wiederherstellung des Ausgangszustands, dann beginnen diese Prozesse mit Mitte 20. Sie werden am ehesten sichtbar durch Fältchen in der Gesichtshaut. Die Spannung der Epidermis kann immer weniger aufrechterhalten werden und das Leben zeichnet seine interessanten Spuren. Bestimmte Lebensumstände, die in der Regel mit einer Fehldosierung, also einem „Zuviel von“ oder „Zuwenig von“ zusammenhängen, können Alterungsprozesse beschleunigen, beispielsweise Alkohol, Fette, Tabak, Stress, Traumata, Schlafmangel, Bewegungsmangel und Störungen des Biorhythmus.

Altern ist nicht nur etwas Negatives. Auch ein Neuwagen altert bereits mit der ersten Fahrt, und dennoch wird man sich nicht, selbst wenn man es sich leisten könnte, gleich nach jeder Fahrt ein neues Gefährt zulegen. Altern bedeutet zunächst so etwas wie „Funktionieren unter suboptimalen Voraussetzungen". Einige Jahrzehnte lang fallen die zunehmenden Alterserscheinungen beim Menschen kaum ins Gewicht. Einerseits lernt man, gewisse Unpässlichkeiten zu akzeptieren (es zwickt dort eben manchmal), andererseits kann man etliche Schwächen durch erfahrungsgeläuterte Entscheidungen kompensieren (ich kann die Nacht nicht mehr durchfeiern, also lasse ich es). Irgendwann jedoch hat jeder einen körperlichen Zustand erlangt, der tatsächlich Probleme bereitet, mit denen man sich intensiver auseinandersetzen muss.

Die Beweglichkeit des gesamten Körpers wird immer mehr eingeschränkt. Knochen-, Knorpel- und Muskelmasse nehmen ab, Gelenke können von Arthrose beeinträchtigt und Knochen können brüchig werden.

Das Leistungsspektrum der Sinnesorgane nimmt ab. Die Geschmacksknospen schrumpfen mit zunehmendem Alter und verringern die Fähigkeit zur Geschmackswahrnehmung. Der Süßgeschmack kann am längsten intensiv empfunden werden. Auch der Geruchssinn lässt stark nach. Der Kauapparat funktioniert nicht mehr korrekt – nicht nur, aber besonders bei unvollständigem Gebiss und schlecht angepassten Prothesen. Die Speicheldrüsen und der Schluckreflex arbeiten nicht mehr einwandfrei. Die Muskeltätigkeit der Speiseröhre ist eingeschränkt, was den Transport der Nahrung erschwert. Teilbereiche des Magens können sich nicht mehr reflektorisch entspannen, so dass das Dehnvolumen des Magens reduziert ist. Die Nährstoffaufnahme durch den Dünndarm ist häufig gedrosselt und die Darmperistaltik eingeschränkt. Bei Männern kann es aufgrund einer Prostatavergrößerung zu Harndrang kommen, bei Frauen durch eine Blasenabsenkung zu Inkontinenz.

Zellteilungen und Zelldifferenzierungen sind bei alten Menschen gedrosselt. Da besonders die Effektivität des Immunsystems stark davon abhängt, dass möglichst schnell genügend Zellen bestimmter Zelltypen gebildet werden können, leiden ältere Menschen häufiger an Infektionskrankheiten.

Bei älteren und alten Menschen ist zudem die Cholecystokinin-Konzentration im Blut erhöht. Dieses Hormon des Magen-Darm-Traktes ist u. a. an der Auslösung des Sättigungsgefühls beteiligt. Bei Männern steigt aufgrund des niedrigeren Testosteronspiegels die Konzentration des Hormons Leptin, das das Hungergefühl unterdrückt. Im Hypothalamus, einem innen liegenden Bereich des Zwischenhirns, der auch an der Entstehung von Hunger- und Sättigungsgefühl sowie an der circadianen Rhythmik beteiligt ist, sinkt die Aktivität einiger Neurotransmitter (wie Dynorphin und Neuropeptid Y). Insgesamt also vermitteln einige hormonelle und neuronale Signale dem Körper die Tendenz eines leichten permanenten Sättigungsgefühls. Da der

Energiebedarf bei älteren Männern im Vergleich zu jungen um ungefähr 20 % und bei Frauen um circa 15 % abgesunken ist, erscheint es zunächst sinnvoll, den Grenzwert für das Hungergefühl etwas anzuheben.

Ernährung im Alter

Immer mehr Senioren leiden unter einer Mangelernährung. Die Ursachen sind sehr vielfältig und hängen mit den oben erwähnten körperlichen Veränderungen, mit mangelnden sozialen Kontakten, Medikamenteneinnahme, den finanziellen Möglichkeiten, dem Geisteszustand, psychischen Faktoren und auch mit möglichen Erkrankungen zusammen. Der Protein-, Mineralstoff- und Vitaminbedarf eines älteren Organismus unterscheidet sich nicht wesentlich von dem eines jüngeren Menschen, aber der Kalorienbedarf ist natürlich deutlich geringer. Dass Senioren weniger essen, stellt grundsätzlich keine Gefahr dar, solange sie die richtige Nahrung zu sich nehmen. Aber genau das scheint nicht der Fall zu sein.

Die sich einschleichende Appetitlosigkeit hängt u. a. mit der Reduktion des Geruchs- und Geschmackssinnes zusammen, wodurch die meisten Speisen nur noch fade schmecken. Da im fortgeschrittenen Alter die Süßrezeptoren noch verhältnismäßig intensiv arbeiten, bevorzugen viele Senioren stark gesüßte Getränke und süße Lebensmittel. Ganz allgemein sollten Speisen für Ältere und Alte stärker gewürzt sein, um die geschmackliche Vielfalt zumindest ansatzweise wiederherzustellen und um die Speichelproduktion anzuregen. Ältere Menschen leiden häufig unter Schluckbeschwerden, die durch eine Vermehrung des Speichelflusses gelindert werden können. Die Nahrungsauswahl hängt auch vom Grad der Selbstbestimmtheit ab. Können Senioren noch selbst einkaufen, können sie über den Inhalt ihres Kühlschranks selbst entscheiden. Was sie kaufen wird auch davon bestimmt, welche Zubereitungsarten sie noch beherrschen oder sich zutrauen. Wenn sie beispielsweise gern einen herzhaften Braten essen würden, sich diesen aber nicht mehr selbst zubereiten können, werden sie vorsichtshalber auf diese Proteinquelle und auf den Essgenuss verzichten. Dass viele Senioren zu wenig Flüssigkeit zu sich nehmen, hängt zwar auch mit einem reduzierten Durstempfinden zusammen, aber ebenso mit der Angst, zu häufig die Toilette aufsuchen zu müssen. An heißen Sommertagen kommt es immer wieder vor, dass ältere Menschen aufgrund von Dehydrierung einen Kreislaufzusammenbruch erleiden und von Sanitätern behandelt werden müssen. Sie stehen vor dem Dilemma, dass sie noch am Stadtleben teilnehmen können und wollen, aber ihre Wege nicht nach der Erreichbarkeit öffentlicher Toiletten richten möchten.

Die Unterversorgung mit Vitaminen und Mineralstoffen liegt zum Teil an Medikamenten, die die Resorption dieser Substanzen behindern. Die reduzierte Flexibilität des Magens und die hormonelle Steuerung des Sättigungsgefühls führen dazu, dass die verzehrten Nahrungsmengen deutlich kleiner werden. Es scheint daher ratsam, sich von der Idee der typischen drei Mahlzeiten am Tag zu trennen und stattdessen mehrmals täglich kleinere Portionen zu essen. Man sollte nicht unterschätzen, wie abschreckend auf manche Menschen ein voller Teller wirken kann. Die Einstellung „Das schaffe ich sowieso nicht" führt unter Umständen dazu, dass viel weniger gegessen wird, als wenn diese Menge auf kleinere Portionen verteilt wäre. Und eine Supplementierung von Mineralstoffen und Vitaminen kann, wenn diese nicht durch ausreichende Nahrungsmengen aufgenommen werden können, keinesfalls schaden.

Seit einigen Jahren beschäftigen sich verschiedene Lebensmittelhersteller, Küchen, Seniorenheime, Ökotrophologen und Kliniken mit dem Thema seniorengerechter Ernährung. Es werden spezielle Rezepturen entwickelt, die die Nährstoffversorgung garantieren und den Genuss und damit einen Teil der Lebensqualität fördern sollen. Das Essen muss schmecken und eine altersgerechte Konsistenz haben – womit keineswegs nur Brei oder Püree gemeint ist.

Ganz besonders im Alter sind Einsamkeit und soziale Isolierung für die Betroffenen sehr belastend und, statistisch betrachtet, auch lebensverkürzend. Lebensqualität und Lebensquantität sind zwar zwei grundsätzlich verschiedene aber sich gegenseitig beeinflussende Kriterien. Forschungen aus Neurologie, Psychologie, Soziologie und Evolutionsbiologie weisen den *Homo sapiens* als eine von Natur aus auf Kooperation ausgerichtete Spezies aus. Hilfe auch unaufgefordert anzubieten, Hilfe anzunehmen und zu erbitten sind Verhaltensweisen, die die Lebensqualität deutlich verbessern – auf beiden Seiten.

Vitamin D und Calcium

Mobilität im Alter ist ein in seiner Wirkung kaum zu unterschätzender Faktor, der die psychische und physiologische Konstitution des Menschen beeinflusst. Beweglichkeit unterstützt das Gefühl der Selbstbestimmtheit, stärkt das Selbstbewusstsein und ermöglicht die Pflege sozialer Kontakte. Sie trainiert den Kreislauf, aktiviert den Stoffwechsel und das Immunsystem, generiert Hungergefühl und trainiert geistige Fähigkeiten. Die Voraussetzung dafür ist ein funktionsfähiger Bewegungsapparat, doch eben dieser bereitet im Alter Probleme.

Vitamin D und Calcium nehmen bezüglich der Knochenstabilität eine zentrale Rolle ein. Auch das Leistungsvermögen der Skelettmuskulatur hängt von der Konzentration des Vitamins D ab. Man schätzt, dass weltweit eine Milliarde Menschen an einer Vitamin-D-Unterversorgung leidet; besonders ältere Menschen sind je nach Nation zwischen 40 und 100 % betroffen. Ohne dieses Vitamin werden nur 10–15 % des mit der Nahrung aufgenommenen Calciums und nur 60 % des Phosphats resorbiert. Vitamin D erhöht diese Werte auf 30–40 % (während der Pubertät sogar auf 60 %) für Calcium und auf 80 % für Phosphat, also insgesamt um mindestens 20 Prozentpunkte.

Knochen bestehen zu ungefähr 65 % aus anorganischen Substanzen, hauptsächlich Hydroxylapatit, und zu 35 % aus organischen Verbindungen, hauptsächlich dem Gerüstprotein Kollagen. Das Hydroxylapatit verleiht den Knochen Druck- und das Kollagen Zugfestigkeit. Apatit ist eine Calcium-Phosphat-Verbindung mit der Summenformel $Ca_5[OH(PO_4)_3]$ und wird von bestimmten Zellen, den Osteoblasten, aus Calcium- und Phosphat-Ionen hergestellt. Die Osteoblasten synthetisieren auch das Kollagengerüst, in das die Hydroxylapatit-Kristalle eingebettet sind. Die Gegenspieler der Osteoblasten heißen Osteoklasten. Sie zerlegen das Kollagengerüst und setzen die Ionen aus dem Knochengerüst wieder frei.

Calcium ist das mit Abstand häufigste Mineral in unserem Körper und macht schätzungsweise 1–2 kg unseres Gesamtgewichts aus. Calciumionen haben vielfältige Funktionen: Sie sind an der Aktivierung bestimmter immunologischer Prozesse beteiligt, an der Blutgerinnung, an der Regulation des Säure-Base-Haushalts, an der Signalübertragung neuromuskulärer Prozesse, sie sind Bestandteil einiger Enzyme und wichtige Komponenten zellulärer Signalwege. Damit all diese Prozesse ablaufen können, wird aus dem größten Calciumspeicher unseres Körpers, nämlich den Knochen, immer dann Calcium abgebaut, wenn die Konzentration im Blut unter einen kritischen Wert fällt. Über Urin, Stuhl und Schweiß verlieren wir täglich einige Hundert Milligramm des Minerals, was bedeutet, dass wir unseren Calciumspeicher regelmäßig wieder auffüllen müssen. Gelingt dies nicht, entwickelt sich zunächst eine Osteopenie (Minderung der Knochendichte), dann eine Osteoporose (Abnahme der Knochendichte mit Zunahme der Bruchanfälligkeit) und schließlich eine Osteomalazie (schmerzhafte Knochenerweichung). Schätzungen gehen davon aus, dass 47 % der Frauen und 22 % der Männer, die heute 50 Jahre alt oder älter sind, im Verlauf ihres Lebens einen Osteoporose-bedingten Knochenbruch erleiden werden.

Vitamin D spielt im Calciumstoffwechsel eine wichtige Rolle. Die biologisch aktive Form des Vitamins bindet in einigen Zellen an einen speziellen

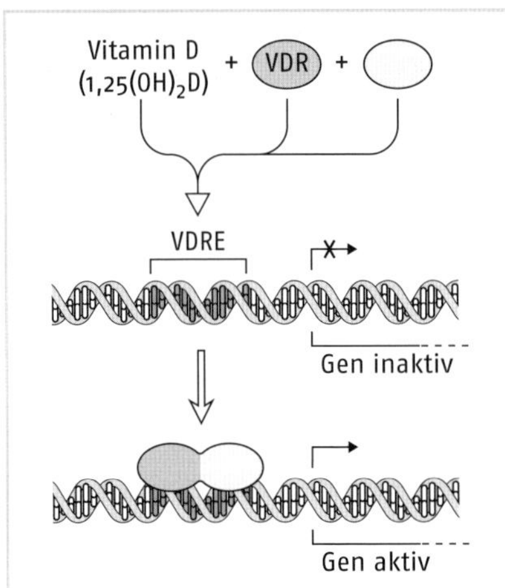

Abbildung 8: Funktionsweise von Vitamin D. Vitamin D bindet zusammen mit einem weiteren Protein an den Vitamin-D-Rezeptor (VDR); dieser Aktivatorkomplex lagert sich an eine spezielle DNA-Sequenz (VDRE, Vitamin D Response Element), wodurch die Transkriptionsmaschinerie (nicht eingezeichnet) aktiviert werden und das benachbarte Gen abgelesen werden kann.

Vitamin-D-Rezeptor, der als Regulatorprotein für verschiedene Gene fungiert. Der Komplex lagert sich an eine spezifische DNA-Sequenz an, das sogenannte Vitamin D Response Element (VDRE), und setzt dann die Transkriptionsmaschinerie in Gang. Auf diese Weise werden durch Vitamin D in den Enterocyten des Dünndarms die Gene für einen Calciumkanal und für ein Calcium-Transportprotein verstärkt abgelesen. Die Darmzellen können mit Hilfe dieser Proteine vermehrt Calciumionen aus dem Darminhalt aufnehmen, durch die Zelle hindurchtransportieren und auf der gegenüberliegenden Seite in die Blutbahn überführen. Vitamin D aktiviert also Gene, deren Proteine die Calciumresorption steigern. In den Osteoblasten bindet Vitamin D ebenfalls an den Vitamin-D-Rezeptor, der sich daraufhin an das VDRE lagert; allerdings wird bei den Osteoblasten dadurch das Gen für einen ganz bestimmten Membranrezeptor aktiviert, der auf den Liganden (das Gegenstück zu dem Rezeptor) der Prä-Osteoklasten passt. Dadurch, dass die beiden Membranproteine der Zellen ineinander einrasten, beginnt sich der Prä-Osteoklast zu einem reifen Osteoklasten zu entwickeln, der dann, sobald er funktionsfähig ist, aus dem Knochen Calcium- und Phosphationen herauslöst. Vitamin D ist also auch auf diese Weise daran beteiligt, den Calciumspiegel im Blut zu erhöhen.

Das gesamte System ist allerdings wesentlich komplexer, da auch noch das Parathormon der Nebenschilddrüse beteiligt ist sowie verschiedene Enzyme in Leber und Niere, die aus den Vorstufen des Vitamins D die aktive Endstufe herstellen. Die biologisch aktive Form des Vitamins nennt man 1,25-Dihydroxivitamin D, oder abgekürzt 1,25(OH)$_2$D. Es wird in der Niere aus dem Vorläufer 25-Hydroxyvitamin D hergestellt. Dieses 25(OH)D ist die

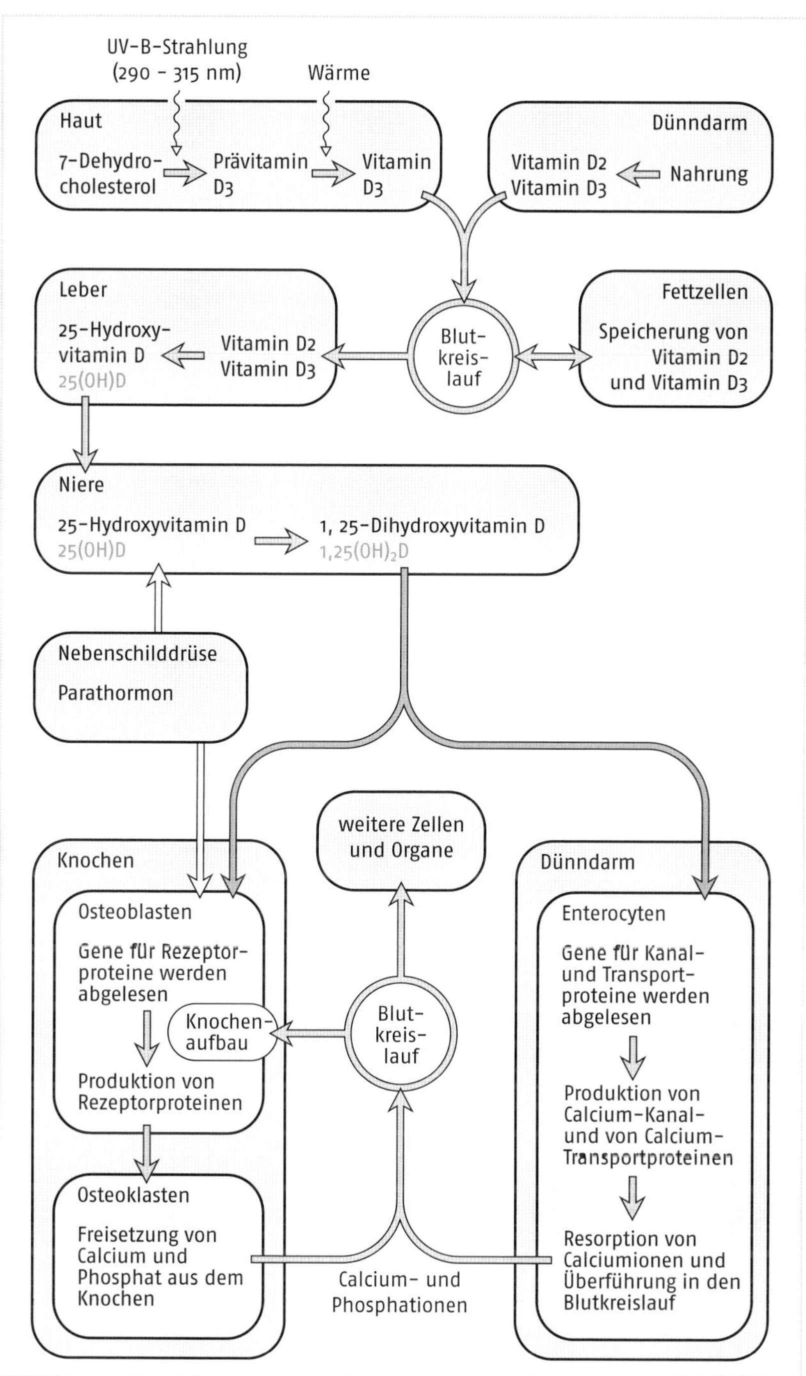

Abbildung 9: Vitamin D und Calcium

Hauptform, in der das Vitamin durch den Körper transportiert wird. Bestimmte Zelltypen unserer Haut stellen 7-Dehydrocholesterol her, das durch UV-B-Strahlen in das Prävitamin D_3 umgewandelt wird; dieses wiederum wird umgehend durch Wärme zum Vitamin D_3 umgeformt. Eine zu starke Sonneneinstrahlung allerdings baut diese beiden Vorstufen zu inaktiven Photoprodukten ab. Mit unserer Nahrung nehmen wir Vitamin D_3 und sein aus Hefen oder Pflanzen stammendes Pendant Vitamin D_2 auf (über Chylomikrone, zusammen mit Fettsäuren, Cholesterin und Phospholipiden; s. a. „Die verschiedenen Lipoproteine"); zusammen mit dem in der Haut gebildeten Vitamin D_3 kann es dann, da alle D-Vitamine fettlöslich sind, in Fettzellen gespeichert oder direkt in der Leber in 25(OH)D umgewandelt werden.

Skelettmuskeln besitzen übrigens ebenfalls zahlreiche Rezeptoren für Vitamin D und sie benötigen das Vitamin auch, um optimal zu funktionieren. Man hat bei älteren Pflegeheimbewohnern herausgefunden, dass eine tägliche Gabe von 800 IE (internationale Einheiten) Vitamin D_2 zusammen mit Calcium das Sturzrisiko um 72 % senken kann. Als Vorbeugemaßnahme für über 50-Jährige empfehlen die meisten Institutionen eine tägliche Dosis von 800–1000 IE Vitamin D_3 und 1000 mg Calcium. Grundsätzlich empfiehlt es sich im fortgeschrittenen Alter, die Werte für Calcium und für 25(OH)D bestimmen zu lassen, um Mangelerscheinungen entweder rechtzeitig vorbeugen oder sie rechtzeitig ausgleichen zu können. Milchprodukte und fettreiche Meeresfische sind übrigens reiche Vitamin-D-Quellen, die man auf jeden Fall nutzen sollte, und wenn man diese Mahlzeiten dann auch noch unter freiem Himmel bei Sonnenschein zu sich nimmt, tut man nicht nur dem Körper etwas Gutes.

Die Vitamin-D-Forschung expandiert zurzeit sehr stark, und der Grund dafür, dass die meisten Zellen und Gewebe unseres Körpers – vom Gehirn über Prostata bis Brust- und Darmgewebe – Rezeptoren für Vitamin D tragen, wird langsam offensichtlich. Das Vitamin kontrolliert über 200 verschiedene Gene, einschließlich solcher für Zellteilungen, Zelldifferenzierung, den programmierten Zelltod und das Wachstum von Blutgefäßen. Es ist an immunologischen Reaktionen und, über die Hemmung der Reninsynthese, auch an der Blutdruckregulation beteiligt; zudem erhöht es die Insulinproduktion und verbessert das Kontraktionsvermögen des Herzmuskels. Es stellt sich also langsam die Frage, an welchen Prozessen Vitamin D *nicht* beteiligt ist. Es lohnt sich daher umso mehr, sich um seinen Vitamin-D-Haushalt zu kümmern.

Wer wieder Vertrauen in die Funktionsfähigkeit seines Bewegungsapparates hat, der kann auch hinaus in die Sonne, kann einkaufen gehen und sich mit anderen Menschen treffen. Das ist Lebensqualität im Alter.

Nutrigenetik – Einfluss der Gene auf die Ernährung

Nutrigenetik ist eine recht junge Wissenschaftsdisziplin, die untersucht, wie unsere individuelle Gen-Ausstattung auf die zugeführte Nahrung reagiert; ein besonderes Augenmerk ist dabei auf die Polymorphismen gerichtet, also die in der Bevölkerung vorkommenden Varianten bestimmter Gene. Die Nutrigenetik versucht, den Zusammenhang zwischen diesen genetischen Variationen und den unterschiedlichen Reaktionen auf Nährstoffe zu ergründen, besonders auch im Hinblick auf die Entstehung verschiedener Erkrankungen.

Die im anschließenden Kapitel vorgestellte Nutrigenomik befasst sich mit der anderen Seite der Medaille: Sie untersucht den Einfluss unserer Ernährung auf das Interaktionsnetzwerk unseres Genoms. Aus Sicht unserer Gene untersucht die Nutrigenetik also den *aktiven* Anteil und die Nutrigenomik den *reaktiven* Anteil der Wechselwirkungen zwischen Genen und Ernährung.

Der Übergang von einer stoffwechselphysiologischen Modifikation, also einer geringfügigen Veränderung des Stoffwechsels infolge einer genetischen Variation, zu einer definierbaren Erkrankung, bei der bestimmte Stoffwechselprozesse tatsächlich „entgleisen", ist häufig fließend. Außerdem muss man deutlich unterscheiden zwischen sogenannten monogenetischen und polygenetischen Funktionsstörungen. Einige Symptome werden durch ein einziges mutiertes Gen hervorgerufen, dessen defektes Protein letztlich die Ursache für die Krankheitsmerkmale ist, z. B. bei Phenylketonurie und Galactosämie. Zahlreiche andere Krankheiten, besonders solche, die in der westlichen Welt nahezu epidemische Ausmaße annehmen wie Übergewicht, kardiovaskuläre Erkrankungen, Diabetes und Krebs, haben ihre Ursache in Störungen komplexer biologischer Netzwerke. Im Kapitel „Genetik bestimmt nicht alles" werden einige der durch ernährungsrelevante Gene verursachten Erkrankungen intensiver beschrieben.

Im Folgenden wird anhand einiger Beispiele dargelegt, wie Modifikationen bestimmter Gene die Verarbeitung einzelner Nährstoffe verändern. Die Position der genetischen Modifikation bestimmt, in welcher Weise das entsprechende Protein den Stoffwechsel beeinflusst: Betrifft die Mutation eine für das Gen zuständige Regulationssequenz (ein DNA-Abschnitt, an den Regulationsproteine binden, die wiederum Kontakt mit der Kopiermaschinerie aufnehmen) oder die Promotorsequenz (die vor dem Gen liegende Startposition für die Kopiermaschinerie), kann die Synthesemenge des Proteins beeinflusst werden. Liegt die Mutation innerhalb eines Gens, kann die Struktur des Proteins und somit auch sein Leistungsspektrum verändert werden.

Die Verträglichkeit von Milchzucker

Der Milchzucker Lactose ist ein Zweifachzucker und besteht aus den Einfachzuckern Glucose und Galactose. Lactose kommt ausschließlich in der Milch von Säugetieren vor und stellt für die Säuglinge die Hauptkohlenstoffquelle dar. Da das Disaccharid zu groß ist, um von den Darmzellen aufgenommen zu werden, wird es im Dünndarm von dem Enzym Lactase in die kleineren Einfachzucker Glucose und Galactose gespalten, die dann resorbiert werden können. Normalerweise wird bei allen Säugetieren nach der Stillzeit die Lactaseproduktion eingestellt.

Da der Milchzucker ausschließlich in Milch vorkommt und diese als Nahrungsquelle nicht mehr zur Verfügung steht, wäre es für den Organismus eine Energie- und Materialverschwendung, das Enzym zu produzieren. Beim Menschen gibt es jedoch starke geografische und ethnische Unterschiede: Einige Bevölkerungsgruppen produzieren das Enzym lebenslang und bleiben lactosetolerant, bei anderen wird die Produktion nach der Stillzeit reduziert und sie werden lactoseintolerant. Der Zeitpunkt, ab wann ein Organismus diese Enzyme nicht mehr herstellt, kann sehr unterschiedlich sein: In der Regel ist die Produktion bereits während der Kindheit abgeschlossen, bei Chinesen und Japanern innerhalb von drei bis vier Jahren nach der Entwöhnung; bei weißen Nordeuropäern kann sich die Reduktion der Lactaseproduktion bis über das 20. Lebensjahr hinauszögern. Und bei einigen Menschen wird die Produktion gar nicht eingestellt.

Nun stellt sich die Frage, woran es liegt, dass einige Menschen lebenslang Lactose verwerten können, während bei vielen anderen die Enzymproduktion irgendwann eingestellt wird.

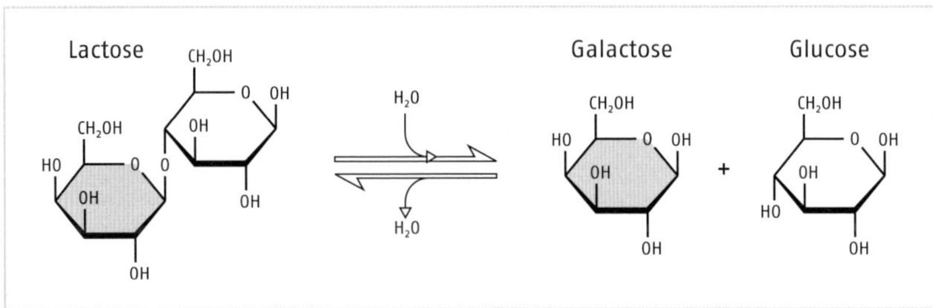

Abbildung 10: Lactose, Galactose und Glucose

Das Lactase-Gen und sein Enzym

Das Gen für das Enzym Lactase liegt auf dem langen Arm unseres zweiten Chromosoms und wird *LPH* genannt, eine Abkürzung für die korrekte Bezeichnung des Enzyms Lactase-Phlorizin-Hydrolase. Je zwei identische Untereinheiten bilden ein funktionsfähiges Enzym. Produziert werden diese Enzyme von speziellen Zellen des Dünndarms, den absorptiven Enterocyten. Sie bauen die Lactasen in die Membranen ihrer Mikrovilli ein, den fingerförmigen Ausstülpungen der Zellmembran. Die durch die Spaltung der Lactose gebildeten Glucose- und Galactosemoleküle nehmen die Enterocyten dann auf und transportieren sie weiter in die Blutbahn. Glucose wird vom Organismus letztlich als Energiequelle genutzt, und die Galactosen werden in Glykolipide und Glykoproteine, wichtige Bestandteile der Zellmembranen, eingebaut.

Nehmen Menschen, deren Dünndarmzellen keine Lactasen bilden können, Milchzucker auf, gelangt dieser unverdaut zur Darmflora des Dickdarms. Die Bakterien verarbeiten dann die Lactose, wobei kurzkettige Fettsäuren, Wasserstoff, Kohlendioxid und Methan entstehen; zusätzlich verursachen die Zucker einen osmotischen Sog, der Wasser in den Dickdarm zieht. Alles in allem entstehen für den Betroffenen sehr unangenehme Symp-

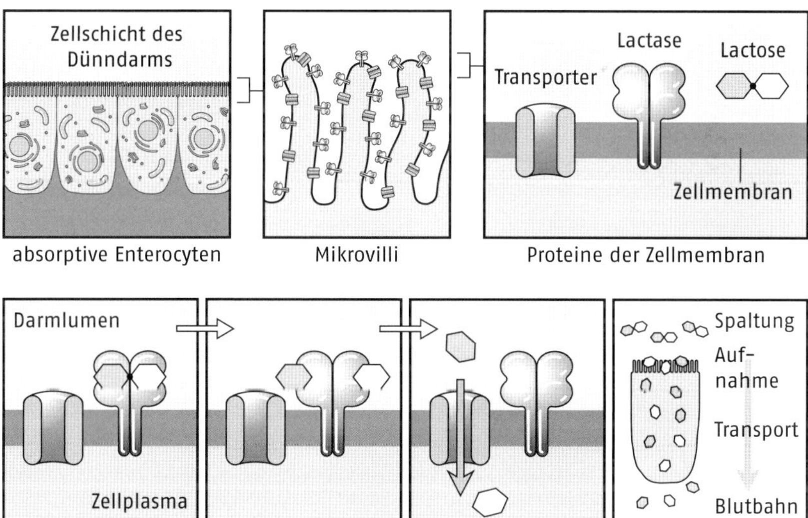

Abbildung 11: Spaltung und Aufnahme von Lactose aus dem Dünndarm. Da die Dünndarmzellen das Disaccharid Lactose nicht absorbieren können, wird es durch Lactasen in Glucose und Galactose gespalten. Diese werden von Transportproteinen in die Zellen überführt und gelangen am entgegengesetzten Zellpol in die Blutbahn.

tome, deren Schwere von der aufgenommenen Lactosemenge, von der Zusammensetzung der Darmflora und auch von psychosomatischen Faktoren abhängt.

Mutationen in einer Regulatorsequenz

Als man die Gene und Promotoren von lactosetoleranten mit denen von lactoseintoleranten Menschen verglich, stellte man überraschenderweise fest, dass sie sich nicht unterscheiden. Allerdings entdeckte man in einem Abschnitt weit vor dem Gen eine Abweichung: 13 910 Nukleotide vor dem Anfang des Lactase-Gens befindet sich bei europäischen lactosetoleranten Menschen ein Thymin und bei lactoseintoleranten ein Cytosin. Die nachfolgenden

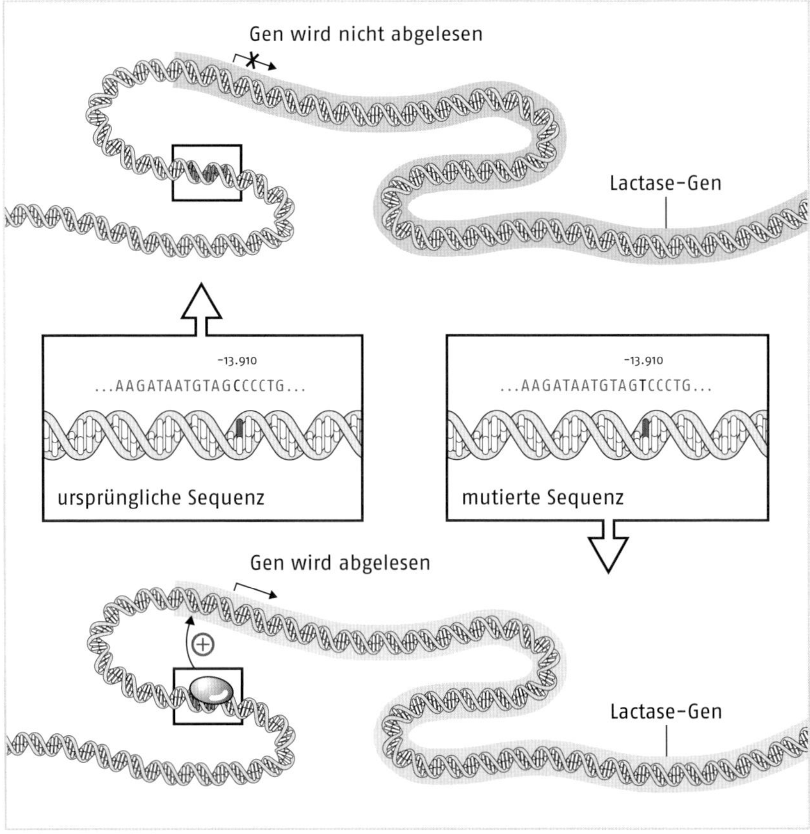

Abbildung 12: Mutation und Regulation des Lactase-Gens. Bei Europäern fand an einer Stelle vor dem Lactase-Gen eine Punktmutation statt. An diesen mutierten Abschnitt kann ein Regulationsprotein binden, das das Lactase-Gen aktiviert.

Untersuchungen, die zeigen sollten, wie diese weit entfernte Mutation das Lactase-Gen beeinflussen kann, ergab ein gutes Beispiel dafür, wie komplex das Interaktionsnetzwerk unseres Genoms ist.

An den Sequenzabschnitt, in dem die Mutation entdeckt wurde, lagert sich ein bestimmtes Regulationsprotein an, und zwar deutlich stärker an die mutierte Variante mit dem Thymin als an die ursprüngliche mit dem Cytosin. Dieses Regulationsprotein ist wiederum in der Lage, mit einem anderen Protein zu interagieren, das an den Promotor des Lactase-Gens bindet und dessen Transkription in Gang setzt. Es konnte gezeigt werden, dass aufgrund der Thymin-Mutation besagtes Regulationsprotein in der Lage ist, lebenslang die Expressionsrate des Lactase-Gens um das Neunfache zu steigern. Menschen, die auf einem oder auf beiden Chromosomen diese Mutation tragen, können lebenslang bedenkenlos lactosehaltige Lebensmittel zu sich nehmen; Menschen, die auf beiden Chromosomen die ursprüngliche Sequenz mit dem Cytosin besitzen, werden zwangsläufig im Erwachsenenalter lactoseintolerant.

Mutationen und Evolution

Die entdeckte C/T Mutation betrifft in erster Linie Europäer und korreliert zu 100 % mit der Lactasepersistenz (LP), also der lebenslangen Fähigkeit, das Enzym Lactase herzustellen. Inzwischen wurden Angehörige verschiedener Länder auf diese Mutation hin untersucht, um herauszufinden, ob diese auch in anderen geografischen Regionen auftritt und ob sie dieselbe Auswirkung auf die Lactaseproduktion hat. Um es kurz zu machen: nein. Bei Saudi-Arabiern wurde an der Position –3712 eine Mutation gefunden, bei der ein T gegen ein C ausgetauscht wurde, und eine an der Position –13 915, an der ein G anstelle des normalen T liegt. Diese Mutationen korrelieren zu über 80 % mit der Lactasepersistenz der Mutationsträger. In Afrika wurden wiederum andere Mutationen gefunden, die ebenfalls die Lactaseproduktion der Menschen erhöhen. Da es so deutliche Unterschiede gibt, sind offenbar in Europa, in Afrika und in Saudi-Arabien unabhängig voneinander verschiedene, geografisch begrenzt verbreitete Mutationen entstanden, die allesamt denselben Effekt haben: Sie ermöglichen ihren Trägern eine lebenslange Produktion der Milchzucker verarbeitenden Enzyme.

Milchviehhaltung und Selektionsdruck

Die verschiedenen genetischen Variationen müssen über die Verstärkung der Lactaseproduktion ihren Trägern im Verlauf der Evolution einen Vorteil vermittelt haben, denn aus Gründen der Energie- und Materialersparnis produziert kein Organismus Enzyme, die er nicht benötigt. Doch worin bestand der Vorteil für die Menschen, Lactase lebenslang herstellen zu können? Er bestand darin, Milch und die daraus erzeugten Produkte als Nahrungsquelle nutzen zu können. Milch versorgt den Organismus mit Kohlenhydraten, Fetten, Proteinen, Calcium und Wasser – also mit allen wesentlichen Nährstoffen, die ein Körper benötigt.

Aus verschiedenen Phasen der Steinzeit wurden Funde überliefert, die auf eine beginnende Milchviehhaltung schließen lassen. So wurden vor ungefähr 8000 Jahren im mediterranen Europa Rinder, Schafe und Ziegen zur Milcherzeugung gehalten. Milchreste, die man in Tontöpfen verschiedener Epochen gefunden hat, untermauern die Theorie, nach der sich vor 9000 Jahren die Milchviehhaltung und der Milchkonsum vom Nahen Osten über Europa bis nach England ausgebreitet haben. Die Zusammensetzung der verschiedenen Fettsäuren zusammen mit Knochenfunden von Tieren belegen zudem, dass in einigen Regionen des Nahen Ostens eher Ziegen und Schafe als Milchproduzenten genutzt wurden. In Saudi-Arabien und im Sinai hat man vermutlich eher die Milch des Arabischen Kamels genutzt, dessen Domestikation vor circa 6000 Jahren begann. Kürzlich in einer Höhle Westlibyens entdeckte und analysierte 7000 Jahre alte Keramikscherben belegen die Milchwirtschaft in dieser Region, die zu dieser Zeit eine Feuchtperiode durchmachte. In Europa, Saudi-Arabien und Afrika entwickelten sich die Züchtungen verschiedener milchproduzierender Tiere also offenbar parallel, und jeder Träger einer wie auch immer gearteten Mutation, die ihm eine dauerhafte Milchverträglichkeit bescherte, genoss einen deutlichen Ernährungsvorteil. Erstaunliche Resultate erbrachte die genaue Analyse durchlöcherter Keramikfragmente, die in Polen entdeckt wurden. Sie stellten sich als 7000 Jahre alte Käsesiebe heraus, mit denen die Molke vom Käsebruch getrennt wurde. Da der Milchzucker im Verlauf der Käsereifung abgebaut wird, konnten damals wie heute auch solche Menschen das mikrobiologisch verarbeitete Milchprodukt verzehren, die ansonsten keine Lactose vertrugen.

Dank aufwändiger Computersimulationen und den Sequenzierungen von DNA-Fragmenten steinzeitlicher Knochen konnte ein Entwicklungsmodell für die Entstehung der Lactosetoleranz entwickelt werden, das Modell einer Coevolution von Kultur und Genetik. Einige wenige lactosetolerante Menschen begannen auf gut Glück mit der Milchviehhaltung und der Milchverzehr wirkte sich sehr positiv aus; so entstand ein hoher Selektionsdruck auf die hilfreichen mutierten Sequenzen, die sich dann sehr schnell innerhalb der Lebensgemeinschaft ausbreiteten. Als sukzessive immer mehr Erwachsene lactosetolerant wurden, war es sinnvoll, die Milchviehhaltung zu fördern und die Milchverarbeitung weiterzuentwickeln.

Dass Ausnahmen die Regel bestätigen, trifft für biologische Systeme in besonderem Maße zu. „Ötzi" ist die im Eis der Alpen gut konservierte 5300 Jahre alte Mumie eines 45-jährigen Mannes der Jungsteinzeit. Aus den DNA-Fragmenten konnte ein Großteil seines Genoms rekonstruiert werden, und 2012 gab das Forscherteam dessen Auswertung bekannt, mit einer überraschenden Information: Dieser Mann war lactoseintolerant. Allerdings kann nicht daraus geschlossen werden, dass er deshalb zwangsläufig Milch und Milchprodukte gemieden haben muss. Es gibt einige Volksgruppen wie die Dinka und Nuer im Sudan und einige somalische Populationen, die ebenfalls lactoseintolerant sind, aber dennoch Milchvieh züchten und Milch verzehren. Einige Gruppen verarbeiten die Milch zu Joghurt und Käse, die kaum oder keine Lactose mehr enthalten, da die für die Herstellung notwendigen Milchsäurebakterien diesen Zucker verarbeitet haben. Die Somali trinken Milch, leiden jedoch nicht unter den typischen Beschwerden einer Lactoseintoleranz, da sie eine andersartige Darmflora haben.

Grundsätzlich aber ist die Evolution der Lactosetoleranz ein Paradebeispiel dafür, dass sich eine Änderung des Genoms in der Veränderung des Verhaltens niederschlagen kann (wer auf einmal Milch vertragen kann, der sorgt auch dafür, dass er ausreichend Milch bekommt) und dass diese Verhaltensänderung wiederum als Selektionsfaktor für das eigene Genom wirkt (wenn viele Milch vertragen und daher auch viel Milch konsumieren, steht es recht schlecht für diejenigen, die sie nicht vertragen können). Durch Interaktion von Kultur und Genetik entsteht eine Coevolution beider Komponenten.

Unterschiede der Stärkeverdauung

Das stärkeabbauende Enzym α-Amylase wird in der Bauchspeicheldrüse (Pankreas) und in den Mundspeicheldrüsen produziert. Es kommt bei uns in mehreren Varianten vor, deren Gene nebeneinander auf dem kurzen Arm des Chromosoms 1 liegen. Die Gene werden mit *AMY* für Amylase abgekürzt und bekommen je nach genetischer Verwandtschaft eine Ziffer und einen Buchstaben angehängt. Im Pankreas werden die Varianten *AMY2A* und *AMY2B* abgelesen, in den Mundspeicheldrüsen die Varianten *AMY1A*, *AMY1B* und *AMY1C*.

Die Amylasen zerlegen die langkettigen, ausschließlich aus Glucose zusammengesetzten Stärkemoleküle in Maltose, Maltotriose oder längere Oligosaccharide, also in Moleküle, die aus zwei, drei oder mehr Glucosemolekülen bestehen. Diese Verdauung beginnt im Mund mit den Enzymen der Speicheldrüsen und wird nach dem Schlucken zunächst im Magen und dann im Dünndarm fortgesetzt, in dem die Amylasen der Bauchspeicheldrüse hinzukommen. Diese Prozessabfolge ist bei uns allen gleich. In der genetischen Ausstattung der Mundspeichel-Amylasen unterscheiden wir uns jedoch zum Teil beträchtlich.

Unterschiedliche Gen-Anzahl

Menschen aus unterschiedlichen Regionen der Welt besitzen unterschiedlich viele Kopien der *AMY1*-Gene, was zur Folge hat, dass die Amylase-Konzentration in ihrem Speichel sehr unterschiedlich ist. Wer über viele Gene verfügt, der produziert viele Enzyme, und wer viele Enzyme produziert, kann viel Stärke verdauen.

Die Amylase-Gene liegen in der Reihenfolge *AMY2B-AMY2A-AMY1A-AMY1B-AMY1C* auf dem Chromosom. Die *1A*- und *1B*-Gene bilden eine Art Kassette, die im Lauf der Evolution bis zu 14-mal vervielfältigt wurde.

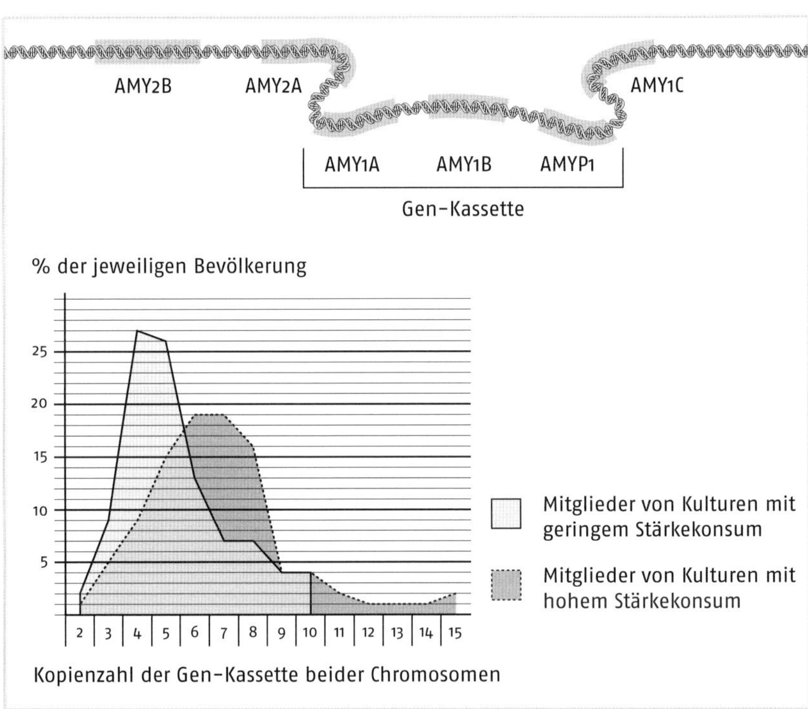

Abbildung 13: Amylase-Gene. Die Amylase-Gene liegen hintereinander auf dem Chromosom 1. Die Gene AMY1A und AMY1B (zusammen mit dem defekten Pseudogen AMYP1) bilden eine Gen-Kassette, die in unterschiedlicher Kopienzahl vorkommt. Angehörige von Kulturen, die traditionell viel Stärke verzehren, haben durchschnittlich mehr Kopien als Mitglieder von Kulturen mit geringem Stärkekonsum.

Einige Menschen besitzen also 15 *1A*- und 15 *1B*-Gene und produzieren entsprechend viele Enzyme für ihren Speichel. Schimpansen haben diese Gene nur in einfacher Ausführung und Bonobos scheinen über gar keine funktionsfähigen Gene für die Speichel-Amylase zu verfügen.

Ein weiterer wichtiger Hinweis für die Erklärung unterschiedlicher Gen-Zahlen ergab sich, als man ganz gezielt Menschengruppen miteinander verglich, die traditionell viele oder nur sehr wenige stärkehaltige Lebensmittel essen. Japaner verzehren viel Reis, Amerikaner europäischer Abstammung sind es gewohnt, Mehlprodukte und Kartoffeln zu essen, und die Hadza, eine Volksgruppe in Tansania, ernähren sich u. a. von stärkehaltigen Wurzeln und Knollen. In diesen drei Gruppen wurden hohe bis sehr hohe Gen-Zahlen gefunden. Der Durchschnitt liegt bei sieben Kopien, aber bei einigen wurden auch bis zu 15 identifiziert. Nomadisch lebende Volksgruppen in Afrika wie die Biaka, Mbuti, Datog und Viehhalter wie die Jakut in Sibirien kennen stärkereiche Nahrungsmittel kaum. Die Anzahl ihrer Amylase-Gene liegt bei durchschnittlich fünf Kopien; mehr als zehn Kopien kommen so gut wie gar nicht vor.

Stärkereiche Nahrung

Lange Zeit hatte man vermutet, dass der Ackerbau und die Zucht von Getreidesorten den Stärkekonsum der Menschen begründet und verstärkt haben. Inzwischen liegen zahlreiche archäologische Funde vor, die einen anderen Entwicklungsgang vermuten lassen. Zunächst haben sich die Frühmenschen nämlich von stärkereichen Pflanzenteilen wie Wurzeln, Knollen und Rhizomen ernährt und nur nebenbei auch Graskörner verzehrt.

30 000 Jahre alte Funde aus Italien, Russland und der Tschechischen Republik belegen, dass die Jäger und Sammler der jüngeren Altsteinzeit die verdickten Wurzeln verschiedener regional vorkommender Pflanzen wie Farne, Frauenmantel, Große Klette, Lattich, Kerbel und Rohrkolben gegessen haben. Steinerne Mahlwerkzeuge weisen eindeutige Abnutzungsspuren und Pflanzenreste auf, die darauf hindeuten, dass die Pflanzenteile systematisch zerrieben wurden. Da sich das Garen zu dieser Zeit bereits etabliert hatte, wurde das „Pflanzenmehl“ höchstwahrscheinlich vor dem Verzehr gekocht, um es bekömmlicher zu machen. Die erste Versorgung mit stärkereichen Energielieferanten erfolgte also nicht mittels Getreidekörnern, sondern durch kohlenhydratreiche Wurzeln und Knollen. Die Samen der Wildgräser waren bei Weitem nicht so nährstoffreich, als dass man durch sie nennenswerte Stärkemengen hätte aufnehmen können. Dennoch wurden auch die Samen von Büschelgras und Zyperngras gemahlen und verzehrt.

Amylasen und Getreideanbau

Heute nimmt man Folgendes an: Da die schnell verwertbaren Kohlenhydrate aus den Pflanzenwurzeln den Energiebedarf (besonders den des Gehirns) deckt, konnten die Menschen zwanglos mit Grassamen experimentieren. Aus Wildgräsern Pflanzen zu züchten, deren Samen groß genug sind, dass man davon satt wird, dauert nämlich seine Zeit. Da bereits mit der Ernährungsumstellung auf stärkereiches Wurzelwerk ein Selektionsdruck auf eine hohe Anzahl von Amylase-Genen bestand, waren die auf eine derartige Ernährung spezialisierten Menschen genetisch gerüstet, als sie dann später aufgrund ihrer Züchtungsbemühungen von Knollen und Wurzeln auf Getreide umsteigen konnten. Eben dieser Punkt war die logische Schwachstelle der früheren Theorie: Was soll Menschen dazu bewegen, über sehr viele Jahre hindurch Getreide zu züchten, wenn die Stärkeausbeute zunächst nur sehr gering ist – zu gering, um einen Selektionsdruck auf die Amylase-Gene auszuüben?

Grundsätzlich sind sich alle Gene recht ähnlich und man nimmt an, dass sie im Lauf der Evolution durch Verdoppelungen auseinander hervorgegangen sind. Man vermutet, dass sich bereits bei den Vorläufern der heutigen Primaten das Pankreas-Amylase-Gen verdoppelt hat und dass diese Kopie dann in den Mundspeicheldrüsen abgelesen und in Amylasen übersetzt wurde. Die Nukleotidsequenzen der *AMY1*-Gruppe weisen besonders wenige Unterschiede auf, sodass man davon ausgeht, dass sie – im Maßstab der Evolution – erst vor recht kurzer Zeit entstanden, denn je länger ein Gen existiert, desto mehr Zufallsmutationen sammelt es und unterscheidet sich dann immer deutlicher von seinem „Zwillings-Gen".

Ebenso wie bei der Milchviehzüchtung, dem Milchkonsum und der Lactaseproduktion handelt es sich auch bei diesem System aus Ackerbau, Stärkekonsum und Amylaseproduktion um eine Coevolution aus Kultur und Genom.

Transport von Fetten

Im Folgenden geht es um genetisch bedingte Unterschiede des Fettstoffwechsels. Die Unterschiede betreffen jedoch nicht den Abbau, sondern den Transport der Moleküle. Cholesterin, Phospholipide, Fettsäuren und Triglyceride (Fette) sind wasserunlöslich und werden für den Transport durch den Blutstrom in Transportvesikel verpackt, die sogenannten Lipoproteine. Ihr Kern besteht aus Cholesterinester- und Triglycerid-Molekülen, umhüllt von einer Schicht Phospholipiden, einigen Cholesterinen sowie speziellen Proteinen, den Apolipoproteinen. Diese übernehmen im Fettstoffwechsel zahlreiche verschiedene Funktionen.

Die verschiedenen Lipoproteine

Lipoproteine werden aufgrund ihrer unterschiedlichen Größe in fünf Typen eingeteilt. Die von den Darmzellen aus der Nahrung aufgenommenen Triglyceride und Cholesterine werden von Chylomikronen aufgenommen und weiter durch den Körper transportiert. Chylomikrone sind die mit Abstand größten Lipoproteine. Die anderen, wesentlich kleineren, werden als LDL (Low Density Lipoprotein), IDL (Intermediate Density Lipoprotein), VLDL (Very Low Density Lipoprotein) und HDL (High Density Lipoprotein) bezeichnet. Letzteres transportiert Cholesterinester aus verschiedenen Bereichen des Körpers zur Leber, die anderen Lipoprotein-Typen transportieren Cholesterinester von der Leber zu den verschiedenen Geweben, deren Zellen dann die Transportvesikel aufnehmen. Die Cholesterin-Moleküle werden in die Zellmembranen eingebaut und für die Synthese mehrerer Hormone oder für die Produktion von Gallensäure benötigt. Die Triglyceride können als Energiespeicher in Adipocyten deponiert werden. Muskelzellen extrahieren Triglyceride aus den Lipoproteinen und hydrolysieren sie zu Fettsäuren und Glycerin; die Fettsäuren werden von den Muskelzellen als Energielieferanten verwendet und abgebaut, können aber, wie auch in den Leberzellen, zu Glucose umgewandelt werden.

Apolipoprotein A-II

Apolipoproteine sind neben den Phospholipiden die Hauptstrukturbestandteile der Transportvesikel. Es wurden verschiedene Varianten identifiziert, die jeweils mit bestimmten Lipoproteinen assoziiert sind. Die Apolipoproteine haben zahlreiche Funktionen im Fettstoffwechsel des Organismus, beispielsweise als Liganden für die LDL-Rezeptoren, die auf der Oberfläche zahlreicher Zellen sitzen, oder als Aktivatoren für bestimmte Enzyme des Fettstoffwechsels.

Das Apolipoprotein A-II, kurz ApoA-II, kommt in den Chylomikronen und HDL-Partikeln vor und aktiviert die Triglyceridlipase der Leberzellen. Diese Lipase hydrolylsiert die Triglyceride der Lipoproteine zu Fettsäuren und Glycerin. Das Gen für ApoA-II liegt auf dem langen Arm des Chromosoms 1 und wird in Zellen des Dünndarms exprimiert. Vor wenigen Jahren wurde in der Promotorsequenz dieses Gens, also dem DNA-Abschnitt, an den die Transkriptionsmaschinerie bindet, eine Mutation entdeckt. An der mit –265 bezeichneten Stelle (das 265. Nukleotid vor dem eigentlichen Genanfang) befindet sich normalerweise ein Thymin – einige Menschen tragen dort jedoch ein Cytosin. Dieser Basenaustausch führt dazu, dass das *APOA-II*-Gen deutlich weniger häufig abgelesen wird und dass somit auch weniger

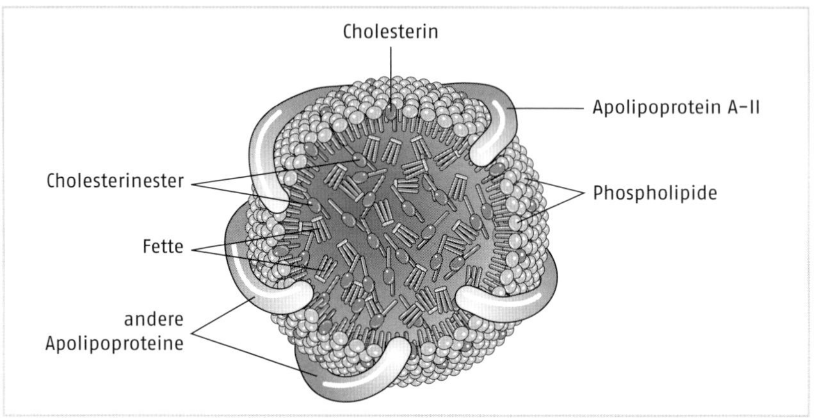

Abbildung 14: Bestandteile des High Density Lipoprotein (HDL). Diese blasenförmige Struktur transportiert Cholesterinester und Fette. Die Hülle der Vesikel besteht aus Phospholipiden und Cholesterinmolekülen; verschiedene Apolipoproteine liegen außen auf den Vesikeln und interagieren mit anderen Proteinen, die am Fettstoffwechsel beteiligt sind.

ApoA-II-Proteine hergestellt werden. Besitzt nur eines der beiden Chromosomen diese Mutation, kann das andere Gen das Produktionsdefizit ausgleichen. Sind jedoch beide Gene betroffen, können sich für den Träger recht unerfreuliche Konsequenzen ergeben. Nimmt er nämlich regelmäßig mehr als 22 g ungesättigter Fettsäuren pro Tag zu sich, steigt sein Body-Mass-Index um durchschnittlich 6,2 %. In einer länderübergreifenden Folgestudie wurde der Zusammenhang von Mutation und Übergewicht bei Aufnahme ungesättigter Fettsäuren bestätigt. Bei einigen Chinesen und Indern stellte man zusätzlich eine erhöhte Insulinresistenz und Typ-2-Diabetes fest.

Eine Mutation in einem Gen, das am Fettstoffwechsel beteiligt ist, kann also bei ungünstiger Ernährung zu Gewichtszunahme und zu Diabetes führen. Durch Änderung der Ernährungsgewohnheiten lässt sich das Gewicht jedoch wieder reduzieren. Die Genmutation ist daher nicht gleichzusetzen mit dem unabwendbaren Schicksal, adipös zu werden. Bis auf die sehr wenige Ausnahmen gravierender Gendefekte ist das Körpergewicht ebenso wie die Körpergröße ein multifaktorielles System, an dem sehr viele Komponenten zusammenwirken.

Varianten des Alkoholabbaus

Was uns nach einer durchzechten Nacht die Symptome eines Katers beschert, ist, entgegen der landläufigen Meinung, nicht der „Restalkohol" im Blut, sondern die hohe Konzentration von Acetaldehyd, dem ersten Abbauprodukt des Ethanols. Diese reaktionsfreudige toxische Substanz bindet u. a. an freie Aminogruppen von Proteinen und verursacht dadurch zahlreiche Turbulenzen im Stoffwechsel. Der Alkohol wird hauptsächlich in den Leberzellen abgebaut, und zwar durch zwei Enzyme: Die Alkohol-Dehydrogenase (ADH) wandelt Ethanol reversibel in Acetaldehyd um, und die Aldehyd-Dehydrogenase (ALDH) oxidiert das Acetaldehyd weiter zu Acetat, das in ein komplexeres Molekül namens Acetyl-CoA eingebaut und für zahlreiche Stoffwechselprozesse verwendet wird.

Unterschiedliche Alkohol-Dehydrogenasen

Die Geschwindigkeit, mit der Ethanol im Körper abgebaut wird, ist in der Gesamtbevölkerung sehr unterschiedlich. Bei Kindern beträgt die Abbaurate 0,2–0,3 g Alkohol pro kg Körpergewicht und Stunde, bei Erwachsenen 0,09–0,13 g Alkohol pro kg Körpergewicht und Stunde. Außerdem gibt es unter den verschiedenen Ethnien deutliche Unterschiede, die sich in der Alkoholverträglichkeit und indirekt auch im Alkoholkonsum zeigen, denn wem größere Mengen Alkohol keine Beschwerden bereiten, der ist auch bereit, größere Mengen zu konsumieren. Die Abbaugeschwindigkeit hängt einerseits von der Menge der produzierten Enzyme ab, andererseits aber auch von der Struktur der Untereinheiten, aus denen die Enzyme zusammengesetzt sind.

Das Enzym Alkohol-Dehydrogenase besteht aus zwei Untereinheiten, die identisch oder auch unterschiedlich sein können. Wir besitzen nämlich ein recht großes Sortiment an verschiedenen Untereinheiten, die in fünf Klassen eingeteilt werden. Die Gene für die ADH-Enzyme liegen nebeneinander auf dem langen Arm unseres vierten Chromosoms und werden in jeweils bestimmten Geweben bzw. Organen abgelesen. Die *ADH1*- und *ADH2*-Gene werden in der Leber exprimiert; *ADH3* wird in zahlreichen Geweben und Organen abgelesen, u. a. auch in der Leber und im Gehirn; *ADH4* wird nur wenig abgelesen, und zwar in der in den Epithelzellen des Mundes und des Magens, und das *ADH5*-Gen wird in der Leber und der Niere in Enzyme übersetzt. Wie gesagt, je zwei Einheiten bilden zusammen ein funktionsfähiges Enzym.

Die Angelegenheit wird jedoch noch komplizierter, denn es gibt drei Varianten des *ADH1*-Gens, die mit den Buchstaben A, B und C versehen werden. Jeder Mensch trägt also auf jedem seiner beiden vierten Chromosomen je ein *ADH1A*-, ein *ADH1B*- und ein *ADH1C*-Gen. Im Lauf der Evolution sind aber in den *ADH1B*- und *ADH1C*-Genen einige Mutationen aufgetre-

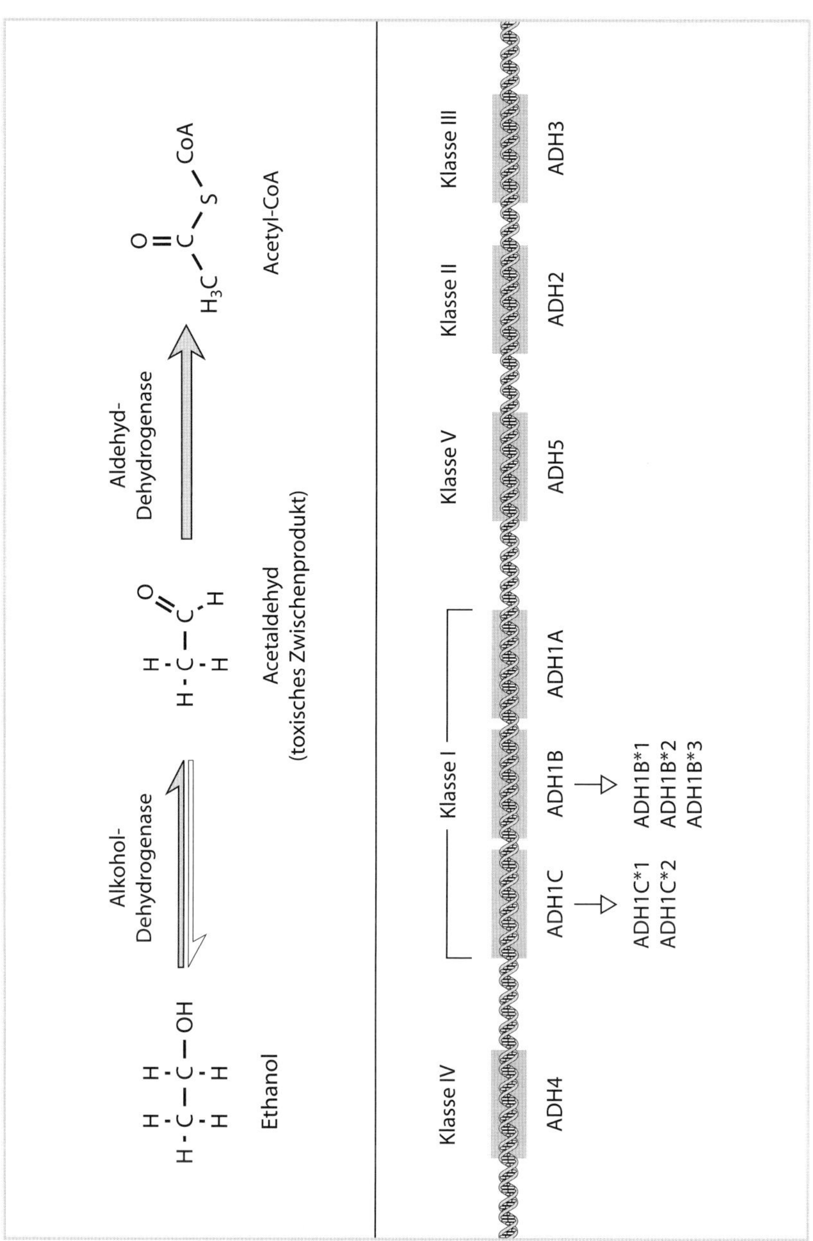

Abbildung 15: Alkohol-Dehydrogenasen. Ethanol wird über Acetaldehyd zu Acetat und dieses zu Acetyl-CoA umgewandelt. Den ersten Schritt katalysiert das aus zwei Untereinheiten bestehende Enzym Alkohol-Dehydrogenase (ADH). Die Untereinheiten werden durch sieben verschiedene Gene codiert, von denen zwei in mehreren Varianten vorkommen. Aus diesem Sortiment werden in jedem Organ immer nur bestimmte Gene abgelesen.

ten, durch die wir uns voneinander unterscheiden. Das Gen *ADH1B* gibt es in drei Abwandlungen und von *ADH1C* existieren zwei Modifikationen. Auf den vierten Chromosomen besitzt demnach jeder von uns eine der drei *ADH1B*-und eine der beiden *ADH1C*-Nebenformen. Diese als Allozyme bezeichneten Modifikationen werden durch angehängte Ziffern voneinander unterschieden.

Unterschiedliche Abbaugeschwindigkeiten

Je nach dem, aus welchen Untereinheiten sich die Alkohol-Dehydrogenasen zusammensetzen, unterscheiden sie sich in ihrer Leistungsfähigkeit zum Teil erheblich voneinander. Beispielsweise arbeitet ein Enzym, das aus zwei ADH1B1-Einheiten besteht, 500-mal effektiver als ein aus zwei ADH2-Einheiten bestehendes Enzym. Auffällig ist die geografisch/ethnische Ungleichverteilung der Allozyme. Das Gen *ADH1B*1*, das die effektivste Untereinheit ADH1B1 codiert, ist unter der nord- und westeuropäischen Bevölkerung zu über 90 % verbreitet, aber nur zu ungefähr 30 % unter der ostasiatischen Bevölkerung und zu knapp 10 % unter der taiwanesischen Urbevölkerung. Das Gen *ADH1B*2* codiert die Variante ADH1B2, deren Effektivität ungefähr einem Viertel der Leistung von ADH1B1 entspricht. Das Verteilungsmuster dieser Variante ist nahezu umgekehrt: In der europäischen Bevölkerung hat das Gen eine Häufigkeit von circa 10 %, unter Ostasiaten von ungefähr 70 % und bei Taiwanesen von über 90 %. Man nimmt an, dass diese Enzymvariante mit für die ausgeprägte Alkoholempfindlichkeit der Ostasiaten verantwortlich ist.

Unterschiedliche Aldehyd-Dehydrogenasen

Unser Organismus produziert viele verschiedene Aldehyd-Dehydrogenasen (ALDH), die jeweils auf die Oxidation bestimmter Molekülgruppen spezialisiert sind. Bei der Verarbeitung von Acetaldehyd, dem ersten Zwischenprodukt des Ethanolabbaus, ist hauptsächlich ALDH2 beteiligt, ein aus vier identischen Einheiten aufgebautes Tetramer. Das Gen für die Untereinheit liegt bei uns auf dem langen Arm des Chromosoms 2 und wird mit der Bezeichnung *ALDH2*1* versehen. Auch für dieses Gen gibt es eine durch eine Mutation entstandene Variante, *ALDH2*2*. Die Proteinvarianten, die durch die beiden Gene codiert werden, unterscheiden sich lediglich in einer Aminosäure; die aus je vier Einheiten zusammengesetzten Enzyme unterscheiden sich jedoch gravierend voneinander. Die aus den mutierten Isoformen zusammengesetzten ALDHs sind nahezu inaktiv und ihre Lebensdauer ist von normalerweise 22 Stunden auf bis zu 13 Stunden verkürzt.

Leider spielt es keine große Rolle, ob sich auf nur einem oder auf beiden Chromosomen die Genvariante befindet, da in beiden Fällen nur defekte Enzyme entstehen. Die Konsequenzen für den Betroffenen sind eine stark erhöhte Alkoholunverträglichkeit, da die rapide ansteigende Acetaldeyd-Konzentration im Blut neben den typischen Kater-Symptomen auch Vergiftungserscheinungen hervorruft, z. B. das Flush-Syndrom, ein neuronal ausgelöstes, schnelles, unangenehmes Erröten der Gesichtshaut und des Halses. Das Gen *ALDH2*2* kommt in der europäischen Bevölkerungsgruppe nur sehr selten vor, ist aber bei ungefähr 50 % der Chinesen und Japaner verbreitet. Die meisten Ostasiaten tragen also zwei am Alkoholabbau beteiligte Enzymvarianten, die für eine hohe Alkoholsensibilität verantwortlich sind. Umgehen kann man dieses Problem lediglich, indem man als Betroffener den Alkoholkonsum möglichst stark reduziert.

Die unangenehme Wirkung eines hohen Acetaldehyd-Spiegels wird übrigens in der Alkoholtherapie eingesetzt. Die Substanz Antabus blockiert die Aldehyd-Dehydrogenasen, sodass nach dem Konsum von Alkohol die Acetaldehyd-Konzentration im Körper ansteigt und die oben genannten Symptome auftreten.

Schwierigkeiten mit Fructose

Ein erst in jüngerer Zeit auffällig gewordenes Problem betrifft die Fructose-Aufnahme aus dem Darm. Immer mehr Nahrungsmittel werden durch Zugabe von Fructose nachgesüßt. Fructose ist ähnlich wie Glucose gebaut, hat dieselbe Kalorienzahl, ist jedoch deutlich süßer und wird von unserem Körper anders verarbeitet als Glucose. Wir könnten theoretisch vollkommen auf Fructose verzichten, denn unser Organismus braucht dieses Monosaccharid nicht als Nährstoff. Vor einigen Tausend Jahren haben unsere Vorfahren mit dem Verzehr von Obst, Honig, Gemüse, Weizen oder Zuckerrüben vermutlich ungefähr 20 g am Tag aufgenommen. Heutzutage jedoch nimmt ein durchschnittlicher Amerikaner um die 80 g pro Tag zu sich, also die vierfache Menge. Mit Hilfe des Enzyms Glucose-Isomerase, das Glucose in den deutlich süßeren Zucker Fructose umwandelt, wird in großtechnischem Maßstab Maissirup zu einem High-Fructose Corn Syrup (HFCS) umgewandelt, der eine Fructosekonzentration von bis zu 90 % aufweisen kann (HFCS-90). Der massive Einsatz des Sirups hat also rein wirtschaftliche Gründe: stärkere Süßkraft bei geringerem Materialeinsatz.

HFCS wird in großen Mengen in der Lebensmittel- und Getränkeherstellung verwendet, sodass wir als unbedarfte Verbraucher unwissentlich reichlich Fructose zu uns nehmen. Zahlreiche Studien in den USA haben inzwischen einen deutlichen Zusammenhang zwischen dem steigenden Fructosekonsum und der Zunahme von Übergewicht und Typ-2-Diabetes nachgewiesen. Neueste Untersuchungen konnten belegen, dass das „Hungerzentrum" im Gehirn nach dem Verzehr von HFCS nicht abgeschaltet wird – man bleibt also hungrig.

Bei schätzungsweise einem Drittel der Bevölkerung westlicher Staaten stellen sich nach der Aufnahme von nur geringen Mengen Fructose deutliche Verdauungsbeschwerden ein, die als Fructose-Malabsorption bezeichnet werden (lat.: malus = schlecht, absorptio = Aufnahme).

Der Fructosetransporter GLUT-5

Bestimmte Zellen unseres Dünndarms produzieren Transportproteine, die darauf spezialisiert sind, ausschließlich Fructosemoleküle aus dem Darminhalt in die Zelle hinein zu befördern. Diese Transporter werden GLUT-5 genannt und gehören zu einer großen Familie von insgesamt 14 verschiedenen *Glu*cose-*T*ransportern (daher auch die Abkürzung GLUT). Das dazugehörige Gen *GLUT-5* liegt auf dem kurzen Arm unseres 1. Chromosoms und kann durch die Zufuhr von Fructose zusätzlich aktiviert werden. In geringen Mengen scheint dieses Gen ab dem Kleinkindalter permanent abgelesen zu werden, sodass unsere Darmzellen regelmäßig bestimmte Mengen des Fructosetransporters bilden.

Nachdem die Darmzellen die Fructosen resorbiert haben, werden diese auf der anderen Seite der Zellen über weitere Transportproteine wieder ausgeschleust und in die Blutbahn gebracht. Ein durchschnittlicher Erwachsener ist in der Lage, 25–50 g Fructose pro Mahlzeit über die Fructosetransporter aufzunehmen; größere Mengen verursachen Verdauungsprobleme wie Durchfall, Blähungen und Bauchschmerzen. Offensichtlich ist unser Dünndarm nämlich nicht in der Lage, beliebig große Mengen von GLUT-5 herzustellen, und damit ist er auch nicht in der Lage, beliebig große Mengen Fructose zu resorbieren.

Fructose-Malabsorption

Die nicht aufgenommenen Zucker verursachen zweierlei: Sie bewirken bereits im Dünndarm einen osmotischen Sog und ziehen Wasser aus den umliegenden Gefäßen an (die Folge: Diarrhoe), und sie dienen der Bakterienflora des Dickdarms als Nahrung. Die Bakterien produzieren bei der Verarbeitung der Zucker allerdings Gase wie Wasserstoff, Kohlendioxid und Methan (die Folge: Blähungen und Schmerzen).

Einige Menschen sind in der unglücklichen Situation, dass bei ihnen diese Symptome bereits bei deutlich geringeren Fructosemengen auftreten. Die Medizin definiert die Unfähigkeit, mehr als 25 g Fructose pro Mahlzeit verdauen zu können, als Fructose-Malabsorption. Der Begriff Fructoseintoleranz wird in diesem Zusammenhang auch sehr häufig verwendet, wird aber von einigen Medizinern bewusst vermieden, um eine Verwechslung mit der hereditären Fructoseintoleranz zu vermeiden. Diese vererbte Intoleranz verursacht nämlich lebensbedrohliche Symptome wie Leberzirrhose und starke Unterzuckerung. Die Ursache dafür ist ein durch ein defektes Gen verursachter Mangel des Enzyms Aldolase-B, das am Abbau der Fructose beteiligt ist und hauptsächlich in der Leber, den Nieren und im Darm gebildet wird. Aus dem Enzymmangel resultiert eine zu hohe Konzentration von Fructose-Phosphat, die toxisch wirkt und zusätzlich verschiedene Stoffwechselprozesse der Glucose stört. Die Folgeerscheinungen sind Zittern und Schweißausbrüche bis hin zu komatösen Zuständen.

Doch zurück zur Fructose-Malabsorption, deren Symptomatik im Vergleich zur hereditären Fructoseintoleranz doch eher harmlos ist. Warum einige Menschen bereits nach der Aufnahme von nur 1 g Fructose Verdauungsprobleme bekommen, andere erst nach 20 g und wieder andere offenbar gar nicht, ist bis heute noch immer nicht völlig geklärt. Mutationen im *GLUT-5*-Gen wurden nicht entdeckt, was bedeutet, dass die Symptome nicht auf defekte Transportproteine zurückgehen. Es könnte sein, dass die Transporter nicht bei allen Menschen in gleich großen Mengen produziert werden und, dass wir nicht alle denselben Sollwert für GLUT-5 haben. Und die Stärke der Beschwerden hängt natürlich auch eng mit der Komposition unserer Darmflora zusammen, denn die Bakterien sind es, die kurzkettige Fettsäuren und Gase produzieren.

Behandlungsmöglichkeiten gegen eine Fructose-Malabsorption gibt es nicht, aber man sollte beim Einkaufen die Zutatenliste der Etiketten genauer lesen, um Produkte mit Glucosesirup (der enthält nämlich auch Fructose), Glucose-Fructose-Sirup, Maissirup und Ähnliches zu meiden. Ganz auf Fruchtzucker zu verzichten erscheint erstens kaum möglich, da er in sehr vielen Lebensmitteln versteckt ist, und zweitens wenig sinnvoll, da man mit dem Verzicht auf Obst auch gleich einen Verzicht auf Vitamine und Mineralstoffe in Kauf nimmt. Außerdem kann Fructose die Produktion seiner eigenen Transporter ankurbeln, sodass man in gewisser Weise seine Darmzellen ein wenig trainieren kann – und vielleicht auch sollte.

Nutrigenomik – Einfluss der Ernährung auf die Gene

Die Nutrigenomik beschäftigt sich mit den Auswirkungen unserer Nahrungsbestandteile auf zelluläre, genetische und biologische Systeme. Sie untersucht insbesondere die durch die Nährstoffe ausgelösten Reaktionskaskaden unseres Stoffwechsels und stellt daher den komplementären Ansatz zur Nutrigenetik dar. Aus Sicht unserer Gene erforscht die Nutrigenomik den *reaktiven* Anteil und die Nutrigenetik den *aktiven* Anteil der Wechselwirkungen zwischen Genen und Ernährung.

Das Suffix -omik unterstreicht den ganzheitlichen Ansatz dieser Forschungsrichtung – ebenso wie die Disziplinen, auf die sich die Nutrigenomik stützt: Die Genomik untersucht das gesamte Genom, die Transkriptomik die Gen-Transkripte in ihrer Gesamtheit, die Proteomik alle synthetisierten Proteine und die Metabolomik alle Stoffwechselprodukte einer Zelle, eines Gewebes oder eines Organs. Ohne massiven technischen Aufwand sind derartige Projekte nicht zu realisieren und die generierte Datenmenge ist mitunter nur schwer zu interpretieren. In der Nutrigenomik gilt es, ganzheitliche Veränderungen zu beschreiben, die durch ganz bestimmte Nahrungsstoffe ausgelöst werden. Die daraus gewonnenen Erkenntnisse helfen festzustellen, worin die Unterschiede zwischen einem gesunden und einem kranken Organismus liegen und welche Prozesse einer Erkrankung bzw. einer Genesung zugrundeliegen.

Nutrigenetik und Nutrigenomik können zusammen aufzeigen,

- welche Prozesse durch unsere Nahrung und Nährstoffe ausgelöst werden,
- welche physiologischen Prozesse grundsätzlich normal sind und welche Abweichungen darstellen,
- ob diese Abweichungen auf unserer individuellen Genausstattung, auf unserer individuellen Ernährungsweise oder auf der Interaktion beider beruhen,
- wie eine sowohl allgemeine als auch individualisierte ideale Ernährung aussehen könnte,
- an welchen Stellen unserer Ernährung wir Einfluss nehmen können oder gar sollten
- und nicht zuletzt, welche (zumindest theoretischen) Therapiemöglichkeiten es bei Problemen geben könnte.

Glucose als Signalgeber

Glucose ist eines der häufigsten Biomoleküle auf diesem Planeten. Während der Photosynthese binden Pflanzen Kohlendioxidmoleküle der Luft und bilden daraus Glucosemoleküle. Mit nur wenigen Ausnahmen haben alle Organismen im Lauf der Evolution zahlreiche Mechanismen entwickelt, diesen Zucker für eine Vielzahl von Auf- und Abbauprozessen zu verwenden. Glucose dient sowohl als Baumaterial als auch ganz besonders als Energielieferant. Tiere sind dabei auf externe Ressourcen angewiesen, da sie nicht in der Lage sind, Glucosemoleküle vollständig selbst herzustellen. Bei den Organismen entstanden zahlreiche Anpassungen sowohl an äußere Zuckerquellen als auch an inneren Signalwegen unter den verschiedenen Organen und Geweben. Vermenschlicht formuliert war es eine geniale Idee, die Glucose selbst als Signalgeber für zahlreiche Glucose-verarbeitende Prozesse einzusetzen. Sie fungiert als Signal für die Aufrechterhaltung des Glucose- und Energiehaushaltes, sie kann die Transkription bestimmter Gene regulieren, die Ausschüttung von Hormonen beeinflussen und sie wirkt auf bestimmte Neurone, die an der Regulation des Glucosehaushalts beteiligt sind.

Glucosetransporter im Dünndarm

Unser Dünndarm ist mit zahlreichen verschiedenen Zelltypen ausgekleidet, die jeweils auf bestimmte Prozesse spezialisiert sind. Eine Gruppe, die absorptiven Enterocyten, nehmen Zucker wie Glucose, Fructose und Galactose aus dem Darminhalt auf, schleusen sie durch sich hindurch und reichen sie auf der gegenüberliegenden Seite weiter in die Blutbahn. Da Zucker die Zellmembranen nicht so ohne weiteres durchqueren können, produzieren die Zellen spezielle Transportproteine, die sie zum einen in die Membranen der Mikrovilli einbauen, die in den Darmraum hineinreichenden Ausstülpungen, und zum anderen in die Membran der gegenüberliegenden Seite, dort, wo Blutgefäße, Lymphgefäße und Nervenbahnen verlaufen.

Das für den Glucose- und den Galactosetransport zuständige Protein trägt den etwas umständlichen Namen Sodium/Glucose Cotransporter 1 oder kurz SGLT1. Es transportiert gleichzeitig Natrium (engl. Sodium) und ein Zuckermolekül aus dem Darminhalt in die Zelle hinein. Für den Import von Fructose ist das Protein GLUT-5 zuständig. In der gegenüberliegenden Membranseite befinden sich zahlreiche GLUT-2, eine andere Gruppe von Transportern, die alle drei Zuckersorten wieder aus der Zelle hinausbefördern.

Man hat festgestellt, dass durch die Aufnahme größerer Zuckermengen, beispielsweise durch stark gesüßte Getränke, die Anzahl der Glucosetrans-

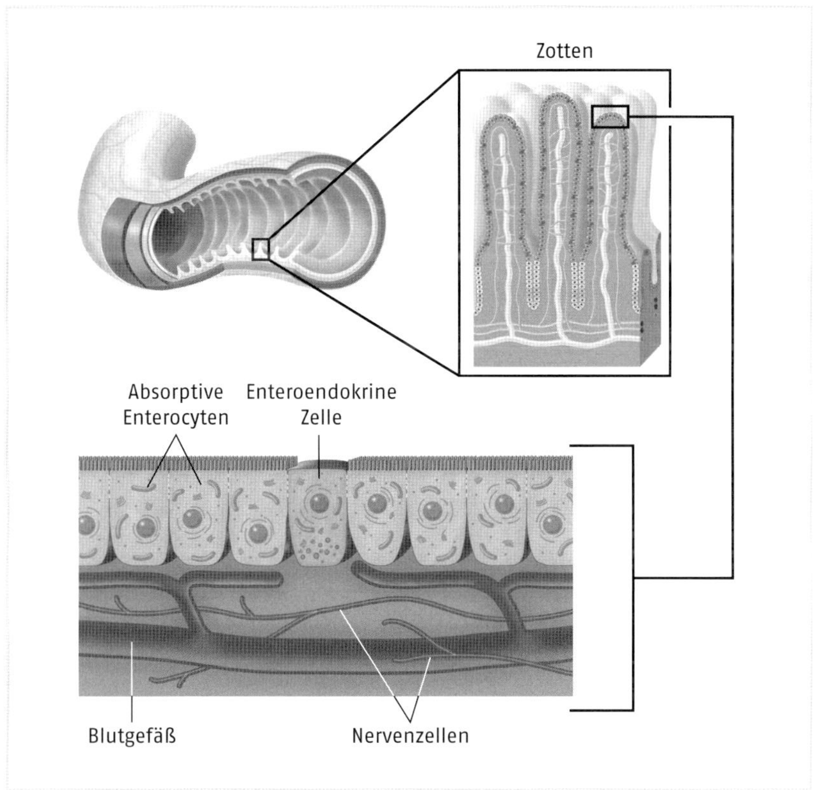

Abbildung 16: Aufbau des Dünndarms

porter SGLT1 in den absorptiven Enterocyten verdoppelt wird. Das setzt voraus, dass der Darm in der Lage sein muss, Zuckersignale zu empfangen und in die Produktion von Transportproteinen umzusetzen.

Süßrezeptoren im Dünndarm

In den Geschmacksknospen unserer Zunge liegen Sinneszellen, die spezielle Süßrezeptoren bilden. Sie bestehen aus jeweils zwei Proteinen, die die Bezeichnung T1R2 und T1R3 (*Taste Receptor*) tragen. Substanzen, die aufgrund ihrer Form und der Ladungsverteilung auf ihrer Oberfläche dort andocken können, stimulieren diesen Rezeptor, wodurch ein zellinternes Signalmoleküle namens Gustducin aktiviert wird, das dann seinerseits eine Reaktionskaskade in Gang setzt, an deren Ende das Signal auf eine Nervenzelle übertragen wird.

Eine weitere Familie von Darmzellen, die enteroendokrinen Zellen, produzieren dieselben Süßrezeptoren wie die Geschmackssinneszellen der Zunge, und die Rezeptoren aktivieren dasselbe Signalmolekül, nämlich Gustducin. Zellen der Zunge und Zellen des Dünndarms besitzen also dasselbe Starterset für die Verarbeitung der Information „süß". Die enteroendokrinen Zellen verarbeiten dieses Signal jedoch nicht zu einem Nervensignal, sondern zu einem Hormonsignal. Sie schütten als Antwort auf ein Süß-Signal zahlreiche endokrine Hormone aus, u. a.:

- Serotonin (5-HT), stimuliert die Darmbewegung und reguliert die Weitung der Blutgefäße,
- Cholecystokinin (CCK), löst das Sättigungsgefühl aus, stimuliert die Darmbewegung, aktiviert den Gallenfluss und die Sekretion des Pankreassaftes,
- Neurotensin, hemmt die Magensäuresekretion und stimuliert die Darmbewegung,
- Glucoseabhängiges insulinotropes Peptid (GIP), stimuliert in den Beta-Zellen der Bauchspeicheldrüse die Insulinfreisetzung,
- Glucagonähnliches Peptid 1 (GLP-1), stimuliert in den Beta-Zellen der Bauchspeicheldrüse die Insulinfreisetzung, hemmt in den Alpha-Zellen der Bauchspeicheldrüse die Produktion von Glucagon (das Glykogen abbaut und dadurch den Blutzuckerspiegel hebt), löst das Sättigungsgefühl aus,
- Glucagonähnliches Peptid 2 (GLP-2), reguliert das Wachstum des Darms, aktiviert enterische (zum Darmsystem gehörende) Nerven und
- PYY (Peptid Tyrosyl-Tyrosin), löst letztlich ein Sättigungsgefühl aus.

Dies ist eines der Beispiele, bei denen man erleichtert zur Kenntnis nimmt, dass solche Prozesse auch ohne unser aktives Zutun korrekt ablaufen. Es ist erstaunlich, wie viele verschiedene Prozesse allein dadurch in Gang gesetzt werden, dass bestimmte Zellen des Dünndarms süß „schmecken" können.

GLP-2 aktiviert die Transporter-Produktion

Die Suche nach dem Signalgeber, der die absorptiven Enterocyten dazu veranlasst, mehr SGLT1 zu produzieren, scheint noch nicht vollkommen abgeschlossen zu sein. Es spricht aber eine Menge dafür, dass das Hormon GLP-2 eine entscheidende Rolle dabei spielt. Da auf Nerven des Darms Rezeptoren für dieses Hormon gefunden wurden, liegt die Vermutung sehr nahe, dass GLP-2 dort andocken und die Neurone aktivieren kann.

Die Modellvorstellung der Signalkette sieht folgendermaßen aus: Enteroendokrine Darmzellen können über Süßrezeptoren Zuckermoleküle im Dünndarm wahrnehmen. Ab einer bestimmten Schwellenkonzentration setzen sie in Reaktion auf die Zuckermenge verschiedener Hormone frei, die den Organismus auf die Aufnahme und Weiterverarbeitung neuer Zuckermoleküle vorbereiten. Eines der Hormone, GLP-2, bindet an die Rezeptoren enterischer Nervenzellen, die das Signal den Darm entlang weiterleiten und dann ihrerseits Signalmoleküle ausschütten. Letztlich sind es diese Moleküle, die an die absorptiven Enterocyten andocken und die Zellen dazu veranlassen, ihre SGLT1-Produktion zu erhöhen. Die Transportproteine werden dann in die Mikrovilli der Zellmembran eingebaut, und die Darmzellen können wesentlich schneller die Zuckermoleküle aus dem Darminhalt aufnehmen und an die Blutbahn weiterreichen.

Nicht nur beim Menschen, auch bei Tieren erforscht man derartige Prozessabläufe. Interessanterweise hat man bei Hühnern und Katzen festgestellt, dass nach Aufnahme größerer Zuckermengen die Darmzellen nicht mehr SGLT1 produzieren. Die Erklärung dafür findet sich in der genetischen Ausstattung der Tiere. Bei Katzen ist das Gen für einen der beiden Süßrezeptoren, T1R2, defekt und wird nicht abgelesen. Und Hühner besitzen erst gar kein Gen für diesen Rezeptor. Das bedeutet, dass weder Hühner noch Katzen süß als Geschmacksqualität wahrnehmen können – weder auf der Zunge noch im Dünndarm. Und wenn die Darmzellen Zuckermoleküle nicht wahrnehmen können, können sie auch nicht darauf reagieren. Anfang 2012 wurden die Geschmacksrezeptor-Gene verschiedener Raubtiere analysiert, und man erkannte, dass die Reduktion von Geschmackswahrnehmungen Anpassungen an die Ernährungsweisen darstellen. Seelöwe, Seebär, Zwergotter, Großer Tümmler, Fossa (Frettkatze), Tüpfelhyäne und Bänderlinsang (verwandt mit Schleichkatzen) verfügen über keine funktionsfähigen Gene für Süßrezeptoren. Bei diesen Tieren, die sich von Fleisch und Fisch ernähren und teilweise ihre Beute auch noch unzerkaut verschlingen, gibt es nichts Süßes, was es sich zu schmecken lohnen würde. Es liegt hier also kein Selektionsdruck auf der Fähigkeit, Süßes wahrnehmen zu können. Und da Sparsamkeit eines der Grundprinzipien in der Organisation von Lebewesen ist, wird nicht Benötigtes auch nicht mehr hergestellt – ähnlich den Lactasen, deren Produktion bei Säugetieren eingestellt wird, wenn nach der Stillzeit für den Rest des Lebens keine Lactose mehr zu erwarten ist.

Süßstoffe, Zuckertransporter und Hormone

Kaum ein Säugetier ist so gut untersucht wie die Labormaus. Daher weiß man auch, dass Mäuse, im Gegensatz zu uns, Aspartam nicht wahrnehmen können. Der synthetische Süßstoff schmeckt für uns 180-mal süßer als Saccharose und wird besonders in der Getränke-, aber auch in der Kaugummi-

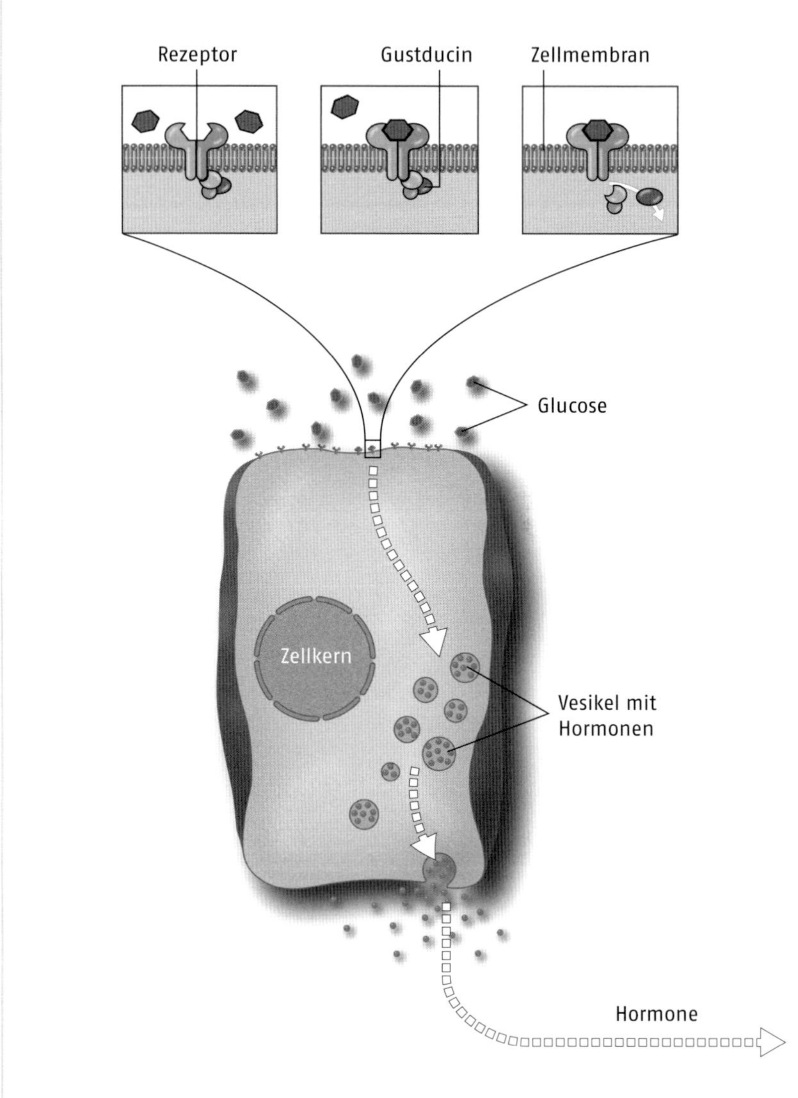

Abbildung 17: Glucosetransport im Dünndarm, enteroendokrine Zelle. Glucosemoleküle binden an den Süßrezeptor, Gustducin wird aktiviert und setzt eine Reaktionskaskade in Gang, die zur Ausschüttung zahlreicher Hormone führt. Eines davon ist GLP-2, das bestimmte Nervenzellen des Darms aktiviert.

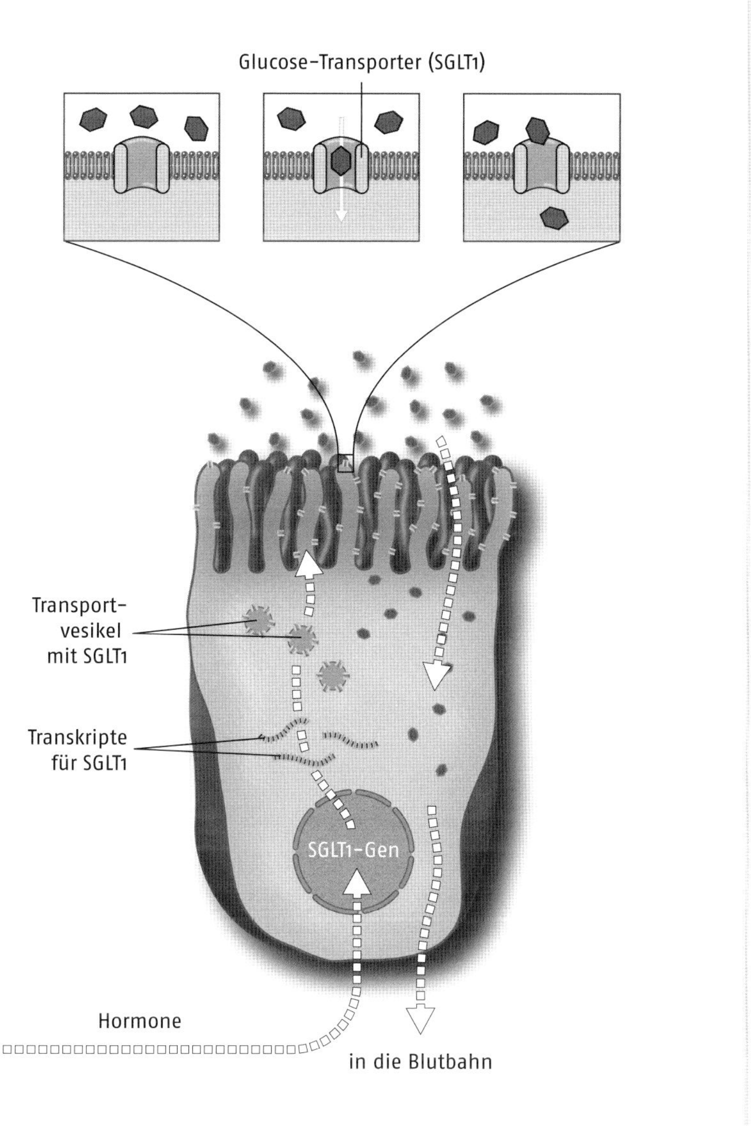

Abbildung 18: Glucosetransport im Dünndarm, absorptive Enterocyte. Die Nervensignale werden auf die Enterocyten übertragen und führen zum Ablesen des SGLT1-Gens. Transportvesikel bringen die Glucosetransporter zur Zelloberfläche. Glucose kann nun aufgenommen, durch die Zelle geschleust und in die Blutbahn gebracht werden.

Industrie eingesetzt. Wenn die Süßrezeptoren der Mäusezunge dieses Molekül nicht binden können, können es die Rezeptoren der Dünndarmzellen logischerweise ebenso wenig; folglich schmeckt der Darm diese Substanz nicht und erhöht auch die Produktionsrate der Zuckertransporter nicht.

Ansonsten gilt für die Maus dasselbe wie für uns: Süßstoffe, die auf der Zunge süß schmecken, bewirken im Dünndarm dasselbe wie Zuckermoleküle. Es konnte nachgewiesen werden, dass zahlreiche Süßstoffe ebenso die Verdopplung der Produktionsrate von SGLT1-Proteinen bewirken wie Glucose und dass Süßstoffe wie Zucker die Ausschüttung endokriner Hormone veranlassen.

Wer Süßstoffe regelmäßig als Zuckerersatz verwendet, läuft Gefahr, ein komplexes System durcheinanderzubringen. Wie eingangs erwähnt, nimmt die Verarbeitung von Glucose eine zentrale Stellung innerhalb unseres Stoffwechselgefüges ein. Werden die Süßrezeptoren im Darm aktiviert, werden u. a. Hormone freigesetzt, die ein Sättigungsgefühl auslösen – auch wenn wir keine weiteren Nährstoffe aufgenommen haben. Allerdings befinden sich in unseren Blutgefäßen und in vielen Organen eine Art Zuckersensoren, die permanent die Glucosekonzentration im Körper messen. Sinkt diese Konzentration unter einen bestimmten Schwellenwert, wird ein Hungergefühl ausgelöst. So entstehen beim Verzehr von Süßstoffen zwei sich widersprechende Signale: Der Darm sendet ein Sättigungsgefühl, die Zuckersensoren in den Blutgefäßen ein Hungergefühl (denn es sind ja aus dem Darm keine Zuckermoleküle in die Blutbahn gelangt). Schließlich siegt das Hungergefühl, denn die Glucosekonzentration im Blut wird im Rahmen der autonomen, nicht beeinflussbaren Informationsverrechnung stärker gewichtet als der Darminhalt. Die vermehrte Produktion von Zuckertransportern in den Darmzellen kann ebenfalls nicht beeinflusst werden und führt dazu, dass die Kalorienausbeute aus dem Darminhalt noch vergrößert wird.

Über die meisten Süßstoffen wird gesagt, dass sie im Gegensatz zur Glucose keinen Einfluss auf die Insulinwerte nehmen können, da sie gar nicht erst in die Blutbahn gelangen und daher auch nicht die Beta-Zellen der Bauchspeicheldrüse zur Insulinsekretion anregen können. Allerdings werden die Beta-Zellen nicht nur direkt durch Glucose aktiviert, sondern auch indirekt über Inkretine. Die Bezeichnung dieser Hormone leitet sich aus ihrer Wirkung ab: *In*testinal Se*cret*ion of *In*sulin. Zu den Inkretinen gehören das Glucagonähnliche Peptid 1 (GLP-1) und das Glucoseabhängige insulinotrope Peptid (GIP), die beide als Antwort auf die Aktivierung der Süßrezeptoren im Darm von den enteroendokrinen Zellen ausgeschüttet werden. Unter anderem fördern GLP-1 und GIP die Synthese und Freisetzung von

Insulin aus den Beta-Zellen der Bauchspeicheldrüse. Über diesen Weg nehmen Süßstoffe denn doch einen Einfluss auf den Insulinwert. Inzwischen sehen zahlreiche Forscher auch einen sehr deutlichen Zusammenhang zwischen regelmäßigem Süßstoffverzehr, Diabetes-2 und Übergewicht.

Glucose und die Expression von Genen

Die Leber ist das wichtigste Organ für den Kohlehydratstoffwechsel und für die Neusynthese von Fetten. In ihren Zellen finden u.a. die Gluconeogenese (bei der beispielsweise das in den Muskeln entstandene Lactat wieder in Glucose überführt wird), die Glykogenese (bei der aus Glucosemolekülen die „tierische Stärke" Glykogen synthetisiert wird), die Glykolyse (bei der Glucose zu Pyruvat abgebaut wird) sowie die Lipogenese (bei der aus Zwischenprodukten des Glucoseabbaus Fette synthetisiert werden). Bei diesen Prozessen sind viele verschiedene Proteine und Enzyme beteiligt, deren Gene in den Leberzellen je nach Bedarf abgelesen werden. An der Regulation einiger Gene ist ein Protein mit der Bezeichnung *C*arbo*h*ydrate *R*esponse *E*lement *B*inding *P*rotein (abgekürzt ChREBP) beteiligt. Es handelt sich dabei um einen Transkriptionsfaktor, also ein Protein, das den Ableseprozess von Genen reguliert. Wie jeder Transkriptionsfaktor bindet ChREBP nur an eine ganz bestimmte Nukleotidsequenz der DNA; in diesem Fall wird sie *C*arbo*h*ydrate *R*esponsive *E*lement (ChoRE) genannt und hat Einfluss auf über 20 Gene, darunter solche für Enzyme des Glucose- und Fructoseabbaus, der Fettsäure- und Triglyceridsynthese, der Glykogensynthese, einige Regulatorproteine und nicht zuletzt auf den Glucosetransporter GLUT-2, der Glucosemoleküle aus dem Blut in die Leberzellen hinein transportiert.

Das Gen für ChREBP liegt auf dem langen Arm des Chromosoms 7 und wird in geringen Mengen in verschiedenen Organen wie Darm, Niere, Hypothalamus, aber auch im Fettgewebe und in Zellen der Skelettmuskulatur abgelesen. Der wichtigste Wirkort für ChREBP ist jedoch die Leber, in der es einen zentralen Regulationsfaktor für die Lipogenese darstellt. Es reguliert die Produktion der Leber-Pyruvatkinase (entscheidend für die Energiegewinnung durch die Glykolyse), der Acetyl-CoA-Carboxylase (katalysiert den ersten Schritt der Fettsäuresynthese) und der Fettsäure-Synthase (katalysiert den Hauptprozess der Lipogenese). Indem dieser Transkriptionsfaktor durch Glucose bzw. seine Abbauderivate aktiviert wird, wird sichergestellt, dass die Leberzellen erst bei einem ausreichend großen Glucoseangebot den Zucker in Fettsäuren und Triglyceriden umwandeln.

Zahlreiche ChREBP-Moleküle liegen als inaktive Vorstufen im Plasma der Leberzellen. Die Funktionsweise des Proteins ist ebenso komplex wie sein Aufbau. Es besteht aus mehreren verschiedenen Funktionselementen. Eines trägt die Bezeichnung *L*ow Glucose *I*nhibitory *D*omain (LID) und sorgt dafür, dass der Transkriptionsfaktor nicht schon bei einer zu geringen Glucosekonzentration aktiviert wird. Dieses Element hemmt ein anderes, das *G*lucose *R*esponse *C*onserved *E*lement (GRACE), das für die Aktivierbarkeit durch Glucose-6-Phosphat verantwortlich ist. Die Umwandlung von Glucose zu Glucose-6-Phosphat ist der erste Schritt der Glykolyse und somit ein wirkungsvoller Indikator für die Intesität, mit der die Glykolyse betrieben wird; denn erst wenn Glucose abgebaut wird, entstehen die für die Fettsynthese notwendigen Zwischenprodukte. Ab einer gewissen zellinternen Konzentration von Glucose-6-Phosphat wird die Hemmwirkung von LID auf GRACE aufgehoben, der Transkriptionsfaktor wird aktiviert und kann in den Zellkern transportiert werden.

Neben diesem Regulationsweg gibt es noch einen zweiten, denn ChREBP kann auch durch das Anheften zweier Phosphatgruppen deaktiviert bzw. durch das Entfernen der Phosphatgruppen wieder aktiviert werden. Das Hormon Glucagon ist der Gegenspieler zum Insulin, denn es erhöht den Blutzuckerspiegel. Glucagon löst in den Leberzellen ein Signal aus, das zur Phosphorylierung und damit zur Inaktivierung von ChREBP führt. Somit verhindert das Hormon die Verarbeitung von Glucose zu Fetten. Erhöht sich der Blutzuckerspiegel über einen gewissen Grenzwert hinaus und gelangen Glucosemoleküle über die Transporter GLUT-2 in die Zelle hinein, startet neben der Glykolyse auch ein anderer Abbauweg, in dessen Verlauf der Zucker Xylulose-5-Phosphat gebildet wird. Dieser aktiviert ein bestimmtes Enzym (die Proteinsphosphatase 2A), das jeweils eine der beiden Phosphatgruppen vom Transkriptionsfaktor entfernt. Daraufhin wird er in den Zellkern transportiert, wo ihm von der besagten Phosphatase auch die zweite Phosphatgruppe entfernt wird. Nun sind die ChREBP in den aktiven Zustand überführt und es bilden sich Proteinkomplexe aus je zwei Transkriptionsfaktoren und zwei weiteren Interaktionspartnern, die sich dann als Vierergruppe an die Regulationssequenz eines Gens lagern. Die Kopiermaschinerie kann andocken und das entsprechende Gen abgelesen werden.

Die Steigerung der Genaktivitäten erfolgt übrigens innerhalb weniger Minuten, nachdem über die Blutgefäße Glucosemoleküle in die Zelle gelangt sind. Abgeschaltet wird das System, wenn der Blutzuckerspiegel unter einen bestimmten Grenzwert fällt. Dann wird die Hemmung von LID auf GRACE wieder wirksam, mit Glucagon wird der Transkriptionsfaktor wieder phosphoryliert und dadurch deaktiviert.

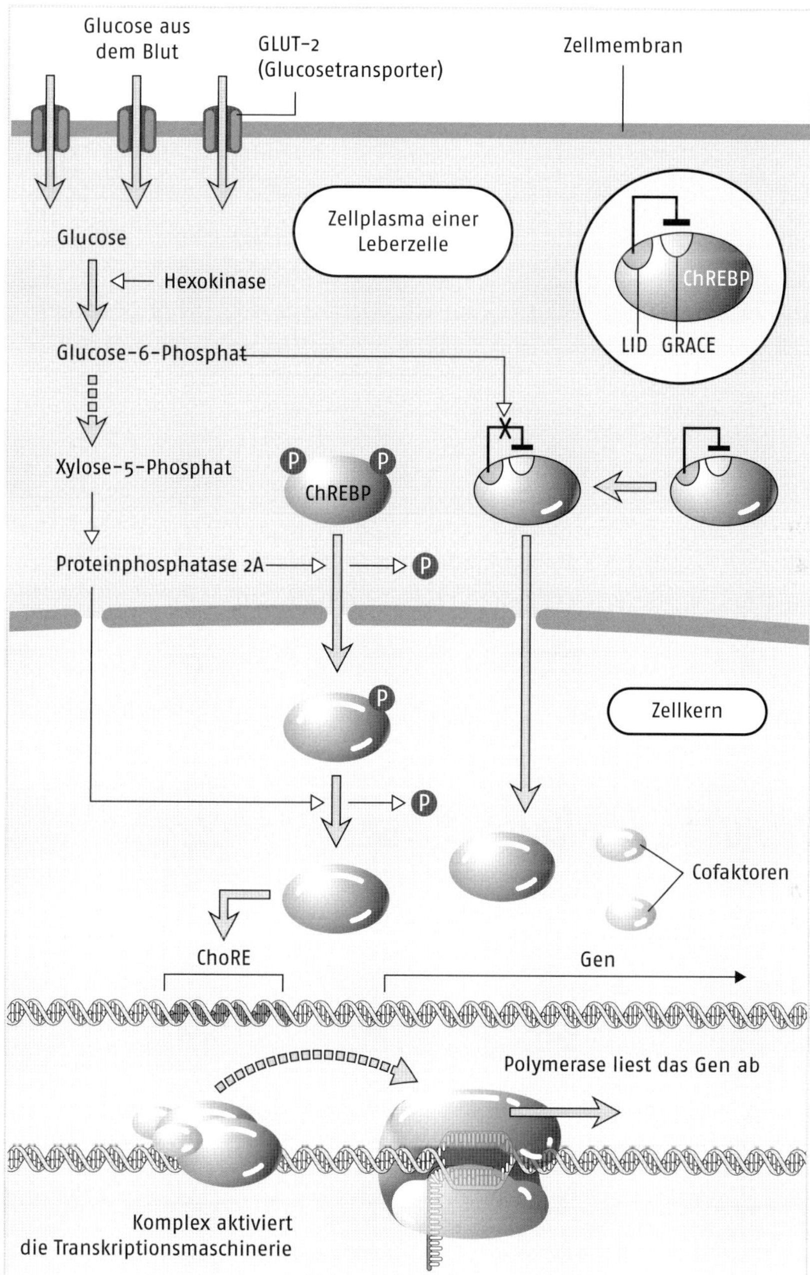

Abbildung 19: Glucose als Gen-Regulator. Glucose-Abbauprodukte aktivieren den Transkriptionsfaktor ChREBP. Im Zellkern lagern sich je zwei ChREBP und zwei Cofaktoren zusammen und binden an die Regulationssequenz ChoRE. Auf diese Weise werden zahlreiche Gene für den Zucker- und Fettstoffwechsel angeschaltet.

Vereinfachend zusammengefasst: Zwei verschiedene Regulationssysteme sorgen dafür, dass der Transkriptionsfaktor ChREBP erst aktiviert wird und erst die Produktion von Fettsäure-synthetisierenden Enzymen starten kann, wenn das Ausgangsmaterial Glucose in ausreichender Konzentration vorhanden ist. Nur dann wird der „überschüssige" Zucker zu Speicherfett umgearbeitet. Sinkt der Blutzuckerspiegel zu weit ab, wird der Transkriptionsfaktor deaktiviert, die Lipogenese beendet und dadurch die Glucosekonzentration indirekt wieder angehoben. Dies ist übrigens nur einer von mehreren Mechanismen, die den Glucosehaushalt in unserem Körper regulieren. Leben ist in der Tat ein Ehrfurcht einflößendes Phänomen.

Fettsäuren als Signalgeber

Fettsäuren haben ähnlich wie Glucose eine Doppelfunktion als Baustein und Energielieferant. Sie können gespeichert, zu anderen Molekülen wie Fetten, Phospholipiden oder Prostaglandinen umgebaut, zu einem Zwischenprodukt mit der Bezeichnung Acetyl-CoA abgebaut und in den Glucosestoffwechsel eingeschleust werden oder sie können, wie es auch für Zucker möglich ist, energiebringend vollständig zu CO_2 und H_2O abgebaut werden. Die Aufnahme von Fettsäuren aus der Nahrung, die Speicherung und die bedarfsgerechte Freisetzung aus den Fettspeichern sind Prozesse, die gut aufeinander abgestimmt sein müssen. Ebenso zahlreiche andere Prozesse, die direkt oder indirekt am Lipidstoffwechsel beteiligt sind. Fettsäuren sind sowohl in der Lage, über die Aktivierung von Rezeptoren Hormonsignale an verschiedene Zelltypen zu senden als auch durch Interaktionen mit Transkriptionsfaktoren die Ableserate zahlreicher Gene zu regulieren. So können mehrfach ungesättigte Fettsäuren die Lipidsynthese in der Leber drosseln, die Fettsäure-Oxidation (oder auch „Fettverbrennung") in der Leber und in den Muskeln ankurbeln und die Speicherung von Glykogen aktivieren.

Fettsäuren, Fette und Lipide

Fettsäuren sind im Prinzip recht einfach gebaute lineare Moleküle. Sie tragen alle am vorderen Ende eine Carboxylgruppe (-COOH), am hinteren Ende eine Methylgruppe (-CH_3) und unterscheiden sich lediglich in der Anzahl der dazwischen liegenden Kohlenstoffatome sowie der Anzahl und Position von Doppelbindungen. Fettsäuren ohne Doppelbindungen werden als gesättigte, solche mit Doppelbindungen als ungesättigte Fettsäuren bezeichnet („mehrfach ungesättigt" bedeutet, dass mehrere Doppelbindungen vorhanden sind). Kurzkettige Fettsäuren bestehen zumeist aus 4–6 C-Atomen, mittelkettige aus 8–12 und langkettige aus 14–24 C-Atomen. Natürlich vorkommende mittlere und lange Fettsäuren enthalten fast immer eine gerade Anzahl von C-Atomen, wobei Kettenlängen von 16 und 18 C-Atomen überwiegen.

Chemiker haben eine Art Kurzschrift für die Charakterisierung der verschiedenen Moleküle entwickelt, in der die Kettenlänge und die Anzahl der Doppelbindungen zusammengefasst werden. C18:1 bedeutet, dass die Kette 18 C-Atome lang ist und 1 Doppelbindung enthält. Durch Anfügen weiterer Ziffern kann die Position der Doppelbindung angegeben werden, wobei man, in der Regel ausgehend vom C-Atom der Methylgruppe (dem ω-C-Atom), jeweils die Nummer des ersten Atoms einer Doppelbindung angibt. (ω-9) bedeutet, dass zwischen dem 9. und 10. C-Atom von hinten eine Doppelbindung vorliegt. So lautet die Kurzform für die Ölsäure C18:1 (ω-9). Der Schmelzpunkt der Fettsäuren hängt von zwei Faktoren ab: der Kettenlänge und der Anzahl der Doppelbindungen. Je kürzer eine Kette ist und je mehr Doppelbindungen sie enthält, desto niedriger ist der Schmelzpunkt. In dieser Eigenschaft unterscheiden sich auch Fette und Öle.

In der Natur kommen Fettsäuren als freie Fettsäuren vor oder sie sind über die Carboxylgruppe mit anderen Molekülen verestert. Der häufigste Reaktionspartner ist Glycerin. Wenn jede seiner Alkoholgruppen (-OH) mit einer Fettsäure reagiert, entsteht ein Triglycerid. Das Reaktionsprodukt aus einem Glycerinmolekül und drei Fettsäuren nennt man auch Fett. Handelt es sich bei den Fettsäuren um ein- oder mehrfach ungesättigte Ketten, ist der Schmelzpunkt des Triglycerids recht niedrig und die Substanz bereits bei Zimmertemperatur flüssig. In diesem Fall spricht man von einem Öl. Da Pflanzen deutlich mehr ungesättigte Fettsäuren produzieren als Tiere, sind pflanzliche Triglyceride in der Regel flüssig, also Öle, während tierische Fettsäuren eher gesättigt sind und feste Fette bilden.

Fettsäuren sind außerdem ein ganz wesentlicher Bestandteil der Zellmembranen. Sie können in Verbindung mit Glycerin Bestandteil von Phospholipiden (Glycerin + 2 Fettsäuren + Phosphatrest) und Glycolipiden (Glycerin + 2 Fettsäuren + Zucker) sein oder in Verbindung mit einem Sphingosid Bestandteil von Ceramiden, Sphingolipiden oder Cerebrosiden. Die Auswahl der Fettsäuren für diese Membranbestandteile hat einen Einfluss auf den Flüssigkeitsgrad der Membran (mehr ungesättigte Fettsäuren machen die Zellmembran flüssiger) und auf die Funktionsfähigkeit etlicher Rezeptor- und Kanalproteine.

Einige ungesättigten Fettsäuren kann unser Organismus nicht selbst herstellen, und zwar die (ω-3) und (ω-6) Fettsäuren, speziell die Linol- und die

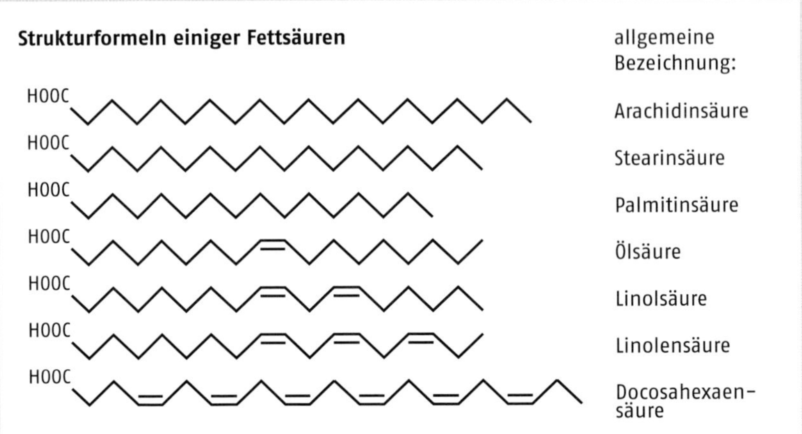

Glycerin + 3 Fettsäuren = Fett

Glycerin
H_2C-OH
$HC-OH$ +
H_2C-OH

HOOC
HOOC
HOOC

$H_2C-O-C(=O)$ + H_2O
$HC-O-C(=O)$ + H_2O
$H_2C-O-C(=O)$ + H_2O

Glycerin + 2 Fettsäuren + Phosphat = Phospholipid

OH
$O=P-O-CH_2$
OH
$HC-O-C(=O)$
$H_2C-O-C(=O)$

Abbildung 20: Fettsäuren

Linolensäure. Allerdings sind diese Ausgangssubstanzen für Signalmoleküle wie Prostaglandine, daher gelten sie für uns als essenzielle Fettsäuren, also solche, die mit der Nahrung aufgenommen werden müssen.

Neben der Funktion als Baumaterial dienen Fette und Fettsäuren natürlich auch als Energielieferanten. Der Glucose- und der Fettsäurestoffwechsel überschneiden sich und beide Molekülsorten können bei Bedarf ineinander umgewandelt werden. Zusammenfassend gilt jedenfalls: Unser Körper braucht Fette.

Rezeptoren für Fettsäuren

Unser Organismus ist in der Lage, freie Fettsäuren wahrzunehmen. Bisher wurden vier verschiedene Rezeptorproteine identifiziert, deren Mechanismus dem Glucoserezeptor ähnelt: Ein Substrat dockt an einen Rezeptor, der daraufhin ein spezielles Protein aktiviert, das dann seinerseits eine Kettenrektion in Gang setzt. Die durch die jeweiligen Rezeptormoleküle aktivierten Proteine am Beginn einer jeden Kaskade gehören in die Familie der G-Proteine, da sie für ihre Aktivität ein GTP (Guanosintriphosphat) binden. Die Gene für die Fettsäuresensoren tragen daher die Bezeichnungen *GPR* (für G-Protein Coupled Receptor; bedauerlicherweise heißen ihre codierten Proteine zum Teil jedoch anders). Alle vier Typen der Fettsäuresensoren wurden in unserem Gastrointestinaltrakt gefunden, was bedeutet, dass unser Darm in der Lage ist, die Fettsäuren in unserer Nahrung zu detektieren.

Um die verblüffendsten Aspekte gleich vorweg: Mit den verschiedenen Rezeptoren kann unser Darm die Kettenlängen der Fettsäuren unterscheiden und als Reaktion auf den Fettsäurekontakt schütten die Sensorzellen eine beachtliche Hormonmischung in die Blutbahn – ähnlich wie bei dem oben beschriebenen System für Glucose.

Die Gene dreier Rezeptoren liegen nebeneinander auf dem langen Arm unseres 19. Chromosoms. Ihre Rezeptorproteine werden FFAR1, FFAR2 und FFAR3 genannt, Abkürzungen für *F*ree *F*atty *A*cid *R*eceptor. Der vierte Rezeptor heißt GPR120, wie sein Gen, das auf dem langen Arm des 10. Chromosoms liegt. FFAR1 und GPR120 werden durch mittel- und langkettige gesättigte und ungesättigte Fettsäuren aktiviert, FFAR2 und FFAR3 durch kurz kettige Fettsäuren.

GPR120 reagiert besonders auf gesättigte Fettsäuren mit einer Länge von 14–18 C-Atomen und auf ungesättigte Fettsäuren mit einer Länge von 16–22. Dünndarmzellen, Fettzellen und sogar Geschmackszellen der Zunge bilden diesen Rezeptor. Aktivierte Dünndarmzellen schütten die Hormone GLP-1 und CCK aus, aber wie die Fett- und Geschmackszellen reagieren, ist noch nicht abschließend geklärt.

FFAR1 wird von enteroendokrinen Zellen des Dünndarms synthetisiert, die als Antwort auf eine Aktivierung durch lange oder mittellange Fettsäuren u. a. auch die Hormone GLP-1 und GIP ausschütten, zwei Hormone, die die Freisetzung von Insulin aus den Beta-Zellen der Bauchspeicheldrüse fördern. Da die Beta-Zellen selbst ebenfalls FFAR1 produzieren, können sie also, ähnlich wie beim Glucose-Mechanismus, sowohl indirekt als auch direkt zur Insulinsekretion angeregt werden. Aufgrund dieses Mechanismus kann durch den regelmäßigen Verzehr größerer Fettmengen langfristig auch ein Glucose-unabhängige Typ-2-Diabetes induziert werden.

Die FFAR2-Synthese wird durch kurzkettige Fettsäuren aktiviert und ebenfalls von enteroendokrinen Zellen des Darms gebildet. C2-, C3- und C4-Ketten wirken effektiver als C1- oder C5-Ketten. FFAR2 wird von enteroendokrinen Zellen des Darms und von Mastzellen, speziellen Immunzellen des Darmgewebes, gebildet. Erstere schütten bei Anwesenheit kurzkettiger Fettsäuren das Hormon PYY, Letztere das Hormon 5-HT aus. Zellen des Fettgewebes stellen ebenfalls diesen Rezeptor her. Einige Forscher vermuten, dass die Fettzellen nach der Aktivierung von FFAR2 mit der Drosselung der Lipolyse (hydrolytische Spaltung von Triglyceriden und Cholesterinestern und Freisetzung von Fettsäuren und Cholesterin) und der Steigerung der Adipogenese (Entstehung von Fettzellen) reagieren, doch dieser Punkt bedarf offenbar noch weiterer Untersuchungen.

Auch die Bildung von FFAR3 wird durch kurzkettige Fettsäuren aktiviert, jedoch durch Propionsäure (C3) stärker als durch Buttersäure (C4) und von dieser wiederum stärker als durch Essigsäure (C2). FFAR3 wird auch im Gewebe des Dickdarms synthetisiert und reagiert dort speziell auf die von der Darmflora gebildete Propionsäure, die in beträchtlichen Mengen als Zwischenprodukt beim Abbau zahlreicher Ballaststoffe durch Bakterien entsteht. FFAR3 wird ebenfalls von Zellen des Fettgewebes gebildet, sogar in großen Mengen. Bei Aktivierung des Rezeptors durch kurzkettige Fettsäuren erhöht sich als Antwort darauf die Produktion von Leptin, einem Hormon, das über das Nervensystem einen Sättigungseffekt auslöst. Ob man jedoch durch die Aufnahme genügend großer Mengen der von der Darmflora hergestellten Propionsäure tatsächlich satt werden kann, darf durchaus bezweifelt werden.

Ähnlichkeiten mit den Reaktionen, die durch die Zuckerrezeptoren ausgelöst werden, sind unübersehbar. Fettsäuren können die Insulinproduktion anregen, die Freisetzung von Glucose aus dem Glucosespeicher hemmen, die Darmtätigkeit beeinflussen, ein Sättigungsgefühl hervorrufen, und das Gleichgewicht zwischen Speicherung und Freisetzung von Fettsäuren in den Fettzellen beeinflussen. Durch die hormonell ausgelösten Antworten auf ver-

Tabelle 3: Fettsäure-Rezeptoren

Bezeichnung des Rezeptors	aktivierende Fettsäuren	Gen	Genort	Expressionsort	Reaktionsantwort
FFAR1	mittellange Fettsäuren	*GPR40*	Chromosom 19, langer Arm	Dünndarm, Beta-Zellen des Pankreas	Ausschüttung von Insulin, GLP-1 und GIP
FFAR2	kurzkettige Fettsäuren: 2–4 C besser als 5 C	*GPR43*	Chromosom 19, langer Arm	Dünndarm, Fettgewebe	Ausschüttung von PYY und 5-HT
FFAR3	kurzkettige Fettsäuren: 3C besser als 4C besser als 2C	*GPR41*	Chromosom 19, langer Arm	Dünndarm, Dickdarm, Fettgewebe	Ausschüttung von Leptin und PYY
GPR120	gesättigt: 14–18 C; ungesättigt: 16–22 C	*GPR120*	Chromosom 10, langer Arm	Dünndarm, Fettgewebe, Zunge	Ausschüttung von GLP-1 und CCK

Abkürzungen: C: Anzahl der C-Atome; GIP: Glucoseabhängiges insulinotropes Peptid, GLP-1: Glucagonähnliches Peptid 1; 5-HT: Serotonin; PYY: Peptid Tyrosyl-Tyrosin; CCK: Cholecystokinin

schiedene Fettsäuren setzen die Rezeptoren letztlich eine große Material- und Energieversorgungsmaschinerie in Gang.

Fettsäuren und die Expression von Genen

Fettsäuren können die Ableserate verschiedener Gene beeinflussen, indem sie durch Bindung an Transkriptionsfaktoren deren Aktivität erhöhen oder reduzieren. Die genregulierenden Wirkungmechanismen der Fettsäuren sind komplizierter als die der Zuckermoleküle. Mindestens vier Transkriptionsfaktoren können durch Fettsäuren beeinflusst werden: *P*eroxisome *P*roliferator-*A*ctivated *R*eceptor (PPAR), *L*iver *X* *R*eceptor (LXR), *H*epatic *N*uclear *F*actor *4*α (HNF-4α) und *S*terol *R*egulatory *E*lement *B*inding *P*rotein (SREBP).

PPAR existiert in verschiedenen Varianten, die je nach Typus in Zellen der Leber, des Verdauungstrakts, der Niere, des Fettgewebes, in Makrophagen oder aber unspezifisch überall synthetisiert werden. Er dockt, zusammen mit einem weiteren Faktor, an eine als *P*eroxisome *P*roliferator *R*esponsive *E*lement (PPRE) bezeichnete Nukleotidsequenz der DNA. An alle freiliegenden Stellen, die diese Sequenz aufweisen, kann der Transkriptionsfaktor PPAR (zusammen mit seinem Partner) binden. PPAR besitzt eine Bindetasche für eine Fettsäure; lagert sich diese dort an, entsteht eine kleine Konfigurationsveränderung des Proteinkomplexes, die zur Folge hat, dass letztlich ein weiterer Proteinkomplex andockt; der wiederum zieht die Transkriptionsmaschinerie heran, die dann das Gen ablesen kann. Derartige Gene codieren Proteine, die am Lipidtransport, an der Fettsäure-Oxidation und an der Thermogenese (Wärmeentwicklung durch Fettverbrennung in der Leber und im braunen Fettgewebe, dazu auch „Die Muttermilch“).

LXR kann aktiviert werden durch verschiedene Cholesterinderivate und durch langkettige Fettsäuren. Auch dieser Rezeptor bildet zusammen mit einem zusätzlichen Faktor ein Heterodimer, das an charakteristische Sequenzmotive binden kann, die als *LXR* *R*esponsive *E*lement (LXRE) bezeichnet werden.

HNF-4α ist ein sehr interessanter Transkriptionsfaktor, da er je nach Fettsäuretyp aktiviert oder gehemmt wird. An ihn binden jedoch nicht die „normalen“ Fettsäuren, sondern deren erste Verarbeitungsstufe, nachdem jeweils ein Coenzym-A (CoA) an die Fettsäuren geheftet wurden. Die dadurch aktivierten Fettsäuren werden dann in Kurzform als Acyl-CoA bezeichnet und können mit hoher Affinität an die HNF-4α andocken. Gesättigte Acyl-CoA (C14:0, C16:0) aktivieren den Faktor, mehrfach ungesättige Acyl-CoA (C18:3, C20:5, C22:6) dagegen hemmen ihn. HNF-4α wird in der Leber gebildet und kontrolliert direkt oder indirekt die Expression verschiedener Gene, z. B. solcher für Lipoproteine, für Transferrin (das am Eisenstoffwechsel beteiligt ist), für die Synthese der Gallensäure und solche, die am Glucosestoffwechsel beteiligt sind. Da HNF-4α an die gleiche DNA-Sequenz wie PPAR bindet, stehen die beiden Transkriptionsfaktoren in Konkurrenz zueinander.

SREBP kommt in drei Varianten vor; SREBP-1a und -1c entstammen demselben Gen, das von zwei verschiedenen Startpunkten aus abgelesen werden kann, und SREBP-2. Die Isoformen -1a und -2 aktivieren Gene, die an der Cholesterinsynthese mitwirken, während SREBP-1c bevorzugt Gene aktiviert, die an der Fettsäure-, Triglycerid- und Phopholipidsynthese beteiligt sind. Fettsäuren und Cholesterine beeinflussen diesen Transkriptionsfaktor nicht wie die anderen drei durch Anlagerung, sondern indirekt durch die Blockierung eines Reifungsschrittes. SREBP wird nämlich als inaktive Vorstufe gebildet, von der erst ein kleiner Abschnitt abgetrennt werden muss, damit das Protein voll funktionsfähig ist. Und ungesättigte Fettsäuren können eben diesen Reifungsschritt und somit die Synthese von Fettsäuren und Cholesterin verhindern, sogar innerhalb von Minuten.

Die Anwesenheit von Fettsäuren sorgt also dafür, dass über verschiedene Interaktionen mit Transkriptionsfaktoren die Neusynthese und Freisetzung von Fettsäuren und ihren Derivaten verhindert, die Fettverbrennung in verschiedenen Geweben angekurbelt und die Glykolyse (der Abbau von Glucose zu Pyruvat) gebremst wird. Vereinfacht formuliert geben Fettsäuren den entsprechenden Genen zu verstehen: Stoppt die Verbrennung von Zuckern, nehmt Fettsäuren; stoppt die Neusynthese von Fettsäuren, speichert lieber die, die jetzt kommen. Und das sind nur einige der Signale.

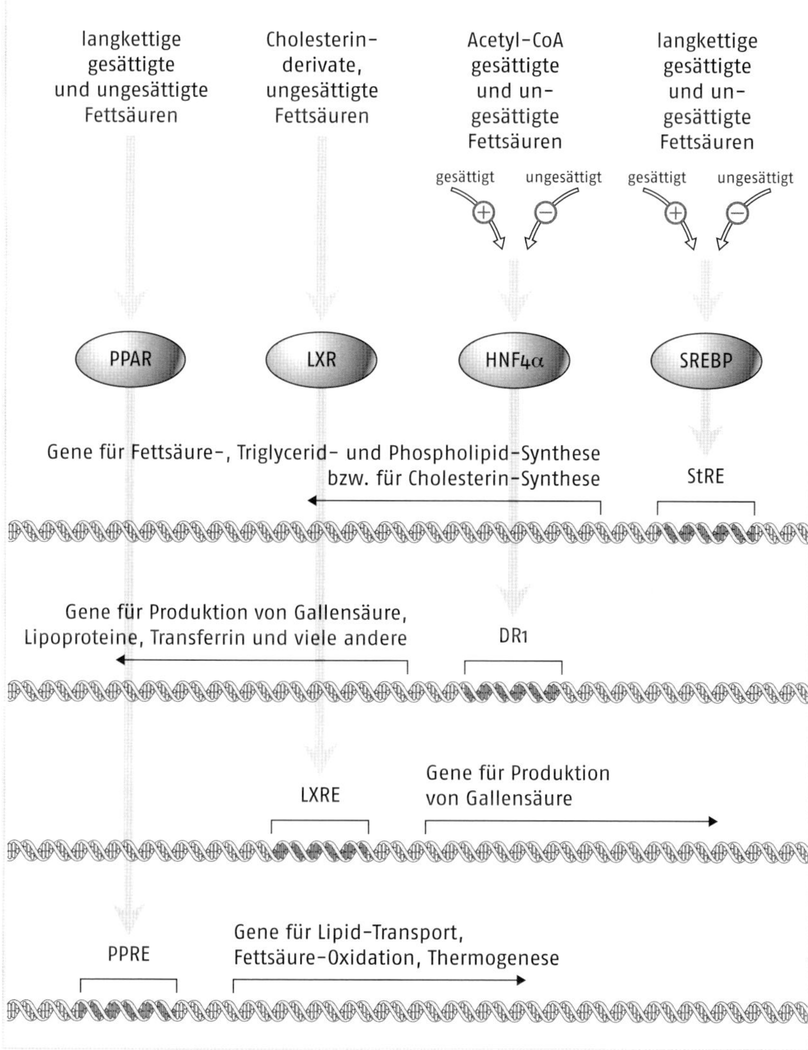

Abbildung 21: Fettsäuren als Gen-Regulatoren. Fettsäuren und Cholesterinderivate können bestimmte Transkriptionsfaktoren aktivieren, die sich an Regulatorsequenzen der DNA binden und Gene aktivieren, deren Produkte u. a. an der Verarbeitung von Fettsäuren und Cholesterinen beteiligt sind.

Die Signalwirkung von Spurenelementen

Selen, Zink und Eisen sind lebenswichtige Spurenelemente mit sehr vielfältigen Funktionen innerhalb unseres Stoffwechsels. Diese Elemente werden beispielsweise von zahlreichen Enzymen für katalytische Reaktionen benötigt oder sind für die Strukturgebung bestimmter Proteine notwendig. Daneben sind die genannten Spurenelemente aber auch als Signalgeber direkt oder indirekt an der Regulation etlicher Gene beteiligt. Eine Unterversorgung macht sich daher besonders deutlich bemerkbar, denn dadurch ist nicht nur die Funktionsfähigkeit bestimmter Proteine, sondern auch die Herstellungsmenge von Proteinen betroffen.

Selen und Selenoproteine

Paracelsus' Erkenntnis, die Dosis mache das Gift, trifft in besonderem Maße auf das Element Selen zu. Seine Giftwirkung wurde in zahlreichen Kriminalromanen beschrieben; doch ganz ohne Selen kommt unser Organismus nicht aus. Ob wir nun 50, 70 oder noch mehr Mikrogramm pro Tag benötigen, kann zurzeit niemand mit Sicherheit behaupten, aber ein Mangel dieses essenziellen Spurenelements macht sich je nach Schwere in allgemeinen Symptomen wie Müdigkeit und Veränderungen der Haar- und Nagelstruktur bemerkbar oder äußert sich gar in Form von Lebernekrosen, Muskeldystrophien und Schädigungen des Skeletts und der Herzmuskel.

Im Periodensystem gehört Selen zu derselben Hauptgruppe wie Sauerstoff und Schwefel und ist hinsichtlich seiner Eigenschaften weder eindeutig als Metall noch eindeutig als Nichtmetall einzuordnen. In Spuren kommt es in nahezu allen Böden, Gewässern und Gesteinen vor, allerdings gibt es starke geografische Abweichungen. Entsprechend groß sind auch die geografischen Unterschiede der Selenkonzentration bei Pflanzen und Tieren.

Nahezu alle Lebewesen benötigen dieses Element und nehmen es mit dem Wasser, aus dem Boden oder mit der Nahrung auf. Nach der Vorverarbeitung durch die Verdauungsenzyme liegt es in Form von Selensäure (bzw. von Salzen wie 2 Na^+ [SeO_3^{2-}]) vor oder, gebunden an Cystein oder Methionin, als Selenaminosäure. Alle drei Substanzen werden im Dünndarm resorbiert und anschließend über die Blutbahn im Körper verteilt.

Selen wird an die Aminosäure Cystein gebunden und das entstandene Selenocystein wird in zahlreiche Proteine eingebaut, die an zellulären Redoxprozessen beteiligt sind, also Reaktionen, bei denen Oxidationen und Reduktionen von Molekülen als kontrollierte gekoppelte Prozesse katalysiert werden. Die Selenatome befinden sich im aktiven Zentrum der Enzyme und sind ein wesentlicher Bestandteil der Katalyse; ohne Selen können die Proteine nicht korrekt funktionieren. Derartige Enzyme kommen in allen Zellen vor, in besonders hohen Konzentrationen jedoch in der Schilddrüse, in den Nieren, den Geschlechtsorganen und auch im Muskelgewebe und in der Leber.

Selenoproteine

Über 30 verschiedene Selenoproteine produziert unser Organismus, darunter

- Dejodasen, regulieren in der Schilddrüse über die Schilddrüsenhormone den Iodhaushalt,
- Thioredoxinreductasen, u. a. beteiligt an der DNA-Synthese, der Modulation einiger Transkriptionsfaktoren und der Proteinfaltung,
- Selenoprotein P, beteiligt am Selentransport und antioxidativem Schutz,
- Glutathionperoxidasen, beteiligt am Abbau von Peroxiden und Schutz vor Aufnahme von Lipid-Hyperoxiden aus dem Darm (Peroxide und Hyperoxide enthalten hochreaktive Sauerstoffmoleküle, die andere Moleküle angreifen können),
- Selenophosphatsynthetase, synthetisiert Selenophosphat als Vorstufe für Selenocystein
- und einige weitere Proteine, die u. a. Spermazellen vor oxidativen Schäden schützen oder die Entstehung bestimmter Karzinomtypen hemmen.

Da Selenocystein jedoch nicht zu den häufigsten 20 Aminosäuren der Proteine zählt und daher auch nicht in dem universellen Triplett-Code vertreten ist, mussten einige Probleme gelöst werden, damit Selenoproteine überhaupt gebildet werden können. Im Anhang 1 werden die Grundlagen dieser genetischen Prozesse beschrieben.

Bakterien und zellkernhaltige Zellen haben im Verlauf der Evolution einen ähnlichen Mechanismus entwickelt. Lange Zeit hatte man angenommen, dass Selenoproteine zunächst aus den 20 gängigen Aminosäuren gebildet und erst nachträglich die SH-Gruppen bestimmter Cysteine zu SeH-Gruppen umgebaut würden. Als man die Entstehungsmechanismen der Selenoproteine erforschte, erkannte man jedoch, dass der Prozess deutlich komplizierter ist als ursprünglich vermutet.

Die mRNA der Proteine, die Selenocystein enthalten sollen, besitzen an einer bestimmten Stelle einen Abschnitt mit komplementären Nukleotidsequenzen, die sich aneinander lagern und eine dreidimensionale Schlaufe bilden. Ein solcher Abschnitt wird als *Se*leno*c*ysteine *I*nsertion *S*equence (SECIS) bezeichnet, weil sich an die Haarnadelstruktur der mRNA ein Komplex anlagern kann, der eine mit Selenocystein beladene tRNA enthält. Der nächste Trick ist, dass diese tRNA ein Anticodon besitzt, das komplementär zum Stopp-Codon UGA der mRNA ist. Normalerweise hält ein Ribosom an einem Stopp-Codon an, da die Zelle keine dazu komplementären tRNA produziert. Dann gleitet ein Terminationsfaktor in die freie Stelle des Ribosoms und beendet die Proteinsynthese. Im Fall einer SECIS jedoch kann dann diese spezielle tRNA an das Stopp-Codon binden, das Ribosom baut ganz normal das Selenocystein in die wachsende Peptidkette ein und wandert weiter die mRNA entlang bis zum endgültigen Stopp-Codon.

Die Herstellung der Selenocystein-beladenen tRNA erfordert mehrere Schritte. Die Selenophosphat-Synthetase produziert Selenophosphat, das die Selenocystein-Synthase verwendet, um das an die spezielle tRNA gebundene Cystein zu Selenocystein umzubauen. Die fertige Selenocystein-tRNA verbindet sich dann mit dem Proteinkomplex, der sich an die SECIS-Struktur lagert. Sobald dann das Ribosom an ein Stopp-Codon kommt, wandert die tRNA in das Ribosom und gibt ihre Aminosäure ab.

Im Gegensatz zum Mechanismus der ersten Theorie stellt dieser Mechanismus sicher, dass selenhaltige Proteine nur dann hergestellt werden, wenn auch tatsächlich Selen in der Zelle vorhanden ist. Springt nämlich an dem Stopp-Codon keine Selenocystein-tRNA ein, wird die Produktion des Proteins abgebrochen und das unvollständige Produkt wird schnell wieder abgebaut. Auf diese Weise reguliert Selen die Produktion der selenhaltigen Proteine selbst.

Zink und Transkriptionsfaktoren

Zink gehört zu den sogenannten Übergangsmetallen und ist hinsichtlich seines Wirkungsspektrums ein Multitalent. Auch hier sind die Angaben der täglichen Mindestmengen von 7–10 mg nur Schätzungen. Zinkmangel ist inzwischen zu einem intensiv diskutierten Thema unter Medizinern geworden, da man vermutet, dass ungefähr ein Viertel der Weltbevölkerung nicht ausreichend damit versorgt ist. Die Auswirkungen sind entsprechend dem Funktionsspektrum von Zink sehr vielfältig: Haarausfall, Verzögerung der Wundheilung, Verminderung von Immunfunktionen und damit einhergehende Zunahme von Infektionen, Unfruchtbarkeit, Fehlgeburten, Reduktion der

Spermienanzahl und -beweglichkeit, Verzögerung der Geschlechtsentwicklung, Desorientierung, Depression, Verminderung bis Verlust des Geruchs- und Geschmackssinns. Im Unterschied zu Selen kann man sich mit Zink nur schwerlich vergiften. Die dazu notwendige Dosis lässt sich in der Regel gar nicht erst erreichen, da es vorher zum Erbrechen kommt.

Zink nehmen wir mit unserer Nahrung auf. In tierischen Produkten, ganz besonders in rotem Fleisch, ist es nicht nur in hohen Mengen enthalten, sondern auch in einer für den Organismus leicht zu verwerten Form. Getreide und Hülsenfrüchte enthalten zwar auch Zink, aber die Phytinsäure der Pflanzen bindet die Zinkionen zu einem Phytatkomplex, den unsere Darmzellen nicht resorbieren können.

Zink liegt in unserem Körper ausschließlich in ionischer Form vor, als Zn^{2+}. Vergleichbar mit Selen wird auch Zink für zahlreiche Enzyme verwendet, die das Metall als katalytisches Zentrum nutzen. Zusätzlich kann es über Interaktionen mit Aminosäuren die räumliche Struktur von Proteinen stabilisieren oder gar erst ermöglichen. Letztere Eigenschaft trifft für eine große Gruppe von Transkriptionsfaktoren zu, die ihre Bindefähigkeit zur DNA nur mit Hilfe von Zinkionen erhalten. Derartige Strukturabschnitte innerhalb des Proteins werden sehr treffend als Zinkfinger bezeichnet, da ein Zinkion an vier Aminosäure-Seitengruppen – vier Cysteinen oder einer Kombination aus Cysteinen und Histidinen – bindet und dadurch die Peptidkette zu einer Schlaufe formt. Einige Transkriptionsfaktoren besitzen mehrere Zinkfinger, die sich in die Furchen der DNA-Helix legen können. Mehr als 300 Enzyme benötigen Zinkionen und in 10 % unserer Protein-Gene wurde mindestens eine Zink-Bindesequenz identifiziert.

Wie eingangs erwähnt ist Zink ein Multitalent. Es wirkt auf verschiedene Bereiche des Immunsystems, beispielsweise auf die Funktionsfähigkeit der Schilddrüse und die Entwicklung der T-Zellen sowie auf die Produktion von Cytokinen, die Immunzellen als Signalstoffe für die interne Kommunikation produzieren. Außerdem reguliert Zink die Ansprechbarkeit bestimmter Neuronen und es ist eine wesentliche Komponente bei vielen intrazellulären Signalwegen. Über die Produktion und Aktivierung von Transkriptionsfaktoren, die Zinkfinger enthalten, ist Zink auch an der Regulation zahlreicher Gene beteiligt.

Ein Rezeptor-vermitteltes Signal wird innerhalb der Zelle an bestimmte Proteine übertragen, deren Aktivität durch reversibel angebundene Phosphatgruppen reguliert wird. Kinasen heißen die Enzyme, die durch Anbinden von Phosphatgruppen die Signalproteine aktivieren, Phosphatasen dagegen entfernen die Gruppen wieder und deaktivieren die Signalproteine. Zink kann einen bestimmten Phosphatasetypus inhibieren und dadurch die Dauer bestimmter Signalwirkungen verlängern.

Zinkionen können zwei Proteine zusammenhalten, indem sie mit Aminosäure-Seitengruppen beider Proteine Bindungen eingehen. Auf diese Weise wird z. B. eine Kinase in der Nähe eines Zellmembran-Rezeptors gebunden, sodass der Rezeptor das empfangene Signal an diese Kinase weiterleiten kann, die dann ein weiteres Signalprotein durch Phosphorylierung aktiviert.

Des Weiteren kann Zink Transkriptionsfaktoren aktivieren, indem es bei einer genügend hohen Konzentration in der Zelle an bestimmte Bereiche des Transkriptionsfaktors bindet und dadurch die Proteinstruktur derart verändert, dass der Transkriptionsfaktor an die entsprechende Erkennungssequenz der DNA binden und die Transkription des zugehörigen Gens in Gang setzen kann. Zink ist auch in anderer Weise an der Regulation von Genen beteiligt, nämlich an der Methylierung von CpG-Inseln – doch dazu mehr im Kapitel „Methylgruppen als Stempel" und im Anhang unter „Methylierungen".

Bei einer Erkältung schwören einige Menschen auf die heilsame Wirkung von Zink. Auch wenn die Zusammenhänge noch nicht vollständig aufgedeckt sind, könnte eine schnellere Genesung mit den Zinkfinger-Transkriptionsfaktoren zusammenhängen. Das Immunsystem arbeitet bei einer Virusinfektion sehr intensiv, das heißt, viele Immunzellen werden benötigt und viele Antikörper und andere immunrelevante Substanzen werden produziert. Außerdem muss sich das zerstörte Flimmerepithel des oberen Atemtrakts regenerieren. Alles in allem müssen im Verlauf einer Erkältung sehr viele verschiedene Gene abgelesen werden, an deren Regulation höchstwahrscheinlich zahlreiche Zinkfinger-Transkriptionsfaktoren beteiligt sind. Befindet sich zu wenig Zink in den Zellen, können diese Regulationsfaktoren nicht funktionieren und die Gene können dann vermutlich entweder gar nicht oder nur in geringen Mengen abgelesen werden.

Eisen als Regulator der Proteinsynthese

Eisen ist wohl das bekannteste aller Metalle. Ohne Eisen kann unser Organismus nicht funktionieren, da es die zentrale Komponente sowohl beim Transport und Austausch von Sauerstoff und Kohlendioxid darstellt als auch bei bestimmten Prozessen der Energiegewinnung am Transport von Elektronen beteiligt ist. Die Ionen werden dazu in ein komplexes flaches Molekül eingebunden, den sogenannten Porphyrinring. Diese Komplexverbindung nennt man Häm; sie kann als Katalysezentrum in verschiedene Proteine eingebaut werden. Auf diese Weise entstehen Hämoglobine (rote Blutfarbstoffe), Myoglobine (rote Muskelfarbstoffe) und verschiedene Cytochrome (Elektronentransporter in Mitochondrien und Chloroplasten). Die stärksten Eisenverbraucher sind unsere roten Blutkörperchen, die eine durchschnittliche Lebensdauer von 120 Tagen haben, bis sie in der Leber und der Milz abgebaut werden. Das freigesetzte Eisen wird recycelt und entweder zunächst an Transferrine (Eisentransportproteine) gebunden und anschließend wieder in Hämoglobine eingebaut, oder es wird in Ferritinen (Eisenspeicherproteinen) deponiert. Die Deutsche Gesellschaft für Ernährung empfiehlt eine Tagesmenge von 10 mg für Männer, 15 mg für menstruierende Frauen und für Schwangere, die ja letztlich zwei Blutkreisläufe versorgen müssen, eine Dosis von 30 mg Eisen pro Tag. Interessanterweise enthält getrocknete Petersilie über 30-mal mehr Eisen als Fleisch vom Rind, Schwein oder Geflügel. Allerdings ist die Bioverfügbarkeit bei tierischen Eisenquellen meist besser als bei pflanzlichen, da unser Organismus das an Hämoglobine und Myoglobine gebundene Eisen besser verwerten kann als die in Pflanzen gebundene Form und da pflanzliche Substanzen wie Phytinsäure, Tannin und Oxalsäure die Eisenresorption aus dem Darm beeinträchtigen können.

Am Eisenstoffwechsel sind viele Proteine beteiligt, deren Syntheserate von den Eisenionen selbst reguliert wird. In den meisten Fällen beziehen sich die Regulationsmechanismen auf Prozesse, die vor der Transkription der Gene liegen, da es für die Zellen material- und energiesparender ist, ein Gen-Transkript gar nicht erst herzustellen, wenn das darin codierte Protein nicht benötigt wird. Im Fall der Eisenproteine beziehen sich die Regulationsmechanismen jedoch auf die mRNA, und zwar einerseits auf ihren Abbau und damit die „Lebensdauer", andererseits auf die Translationsrate, also das Ablesen der Transkripte durch Ribosomen. Der Vorteil, die Proteinsynthese nicht auf die Transkriptions-, sondern auf die Translationsebene zu verlagern, liegt in einer größeren Reaktionsgeschwindigkeit. Wenn die Proteine schnell benötigt werden, müssen die zugehörigen Gene nicht erst noch in mRNA transkribiert werden, sondern die Ribosomen können die bereits vorhandenen Transkripte sofort in Proteine übersetzen.

An der Regulation dieser mRNA sind hauptsächlich zwei Komponenten beteiligt. Ein bestimmter Abschnitt der mRNA faltet sich aufgrund der Nukleotidsequenz zu einer Haarnadelstruktur, der ersten Komponente, und an diese lagert sich, als die zweite Komponente, ein spezielles Protein, das die Form der RNA stabilisiert. Den aufgefalteten mRNA-Abschnitt bezeichnet man als *I*ron *R*esponse *E*lement (IRE) und das sich anlagernde Protein als *I*ron *R*egulatory *P*rotein (IRP). Diese Proteine können jedoch nur in Abwesenheit von Eisenionen an die IRE binden, denn nur ohne Eisen haben sie die richtige dreidimensionale Sturkur, die auf die IRE passt.

Eine Genabschrift kann eine oder auch mehrere IRE besitzen, und die Position der IRE auf der mRNA bestimmt die Regulationswirkung. Eine mRNA besteht immer aus mehreren funktionellen Abschnitten: Der vordere und der hintere Bereich sind nicht codierende Abschnitte, das bedeutet, sie werden von den Ribosomen nicht abgelesen. Das Vorderende dient den Ribosomen als Starthilfe, um sich korrekt auf der mRNA zu positionieren, bis sie das Start-Codon für die Translation gefunden haben. Im hinteren Abschnitt befinden sich Sequenzmotive, die u. a. an der Stabilität und der Halbwertszeit der mRNA beiteiligt sind. Zwischen den beiden nicht codierenden Abschnitten liegt der codierende Teil, das eigentliche Gen, das mit einem Start-Codon beginnt und mit einem Stopp-Codon endet.

Befindet sich ein IRE samt stabilisierendem IRP vor dem Gen, kommt das Ribosom nicht an seine Startposition heran und das Gen kann nicht abgelesen und in eine Aminosäuresequenz übersetzt werden. Sind aber genügen Eisenionen in der Zelle, binden sie an die IRP, deren Form sich daraufhin ändert, sodass sie sich vom IRE ablösen und die mRNA freigeben. Ein Enzym mit dem Namen Helicase läuft direkt vor dem Ribosom die mRNA entlang und entwindet die Schlaufe, sodass die mRNA abgelesen und in Proteine übersetzt werden können.

Befinden sich ein oder mehrere IRE samt IRP hinter dem Gen, können die RNA-abbauenden Exo- und Endonukleasen die mRNA nicht zerlegen, da sie nicht an die Schnittstellen der mRNA herankommen. Eisenionen können die Regulatorproteine von den IRE ablösen, sodass die Nukleasen

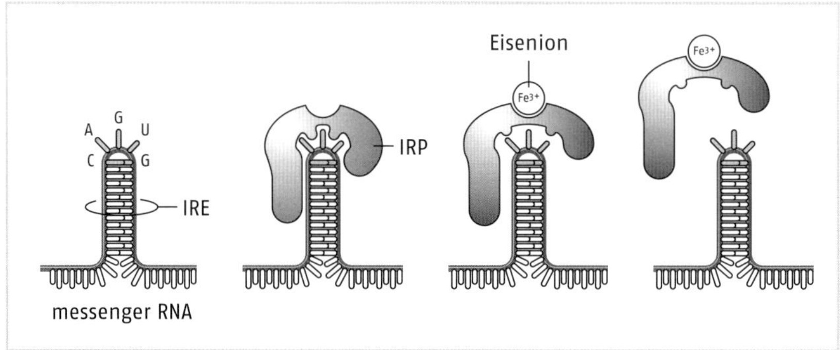

Abbildung 22: Iron Response Element (IRE) und Iron Regulatory Protein (IRP). Einige mRNA, deren codierte Proteine am Eisenstoffwechsel beteiligt sind, enthalten charakteristische Strukturelemente (IRE). An diese docken Proteine (IRP), die die RNA-Struktur stabilisieren und die Bindung anderer Proteine an die mRNA blockieren. Eisenionen verändern die Form der IRP derart, dass sie die mRNA freigeben und für andere Proteine zugänglich machen.

an die mRNA herankommen und sie zerschneiden können. Ohne Eisen bleiben derartige mRNA also länger bestehen und in Anwesenheit von Eisen werden sie schneller abgebaut. Je nach Position der IRE kann die Anwesenheit von Eisen also entweder die Produktion von Proteinen drosseln oder steigern.

Eisen ist also ein Spurenelement, das über eine direkte Regulation genetischer Prozesse seine eigene Verstoffwechselung kontrolliert. Bei Eisenmangel werden Proteine gebildet, die diesen Mangel beheben können, und bei Eisenvorkommen werden Proteine der Weiterverarbeitung, der Speicherung und des Weitertransports synthetisiert.

Nahrung als Informationslieferant

In der klassischen Genetik bedeutet eine Änderung der äußerlichen Erscheinung, des sogenannten Phänotyps, immer auch eine Änderung der jeweiligen genetischen Informationen, des Genotyps. Inzwischen hat man erkannt, dass es Faktoren und molekulare Mechanismen gibt, die in der Lage sind, den Phänotyp zu modifizieren, ohne Änderungen an den Nukleotidsequenzen vorzunehmen. Diese Form der Genetik nennt man Epigenetik, sozusagen „Genetik auf der Genetik". Innerhalb einer Zelllinie, also wenn sich eine Zelle teilt und sich die Tochterzellen ebenfalls teilen usw., können diese epigenetischen Informationen ebenso vererbt werden wie die genetischen. In einigen Fällen konnte man sogar nachweisen, dass bestimmte epigenetische Marker von einer auf die andere Generation übertragen werden können.

Epigenetische Mechanismen erlauben es einem Organismus, kurzzeitige Anpassungen an aktuelle Umweltsituationen vorzunehmen – „kurzzeitig" verglichen mit der Geschwindigkeit, in der Selektionsmechanismen im Verlauf der Evolution wirken. Epigenetische Mechanismen verbinden in gewisser Weise die Genetik mit der Umwelt. Und hier kommt die Ernährung wieder ins Spiel, denn mit unserer Nahrung nehmen wir Substanzen auf, die auf derartige epigenetische Prozesse einen großen Einfluss ausüben können.

Methylgruppen als Stempel

Um eine Methylgruppe übertragen zu können, benötigen die DNA-Methyltransferasen zunächst einmal selbst eine mobile Methylgruppe. Nun können aber nicht wahllos von irgendwelchen Molekülen Methylgruppen abgeschnitten werden, sondern sie müssen von bestimmten Methyl-Donatoren stammen, von denen unsere Enzyme derartige Gruppen abtrennen können. Die Hauptquellen für Methylgruppen sind die Aminosäure Methionin, der

Aminoalkohol Cholin sowie sein Oxidationsprodukt Betain, und als Cofaktoren für die Übertragungsprozesse werden Folsäure, Vitamin B12 und Pyridoxalphosphat benötigt. Zusätzlich ist für eine korrekte Methylierung das Element Zink von Bedeutung. Alle Substanzen sollten in ausreichender Menge in unserer Nahrung vorkommen.

1998 wurde an Mäusen erstmals der Beweis erbracht, dass über die Ernährung der Methylierungsgrad von Genen beeinflusst werden kann und dass die dadurch modifizierten Genaktivitäten zu deutlich sichtbaren Veränderungen führen. Die Fellfarbe von Mäusen wird von mehreren Genen bestimmt. Eines der Gene trägt den Namen Agouti und kommt in verschiedenen Varianten vor, etwa Agouti viable yellow oder abgekürzt Avy. Ist dieses Gen nur wenig oder gar nicht methyliert, hat die Maus eine gelbliche Fellfarbe. Gleichzeitig wird sie aber auch sehr anfällig für Fettleibigkeit, für Diabetes und Krebs. Ist das Gen jedoch stark methyliert, wird es nicht abgelesen, die Maus entwickelt eine braune Fellfarbe und bleibt gesund. Zwischen dem unmethylierten und dem vollmethylierten Zustand gibt es zahlreiche Zwischenstufen – was sich in verschieden gescheckten Mustern und Fellfarben widerspiegelt, aber auch in der unterschiedlichen Ausprägung der Krankheitsbilder. Wird den trächtigen Weibchen Nahrung mit einem hohen Folsäure- und Methioningehalt geboten, gebären sie schlanke, gesunde dunkelhaarige Junge, unabhängig von ihrem eigenen Erscheinungsbild. 2006 wurde in einem weitergehenden Experiment die Entdeckung gemacht, dass der Methylierungsgrad, den die Mutter aufgrund ihrer Nahrung aufwies und auf die Jungen übertragen hatte, auch in der Enkelgeneration nachgewiesen werden konnte. Ursprünglich hatte man angenommen, dass alle Methylierungsmuster nach der Befruchtung wieder entfernt werden und dass die einzelnen Zellen im Lauf der Embryogenese ihre eigenen Methylierungen vornehmen, die sie dann an die Tochterzellen weitergeben. In der Regel sind nämlich die chromosomalen Methylierungsmuster entwicklungs- und zelltypspezifisch.

Nun aber ist man sich sicher, dass einige Methylierungen tatsächlich auf die nächste Generation übergehen; teilweise werden diese Markierungen sogar geschlechtsspezifisch vererbt, was letztlich bedeutet, dass die Aktivität eines Gens davon abhängt, ob es vom Vater oder von der Mutter stammt. Dieses Phänomen nennt man Prägung (genomischer Stempel oder Genomic Imprinting). Bei uns sind inzwischen über 100 geprägte Gene identifiziert worden, die teilweise vom Vater, teilweise von der Mutter stammen. Derartige Prägungen sind offensichtlich überlebenswichtig, denn wenn die Chromosomen der Eizelle keine Prägungen aufweisen, verläuft die Embryonalentwicklung abnorm, und ohne Prägungsmuster in den Spermien bildet sich nach der Befruchtung die Plazenta nur unvollständig aus.

Grundsätzlich ist es sehr schwierig, beim Menschen einen konkreten Zusammenhang zwischen Ernährung und Methylierungsgrad herzustellen, denn im Gegensatz zu den Mäusen, denen man über Wochen hinweg eine exakt zusammengestellte Nahrung vorsetzen kann, werden sich für derartige Experimente wohl kaum genügend Freiwillige finden. Überraschend viele Krebszellen weisen uncharakteristische Methylierungsmuster auf; darin sehen einige Forscher inzwischen einen Zusammenhang mit folsäurearmer Ernährung. Ein historisches Beispiel lieferte unfreiwillig ein wesentliches Indiz dafür, in welcher Weise sich eine Mangelsituation auf die Prägungsmuster niederschlagen kann. Der Winter 1944/1945 ging als „Hunger-Winter" in die Geschichte ein, und eine Gruppe holländischer Mütter, deren Ernährungszustand mehr als beunruhigend war, brachte in diesem Winter recht kleine Babys zur Welt. Obwohl die Kinder nach dem Krieg in wirtschaftlich guten Verhältnissen aufwuchsen und überdurchschnittlich häufig übergewichtig wurden, gebaren die Töchter dennoch wieder unterdurchschnittlich kleine Kinder. Die Folgeerscheinungen einer Hungersnot wurden in Form spezieller Methylierungsmuster zum Teil bis weit über die Enkelgeneration hinaus tradiert.

Inzwischen sind Epigenetiker der Ansicht, dass die Lebensumstände der Mutter innerhalb eines gewissen Zeitfensters einen starken Einfluss auf die epigenetischen Markierungen des Embryos haben und dass einige dieser Spuren Anpassungen an die von der Mutter vorgefundenen Lebenssituationen darstellen. Manchmal jedoch kommt es vor, dass sich derartige Voranpassungen nicht als ebensolche erweisen, nämlich wenn sich die Lebenssituation der Kinder von denen der Mutter stark unterscheidet. So liegen einige Studien über afrikanische und südasiatische Bevölkerungsgruppen vor, in denen aufgezeigt wird, dass Kinder, deren Mütter während der Schwangerschaft unter einer starken Hungersnot litten (z. B. Biafra 1968–1970, China 1958–1961), ein überdurchschnittlich hohes Risiko für Übergewicht, Diabetes und Herz Kreislauf Erkrankungen haben, wenn sie in einer Umgebung aufwachsen, die ihnen ein ausreichendes Angebot oder gar ein Überangebot an Nahrung bietet. Der Organismus, so die Interpretation der Daten, ist eingestellt auf eine Mangelsituation, sieht sich dann aber konfrontiert mit einer Situation des Überflusses.

Noch sind viele Fragen in dieser sehr jungen Forschungsdisziplin unbeantwortet und man tastet sich langsam vor von allgemeineren zu konkreteren Aussagen. Immer wieder werden die Forscher durch neue Entdeckungen gezwungen, Theorien zu verwerfen oder zu modifizieren. So wie jüngst eine Untersuchung bewies, dass Sportübungen dazu führen, dass Methylierungen der Promotoren bestimmter Gene kurzfristig entfernt und die nachgeschalteten Gene dadurch aktiviert werden – das Gen PPARδ etwa, dessen codiertes Protein die Oxidation von Fettsäuren induziert, und zwei weitere Gene, deren Produkte an der Regulation des Energiehaushalts beteiligt sind. Dachte man bisher, die Methylierungsmuster seien, einmal etabliert, lebenslanger Bestandteil der Chromosomen, so muss man nun korrigierend hinzufügen, dass dies wohl nicht für alle Methylierungen zutrifft.

RNA-Moleküle als Ausschalter

Eine sensationelle Entdeckung, deren Bedeutung und deren Konsequenzen noch nicht genau eingeschätzt werden können, wurde 2011 veröffentlicht. Wissenschaftler zeigten, dass mit der Nahrung aufgenommene mikro-RNA (miRNA, s. Anhang) unverändert resorbiert werden können, in die Blutbahn abgegeben werden, in Körperzellen eingeschleust werden und dort bestimmte Gene beeinflussen können. Man nimmt mit der Nahrung also nicht nur Bausteine, sondern außerdem Informationen auf.

Auch Pflanzen produzieren, wie die meisten „höheren" mehrzelligen Organismen, zahlreiche miRNA zur Regulation ihrer eigenen Prozesse. Im Serum der in dieser Studie untersuchten Chinesen wurde nun ungefähr 30 verschiedene, eindeutig pflanzliche miRNA nachgewiesen, die mit der Nahrung aufgenommen worden waren, u. a. durch Reis, Kartoffeln, Weizen und Salat. Die Moleküle, die übrigens den Garvorgang unbeschadet überstehen, haben unverändert den Magen passiert, wurden anschließend von Enterocyten des Dünndarms aufgenommen, in Vesikel verpackt und in die Blutbahn geschleust. Sogar in einigen Organen konnten die miRNA nachgewiesen werden.

Bei Mäusen, die mit Reis gefüttert wurden, stellte man fest, dass eine bestimmte Reis-typische miRNA, die MIR168a, an die mRNA eines Proteins für den LDL-Rezeptor bindet. Das Protein mit der Bezeichnung LDLRAP1 (*L*ow *D*ensity *L*ipoprotein *R*eceptor *A*daptor *P*rotein 1) unterstützt die Aufnahme von LDL in die Zellen. Indem die miRNA an die mRNA für das Rezeptorprotein bindet, setzt sie diese mRNA außer Kraft – sie wird abgebaut und das Protein wird nicht gebildet. Das hat wiederum zur Folge, dass die Zellen die LDL nicht mehr in ausreichender Menge aufnehmen können und ihre Konzentration im Blut ansteigt. Da eben diese Reis-typische miRNA in größeren Mengen im Blut zahlreicher Probanden nachgewiesen wurde, kann man davon ausgehen, dass ein ähnlicher Effekt auch im Menschen verursacht wird. Hoher Reiskonsum, so hieße dann die Konsequenz, erhöht das Risiko für Arteriosklerose, denn ein zu hoher LDL-Spiegel ist einer der Hauptrisikofaktoren dafür. Genauere Untersuchungen zu diesem konkreten Zusammenhang stehen allerdings noch aus.

Pflanzliche miRNA wurden auch in anderen pflanzenfressenden Tieren nachgewiesen; es scheint sich also um ein sehr verbreitetes Phänomen zu handeln. Und da sich nun herausgestellt hat, dass miRNA offenbar eine neue Klasse stabiler und transportierbarer Signalmoleküle darstellen, muss man akzeptieren, dass man mit der Nahrung auch Informationen aufnimmt, die in unserem Körper nicht ohne Wirkung bleiben.

Züchtungen

Jede Ernährungsbeziehung zwischen zwei Organismen ist deutlich mehr als ein Fressen und Gefressen werden, als ein Einverleiben von Materie und der in ihr gespeicherten Energie. Die Komplexität dieser Interaktion lässt sich allerdings erst erkennen, wenn man in evolutionsbiologischen Dimensionen denkt – eine Herausforderung für unser Vorstellungsvermögen.

Der fressende und der gefressene Organismus stellen füreinander starke Selektionsfaktoren dar, die zu verschiedenen Veränderungen der beteiligten Spezies führen. Kann sich nämlich, stark vereinfacht formuliert, aufgrund einer oder mehrerer Mutationen die „Beute" dem „Räuber" entziehen, indem das Beutetier beispielsweise schneller läuft oder die Futterpflanze Giftstoffe produziert, so liegt ein starker Selektionsdruck auf dem „Räuber", der sich von diesem Tier oder dieser Pflanze ernährt. Ereignen sich nun bei dem „Räuber" Mutationen, die ihn in die Lage versetzen, erneut der „Beute" habhaft zu werden, indem er beispielsweise noch schneller laufen oder die pflanzlichen Giftstoffe unschädlich machen kann, kehrt sich der Selektionsdruck wieder gegen die „Beute". Auch wenn dieses Szenario stark vereinfacht dargestellt ist, zeigt es doch, dass jede Beziehung zwischen einer fressenden und einer von ihr gefressenen Spezies aufgrund der einer solchen Beziehung innewohnenden Selektionsdrücke immer auch eine gegenseitige Beeinflussung der jeweiligen genetischen Ausstattung ist. Mit anderen Worten: Über einen langen Zeitraum hinweg betrachtet verändern sich die gefressene und die fressende Spezies gegenseitig. Und da die meisten, wenn nicht gar alle Ökosysteme miteinander verbunden sind, sind auch ihre Nahrungsketten und -netze untereinander verknüpft und formen ein riesiges System genetischer Interaktionen, dessen Komplexität und Arbeitsgeschwindigkeit für uns kaum vorstellbar sind.

In diesem natürlichen System nimmt der Mensch eine Sonderstellung ein, denn keine Art beeinflusst die Genome seiner Nahrungsorganismen derart massiv wie *Homo sapiens*. Mit Beginn der Neolithischen Revolution vor circa 10 000 Jahren fingen die Menschen an verschiedenen Orten der Welt an, Pflanzen und Tiere aus ihren Lebensräumen zu separieren und ihre Vermehrung zu kontrollieren (s. a. Kapitel „Die Neolithische Revolution"). Die natürlichen Selektionskriterien wurden teilweise ausgetauscht durch die Zuchtziele der Menschen. Erwünschte Eigenschaften wie Größe, Protein-, Zucker- und Stärkegehalt wurden positiv selektiert, unerwünschte Eigenschaften wie Bitterstoffe, Säure- und Fettgehalt wurden negativ selektiert. Heutzutage kommen neben den zahlreichen verschiedenen klassischen

Züchtungsmethoden zunehmend auch die intensiv diskutierten gentechnischen Verfahren zum Einsatz, um Organismen zu kreieren, die nicht nur ernährungsphysiologische Ansprüche erfüllen, sondern immer häufiger auch den Erfordernissen der verarbeitenden Industrien entsprechen sollen.

So wie die Neolithische Revolution den Grundstein für die Veränderung einzelner Tier- und Pflanzen-Genome gelegt hat, so hat die Industrielle Revolution den Grundstein dafür gelegt, dass der Mensch inzwischen den Genpool ganzer Ökosysteme verändert. Nur einige Beispiele: In vielen Ländern wurden und werden Wälder gerodet, um Ackerflächen zu schaffen. Riesige Monokulturen und Gewächshauskomplexe verändern Landstriche irreversibel. Düngemittel und ausgebrachte Gülle eutrophieren zahlreiche fließende und besonders stehende Gewässer. Durch den Einsatz von Antibiotika in der Tierhaltung entstehen antibiotikaresistente Bakterien, die selbst weit entfernt von den Ställen nachgewiesen werden können. Aus Netzkäfigen ausgebrochene Zuchtlachse infizieren und verdrängen Wildlachspopulationen. Pflanzen und Tiere werden über Kontinente hinweg transportiert und in neuen Ökosystemen etabliert; häufig gelangen dabei auch unerwünschte Organismen in andere Länder und verdrängen heimische Arten. Außerdem werden durch diese Transporte riesige Mengen an Biomasse über den Planeten umverteilt.

Leben bedeutet auch immer Austausch. Das Prinzip geschlossener Systeme mag für den menschlichen Verstand ein angenehmes, weil überschaubares und kontrollierbares Konzept darstellen, aber es ist unvereinbar mit dem Phänomen Leben. Leben bedeutet Austausch zwischen offenen Systemen – und dieses Prinzip gilt von der einzelnen Zelle über den Organismus bis hin zur gesamten Biosphäre. Kein Maststall und keine Ackerfläche hat Grenzen, die von Lebewesen nicht doch ignoriert und überwunden werden können. Das einzig Begrenzte scheint bei dieser komplexen Thematik der menschliche Verstand zu sein.

Ein kleines Wissens-Menü

Jeder von Menschen gezüchtete Organismus hat seine eigene Geschichte, die manchmal sehr lang, manchmal überraschend kurz ist. Die Wege von der Wild- zur domestizierten Form sind zudem häufig sehr unterschiedlich. Anhand von Zutaten eines Menüs werden im Folgenden die Geschichten von Organismen erzählt, die Menschen in verschiedenen Regionen der Welt aus natürlich vorkommenden Stammformen gezüchtet haben. Guten Appetit!

Das heutige Menü:

Vorspeise

Cremige Tomatensuppe

Tomaten: mehr als nur schnittfestes Wasser

Hauptgang

Hühnerfrikassee

Hühner: Ei oder Fleisch
Reis: neue Sorten, neues Denken

oder

Schweinebraten
mit Rotkohl und Kartoffeln

Schweine: Tradition nach Evolution
Rotkohl: Variation in Form und Farbe
Kartoffeln: heiß begehrt und heiß umkämpft

Getränkeempfehlung

frisches Pils vom Fass

Bierhefe: eine erfreulich unsaubere Geschichte
Hopfen: Karriere eines Konservierungsstoffes
Gerste: eine der ältesten Geschichten

Dessert

Kandierte Orangenfilets
an heißer Schokosauce

Apfelsinen: Kinder zweier Mütter
Zuckerrübe: zweimal Natur contra Kultur
Kakao: Genussmittel in Not

Abbildung 23: Das Menü

Die Vorspeise: Tomatensuppe

Tomaten: mehr als nur schnittfestes Wasser

Tomatensorten stellen ein hervorragendes Beispiel für Züchtungslinien dar, deren Eigenschaften sehr stark auf markt- und industrierelevante Kriterien zugeschnitten sind. Obwohl jeder Deutsche jährlich ungefähr 19 kg dieser Früchte verzehrt – davon circa 7 kg als frische Tomaten – stammen 90 % der in der Bundesrepublik Deutschland verkauften Tomaten aus ausländischen Gewächshausproduktionen. Die Organisation von Handlungsabläufen in diesen Großbetrieben, die Mechanisierung von Aufzucht, Ernte und Verpackung, die Transportbedingungen und die industrielle Weiterverarbeitung zu Produkten wie Konserven, Suppen, Tomatenmark und Tomatenketchup erfordern ganz bestimmte Eigenschaften der Tomaten – und nicht alle dieser mühsam gezüchteten Merkmale entsprechen auch dem Geschmack der Kunden.

Solanum lycopersicum ist eine alte Kulturpflanze, die bereits von den mittel- und südamerikanischen Indianern seit etwa 200 v. Chr. angebaut und vermutlich bereits zu verschiedenen Sorten gezüchtet wurde. In dem Gebiet zwischen Ecuador und Peru sind noch heute zahlreiche Wildformen wie die Johannisbeer-Tomate (*Solanum pimpinellifolium*) zu finden. Sie ähneln den heutigen roten Kirschtomaten und gelten als Vorläufer unserer Kulturtomaten. Nach Europa gelangten erste Pflanzen vermutlich Anfang des 16. Jahrhunderts durch spanische Seefahrer, doch nur in einigen mediterranen Ländern trauten sich Menschen, die Früchte auch zu essen. Der überwiegende Teil der europäischen Bevölkerung hielt die Tomate nämlich für giftig und zog sie lediglich als Zierpflanze.

In Nordamerika tauchten Tomaten erstaunlicherweise erst deutlich später auf, nämlich im 18. Jahrhundert. 200 Jahre später etablierten sie sich langsam als Gemüse und ihr Anbau verbreitete sich rasch. Es stellte sich jedoch schon bald heraus, dass der Freilandanbau nicht sehr rentabel ist, denn die inzwischen auf große Früchte hin gezüchteten Pflanzen brauchen Haltevorrichtungen, sie sind anfällig für Pilzerkrankungen und durch Regen platzen zu viele Früchte auf. Heutzutage werden die Pflanzen hauptsächlich in Gewächshäusern gezogen.

Inzwischen gibt es Tausende verschiedener Zuchtsorten, deren Beeren – so werden die Früchte der Tomate botanisch korrekt bezeichnet – sich in der Farbe (Rot, Rosa, Gelb und Orange), in der Form (kugelig, abgeflacht, birnen- oder eiförmig), der Oberflächenstruktur (glatt oder grob gerippt), der Größe (3 bis über 10 cm im Durchmesser) sowie dem Gewicht (5 bis über 250 g) unterscheiden. Da Tomaten je nach Sorte bis zu 95 % aus Wasser bestehen und die Früchte unter normalen Umständen daher relativ schnell überreif und matschig werden, beziehen sich die meisten Züchtungsansätze auf verschiedene Aspekte der Reifungsprozesse und Reifungsstadien. An dieser Stelle bietet es sich an, die Genetik der Tomate zu betrachten.

Wer schon einmal im Garten oder auf dem Balkon selbst Tomaten gezogen hat, weiß, dass die Früchte ungleichmäßig reifen, also in der Übergangsphase unterschiedlich grüne, orange und rötliche Stellen haben, ehe sie mehr oder weniger einheitlich rot werden. In den 1920er Jahren wurde eine natürliche Mutante entdeckt, bei der die Früchte einheitlich reifen. Die unreifen Tomaten sind einheitlich grün und werden dann einheitlich rot. „Uniform Ripening" wurde diese Mutation dann auch konsequenterweise genannt. Sorten mit dieser Mutation finden sich inzwischen in fast allen Lebensmittelgeschäften. Einerseits ist die einheitliche Umfärbung während der Reifung für eine automatisierte Ernte ideal, da der Reifungsgrad leicht zu bestimmen ist, andererseits entspricht das einheitliche Rot offenbar den Kundenwünschen.

Kürzlich wurde nun das für die uniforme Färbung verantwortliche Gen identifiziert. Es codiert ein Protein, das an der Regulation der Photosynthese beteiligt ist. Mittels dieser lichtangetriebenen Synthesemaschinerie können Pflanzen Zucker und zahlreiche andere Stoffe selbst herstellen. Die meisten unreifen Früchte sind grün, da ihre Zellen zahlreiche photosyntheseaktive Chloroplasten besitzen, deren Stoffwechselprodukte die reifen Früchte noch süßer und schmackhafter machen. Bei der Uniform-Ripening-Mutante ist ein für die Photosynthese wichtiges Regulationsprotein defekt, was für die Pflanze und den Konsumenten zwei Konsequenzen hat: Einerseits reift die Frucht sehr einheitlich, andererseits ist der Gehalt an Zuckern und Nährstoffen deutlich geringer. Ein Beweis dafür, dass Tomaten früher doch besser geschmeckt haben?

Wie das „Tomato Genome Consortium" 2012 veröffentlichte, unterscheiden sich die Nukleotidsequenzen der modernen Sorte „Heinz 1706" in nur 0,6 % von denen der ursprünglichen, wilden Spezies *Solanum pimpinellifolium*. Die Hauptunterschiede zwischen den Wild- und den Kultursorten liegen nämlich nicht in den Genen an sich, sondern einerseits in den Regulationssystemen, die die Aktivität der Gene steuern, und andererseits in kleinen Mutationen, durch die einzelne Gene nicht mehr abgelesen werden können. In beiden Fällen erzeugen kleine Unterschiede eine große Wirkung und langsam beginnt die Wissenschaft zu verstehen, welche genetischen Prozesse den Eigenschaften zugrunde liegen, die man im Lauf der Kultivierung den Tomaten angezüchtet hat.

Unterschiede zwischen Wild- und Kulturtomate sind beispielsweise in Genen zu finden, deren Produkte an der Stabilität der Zellwände beteiligt sind, die also die Festigkeit der Schale bestimmen. Des Weiteren finden sich Unterschiede bei Genen, die die Fruchtform, die Anzahl der Fruchtkammern und den Reifeprozess beeinflussen, sowie bei Krankheitsresistenz-Genen. Derartige Unterschiede sind auch für solche Sorten wichtig, die als Frischgemüse, und solche, die für die industrielle Verarbeitung produziert werden. Erstere sollen nämlich eher hartschalig und rund, letztere eher länglich, weichschalig und weniger wässrig sein. In diesem Zusammenhang sollte auch ein kleiner juristischer Aspekt nicht unerwähnt bleiben: Das israelische Landwirtschaftsministerium hält ein Patent zur Züchtung wasserarmer Tomaten für die industrielle Herstellung von Soßen, Ketchup und Ähnlichem. Diese als Schrumpeltomate bekannt gewordene Sorte wird durch Einkreuzen etablierter Kulturtomaten mit Wildtomaten und anschließender Selektion der Pflanzen erzeugt, also durch gängige biologische Züchtungsverfahren, die als solche nicht patentierbar sind. Das Europäische Patentamt in München muss nun klären, ob das Erzeugnis, also die Schrumpeltomate, patentierbar ist, auch wenn sie mittels nicht-patentierbarer Verfahren hergestellt wird.

Longlife-Tomate ist ein weiteres Schlagwort, das sich jedoch auf Frischtomaten bezieht. Mit ganzer Rispe geerntete Tomaten werden u.a. als Baum-, Strauch- oder Traubentomaten angeboten und sind bei den Verbrauchern sehr beliebt, da die Rispen frisch aussehen und duften. An der Pflanze reifen die Früchte entlang der Rispe von innen nach außen, sodass bei herkömmlichen Sorten die ganz außen sitzende Tomate gerade reift, während die inneren bereits faulen und abfallen würden. Man brauchte eine Sorte, deren Tomaten länger haltbar sind, sodass Rispen voller reifer Tomaten entstehen können. Durch klassische Kreuzung und Selektion wurde ein Sortentyp kreiert, der bis zu sieben Wochen haltbar ist – sich aber als ziemlich geschmacklos erwiesen hat. Der neue Typ, Semi-Longlife genannt, hält sich je nach Sorte und Temperatur eine bis drei Wochen, ohne seinen Geschmack einzubüßen. Sorten der Semi-Longlife-Tomaten beherrschen zurzeit den Frischemarkt.

Die Haltbarkeit der Früchte wurde auch mittels gentechnischer Methoden verlängert. Bei den „Anti-Matsch"- oder korrekt Flavr-Savr-Tomaten wurde ein zusätzliches Gen eingebaut. Bei normalen Tomaten baut das Enzym Polygalacturonase im Lauf der Zeit das Stützgewebe der Tomate ab, wodurch die Frucht faulig-matschig wird. Das zusätzliche Gen ist eine Art Spiegelbild dieses Enzym-Gens. Werden nun beide Gene transkribiert, also in RNA-Moleküle übersetzt, lagern sich die beiden RNA-Stränge aneinander, da sie komplementär zueinander sind (dazu im Anhang „Mikro-RNA"). Das

Resultat ist, dass die Polygalacturonase-RNA von den Ribosomen nicht mehr abgelesen, das Enzym nicht mehr produziert und das Stützgewebe daher auch nicht mehr abgebaut werden kann. In Deutschland sind diese genmanipulierten Tomaten allerdings verboten.

Die violette Tomate ist als Lebensmittel ebenfalls (noch) nicht zugelassen. Ihre Farbe entsteht durch den hohen Gehalt an Anthocyanen. Diese natürlichen Farbpigmente sind auch in vielen Blütenblättern, im Rotkohl, den Schalen von Pflaumen und roten Weintrauben, in Kirschen, Blaubeeren, Johannisbeeren und vielen anderen Früchten und Gemüsen enthalten und geben den Pflanzenteilen ihre charakteristische rote bis dunkelviolette Farbe. Einem internationalen Forscherteam ist es vor wenigen Jahren gelungen, zwei Gene aus dem Löwenmäulchen in das Genom der Tomate einzuschleusen. Die beiden Gene sind an der Regulation der Anthocyanproduktion beteiligt und sorgen in den Zellen der Tomate dafür, dass diese nunmehr große Mengen der Farbstoffmoleküle herstellen können. Das Ziel der Forschergruppe war, noch gesündere Pflanzen zu erzeugen. Anthocyanen werden nämlich verschiedene gesundheitsfördernde Wirkungen zugeschrieben. Ob es jedoch jemals Kunden für violette Tomaten geben wird, wurde bislang nicht untersucht.

Als Hauptgang Hühnerfrikassee …

Hühner: Ei oder Fleisch

Die Gattung der Kammhühner (*Gallus*) enthält die vier Arten Lafayetthuhn (*Gallus lafayettei*), Gabelschwanzhuhn (*Gallus varius*), Sonnerathuhn (*Gallus sonneratii*) und das Bankivahuhn (*Gallus gallus*). Letzteres, die Ursprungsart aller heute lebenden Haushühner (*Gallus gallus domesticus*), ist auch heute noch in weiten Teilen Südostasiens vertreten. Erste Züchtungen begannen vor ungefähr 8000 Jahren in Süd- und Südostasien, Nord- und Südchina.

Vor wenigen Jahren versuchten indische Genetiker, die verwandtschaftliche Beziehung zwischen indischen Haushühnern und den dort frei lebenden Unterarten des Bankivahuhns aufzudecken. Sie stellten fest, dass offenbar in verschiedenen Regionen unterschiedliche Unterarten zur Züchtung ausgewählt worden waren und dass die Domestikation an mehreren Orten im asiatischen Raum unabhängig voneinander stattgefunden haben muss. Wie schon für Rinder und Schweine nachgewiesen, gab es also auch für Hühner mehrere Domestikationszentren.

Aufgrund unterschiedlicher Züchtungsziele (wie beispielsweise dekorative Farbgebung, dekorative Befiederung, Einbindung in religiöse Riten, Aggressivität für Wettkämpfe, repräsentative Statur, Fleischmenge, Fleischgeschmack,

Größe und Menge der Eier, Eifärbung) entstand im Lauf der Jahrtausende eine riesige Vielfalt morphologisch unterschiedlicher Zuchtrassen. Erst zu Beginn des 20. Jahrhunderts begann man mit der Züchtung „kommerzieller" Hühnerrassen, die entweder in Richtung Eier- oder in Richtung Fleischproduktion gezüchtet wurden. Zusätzlich verlangten und verlangen auch heute noch die Einrichtungen, Haltungsbedingungen und Abläufe in den Legebatterien, Aufzucht- und Mastanlagen bestimmte Eigenschaften der Tiere.

Umfangreiche genetische Analysen der letzten Jahre haben gezeigt, dass sich nicht nur die Wild- von den Zuchtrassen unterscheiden, sondern dass sich auch die beiden Züchtungslinien Eier- und Fleischlieferant in bestimmten Genen deutlich voneinander unterscheiden. So weisen alle untersuchten Haushühner im Gen für den TSH-Rezeptor (Rezeptor für das schilddrüsenstimulierende Hormon) eine Mutation auf. Der Rezeptor ist eine wesentliche Komponente einer Signalkette zwischen den beiden Hirnregionen Hypophyse und Hypothalamus, durch die die Fortpflanzung von der Tageslänge gesteuert wird. Man vermutet, dass die Reproduktion der Haushühner aufgrund dieser Mutation weniger abhängig von den Jahreszeiten geworden ist. Bei den Fleisch liefernden Rassen fand man zahlreiche Veränderungen in Genen, die an der Regulation des Muskelwachstums und der Körpergröße beteiligt sind. Darunter fallen IGF1 (insulin-like growth factor 1), PMCH (pro-melanin-concentrating hormone) und INSR (insulin receptor). Eine Mutation im Gen für den Wachstumshormon-Rezeptor hat man ausschließlich in kleinen Hühnerrassen entdeckt. Eine besonders interessante Mutation wurde in großwüchsigen Hühnern gefunden: Sie bewirkt im Hypothalamus einen Defekt der Appetitregulation.

Viele Jahrtausende lang wurden Hühner nach äußeren Merkmalen selektiert. Erst jetzt beginnt man langsam zu verstehen, welche Mutationen sich hinter den selektierten Eigenschaften verbergen, welche genetischen Veränderungen während der Domestikation stattgefunden haben, und welche genregulierten Prozesse es ermöglichen, dass sich bestimmte Züchtungsziele erreichen lassen und andere nicht. Und es wird deutlich, dass innerhalb der etablierten Hochleistungs-Zuchtlinien eine genetische Verarmung stattfindet. Dieses Phänomen ist inzwischen für zahlreiche Kulturpflanzen und Haustiere nachgewiesen worden und gilt als eine der Hauptursachen für die zunehmende Infektionsanfälligkeit der Organismen.

Reis: neue Sorten, neues Denken

Für mindestens drei Milliarden Menschen, also knapp die Hälfte der heutigen Weltbevölkerung, ist Reis ein Grundnahrungsmittel, und 90 % dieses Getreides werden in Asien angebaut. Wie bei allen Kulturpflanzen wurde auch der Reis in verschiedenen Regionen zu zahlreichen Sorten gezüchtet; um nur einige zu nennen: Basmati wird am Himalaja angebaut; grüner Reis ist eine vietnamesische Spezialität; der rote Naturreis stammt ursprünglich aus Indien; Bomba eignet sich sehr gut für eine Paella und wird vorzugsweise in Spanien geerntet; der Anbau von Patna hat sich von Vorderindien inzwischen auf zahlreiche Länder ausgebreitet; Jasminreis wird in Thailand, Vietnam, Laos und Italien angebaut; Arborio ist ideal für Risotto-Gerichte und stammt ebenfalls aus Italien; Felder mit Klebreis findet man nahezu überall in Asien. Um Missverständnissen vorzubeugen, sollte an dieser Stelle erwähnt werden, dass die Sorte, die wir als langkörnigen schwarzen Wildreis kennen, in Wirklichkeit gar keine Reiskörner sind. Es sind die Samen einer Wasserpflanze, die einer anderen Gattung als der Reis angehören. Wenn im Folgenden von Wildreis die Rede ist, ist damit der wild wachsende, ursprüngliche Vorläufer der heutigen Kulturreissorten gemeint.

Da sich die Kultursorten in vielen Merkmalen deutlich vom Wildreis unterscheiden, fasst man sie zu einer eigenen Art namens *Oryza sativa* zusammen. Diese Spezies wird wiederum in zwei Gruppen unterteilt. *Oryza sativa* ssp. *japonica* enthält Sorten mit kurzkörnigen und klebrigen Samen, *Oryza sativa* ssp. *indica* Sorten mit langkörnigen, nicht klebrigen Samen.

Botaniker ordnen der Gattung *Oryza* 23 verschiedene Arten zu, von denen nur eine, der Wildreis *Oryza rufipogon*, allgemein als der Ursprung unserer Kultursorten angesehen wird. Viele Jahre lang wurde intensiv darüber diskutiert, wo der geografische Ursprung der Reiskultivierung liegt, welche der Sorten von *O. rufipogon* vor rund 10 000 Jahren als Ursprungspflanze genutzt wurde und ob die kultivierten Unterarten *japonica* und *indica* das Resultat einer oder mehrerer Domestikationsprozesse darstellen. Diese Fragen scheinen nun beantwortet zu sein. Eine bestimmte Population des Wildreises *O. rufipogon* in Südchina wurde als *der* Ur-Reis identifiziert, von dem alle Kultursorten abstammen. Erste Züchtungen fanden höchstwahrscheinlich am Pearl River in der heutigen Provinz Guangxi statt. Wie grundsätzlich bei allen Domestikationen wurden auch beim Reis bestimmte Mutationen positiv selektiert, also ausgewählt und vermehrt. Besonders betroffen waren u. a. solche Gene, die die Schalenfarbe, die Größe und Form der Körner, die Farbe der Blattscheide, die Gestalt der Pflanze und die Blütenbildung betreffen, sowie Gene, die dafür sorgen, dass reife Körner möglichst lange an der Rispe bleiben.

Aufgrund genauer Vergleiche solcher Gene konnte man zeigen, dass zwar die Untergruppe *japonica* ein direkter Nachfahr des Wildreises *O. rufipogon* ist, nicht jedoch die Untergruppe *indica*. Diese Gruppe, zu der Patna und Basmati gehören, entstand nämlich in Süd- und Südwestasien durch die Kreuzung zweier Sorten: Frühe *japonica*-Formen wurden mit einer anderen lokalen Wildreissorte von *O. rufipogon* gekreuzt. So haben zwar alle heutigen Kultursorten einen gemeinsamen Vorfahren, aber die langkörnigen, nicht klebrigen Varianten haben noch eine zweite Wildsorte in ihrer Ahnengalerie.

Seit etlichen Jahren wird in zahlreichen Forschungszentren an der Züchtung neuer Reissorten gearbeitet. Das Ziel ist, mit Hilfe genetisch veränderter Pflanzen klimabedingte Ernteausfälle, die Unter- und Mangelernährung großer Bevölkerungsschichten sowie den Wasserverbrauch und die gigantische Methanproduktion der Reisfelder einzudämmen. Da hierfür die klassischen Züchtungsmethoden nicht immer ausreichen, muss man auch gentechnische Methoden einsetzen.

SUB1A heißt ein Gen, das die Reispflanzen befähigt, Überschwemmungen zu überleben. Dieses Gen fehlt jedoch allen *japonica*- und den meisten *indica*-Sorten. Einige Pflanzen Indiens und Sri Lankas tragen es zwar, doch bedauerlicherweise handelt es sich um sehr ertragschwache Sorten. Kürzlich konnte nachgewiesen werden, dass SUB1A den Pflanzen zusätzlich hilft, Dürreperioden zu überstehen. Dieses Gen wurde bereits in einige Hochleistungssorten eingezüchtet. Zwei neue dürretolerante Sorten (BRRI dhan56 und BRRI dhan57) wurden kürzlich in Bangladesch eingeführt. Auch hierbei dienten einige natürlich vorkommende Reispflanzen als Lieferanten der erwünschten Gene.

Ein sehr ambitioniertes Projekt, das ohne Gentechnik nicht auskommen wird, beschäftigt sich mit der Umstellung des Photosyntheseapparats. Ein wichtiger Prozess der Photosynthese ist, Kohlendioxid aus der Luft zu binden, um daraus Zucker und andere organische Moleküle zu synthetisieren. Bei den meisten Pflanzen entsteht als erstes Fixierungsprodukt das Molekül 3-Phosphoglycerat; da es 3 Kohlenstoff-(C-)Atome besitzt, werden diese Pflanzen auch als C3-Pflanzen bezeichnet. Bei anderen Pflanzen entsteht als erstes Produkt die aus 4 C-Atomen aufgebaute Äpfelsäure, der diese Pflanzengruppe den Begriff C4-Pflanzen verdanken. Reis ist eine C3-Pflanze und daher, wie alle anderen C3-Pflanzen ebenfalls, hitze- und trockenempfindlich. Unter extremen Bedingungen kann dieses Photosynthesesystem nämlich nicht mehr effektiv arbeiten – das C4-System jedoch ist an solche Umstände ideal angepasst. Das International Rice Research Institut in der Nähe von Manila hat es sich zum Ziel gesetzt, das C4-System in Reispflanzen einzubauen, um die Gewächse unempfindlicher gegen die zunehmenden Dürreperioden zu machen. Wie gesagt, ein sehr ehrgeiziger Plan.

Der „Goldene Reis" ist ebenfalls ein Projekt, bei dem gentechnische Verfahren eingesetzt wurden. Es ist zwar noch nicht abgeschlossen, aber es befindet sich bereits in einem fortgeschrittenen Stadium. Mit dieser Zuchtsorte will man versuchen, die Versorgung der Menschen mit Vitamin A deutlich zu verbessern. Bei Bevölkerungsgruppen, die sich hauptsächlich von Reis ernähren, wurde nämlich eine chronische Unterversorgung mit diesem Vitamin festgestellt. Zwar besitzt der Reis alle Gene, die für die Synthese von β-Carotin (Provitamin A) benötigt werden, aber sie sind lediglich in den Blättern und nicht im Reiskorn aktiv. Die weiterentwickelte Sorte „Golden Rice-2" enthält ein Gen für das Enzym Phytoensynthase, das den ersten wichtigen Schritt, nämlich die Synthese von Phytoen, katalysiert, sowie das Gen für eine Desaturase, die Phytoen zu Lycopin, der Vorstufe zu β-Carotin, umbaut. Das erstgenannte Gen entstammt dem Mais, Letzteres einem Bakterium. Vor beide Fremdgene wurde zusätzlich eine Regulationssequenz der Reispflanze gesetzt, die ausschließlich im Reiskorn aktiv ist. Somit sorgen zwei fremde Gene zusammen mit eigenen Regulatoren dafür, dass im Reiskorn β-Carotin gebildet wird, was den Samen eine gelborange Farbe verleiht. Zwar sind noch nicht alle juristischen Hürden für einen großflächigen Anbau überwunden, aber an Probanden konnte bereits nachgewiesen werden, dass die Bioverfügbarkeit des Provitamins sehr hoch ist und dass über den „Golden Rice" eine ausreichende Versorgung mit Vitamin A gewährleistet werden könnte.

Dass allein die Züchtung neuer Sorten die zahlreichen wirtschaftlichen und ökologischen Probleme nicht lösen kann, mussten u. a. einige Pflanzengenetiker auf den Philippinen feststellen. Sie versuchten die ansässigen Reisbauern beim Anbau einer neuen Variante zu unterstützen, die deutlich weniger Wasser benötigt als die dort etablierten Sorten. Das Ziel der Forscher war, mit der neuen Züchtung den lokalen Wasserverbrauch zu reduzieren, die Methanproduktion der Reisfelder zu minimieren und die Bauern vor dürrebedingten Ernteausfällen zu schützen. Sie hatten jedoch die Macht der Tradition unterschätzt. Es braucht sehr viel Geduld, die Bauern davon zu überzeugen, ihre seit Jahrhunderten tradierte Anbaumethode zu ändern. Kaum waren die Forscher abgefahren, wurden die Reisfelder wieder geflutet, denn erfahrungsgemäß reduziert ein hoher Wasserstand das Wachstum von Unkräutern. Da die neue Reissorte aber für einen niedrigen Wasserstand gezüchtet worden war und die große Wassermenge nicht gut vertrug, hielten die Bauern von den neuen Pflanzen natürlich nicht viel und pflanzten wieder die ihnen bekannten und seit Generationen bewährten Sorten.

Ohne Verständnis und ohne soziale Akzeptanz bleibt Wissenschaft wirkungslos. In diesem Zusammenhang erscheint es auch angebracht, dass wir unsere eigene, zumeist sehr fest stehende Einstellung zur Gentechnik noch einmal überdenken. Heilt ein Zweck, und mag er ethisch und moralisch noch so wertvoll sein, wirklich alle Mittel? Und andersherum: Sollte man, wenn sich im Kampf gegen Welthunger und Klimaveränderung klassische Zuchtmethoden als unzureichend erweisen, nicht doch auf andere Methoden ausweichen?

… oder Schweinebraten mit Rotkohl und Kartoffeln

Schweine: Tradition nach Evolution

Im Januar 2013 veröffentlichte der BUND zusammen mit zwei Kooperationspartnern einen Report, in dem der Fleischkonsum der Deutschen analysiert wird. Durchschnittlich 46 Schweine verzehrt demnach ein Deutscher im Lauf seines Lebens. Schweinefleisch ist in Europa und in einigen ostasiatischen Ländern die am häufigsten verspeiste Fleischsorte. Das wirtschaftliche Zuchtziel, die Optimierung von Fleischmengen, ist auf beiden Kontinenten identisch, aber die kulturellen Vorlieben sind unterschiedlich und haben genetische Spuren in den Tieren hinterlassen.

Doch es gibt auch Abweichungen zwischen den europäischen und den asiatischen Hausschweinen, die sich nicht allein durch verschiedene Domestikationen erklären lassen. Die Tatsache, dass zudem zahlreiche genetische Unterschiede zwischen asiatischen und europäischen Wildschweinen entdeckt wurden, erschwerte die Rekonstruktion der Schweine-Historie zusätzlich. Die im Verlauf der letzten Jahre gewonnenen Daten lassen sich inzwischen zu einer interessanten Entstehungsgeschichte des Hausschweins zusammenfügen.

Vor ungefähr einer Million Jahren, im Verlauf der letzten Eiszeit, wurde die eurasische Wildschweinpopulation in eine westliche und eine östliche Gruppe gespalten. Große Eismassen verhinderten viele Jahrtausende lang, dass sich die beiden Gruppen vermischen konnten. Aufgrund dieser geografischen Isolation nahmen die genetischen Unterschiede zwischen den beiden Gruppen immer weiter zu. Vor circa 20 000 Jahren wurde offenbar die europäische Population durch die Ausbreitung der Eismassen stark dezimiert. Daher findet sich heute unter den europäischen Wildschweinen eine deutlich geringere genetische Vielfalt als unter asiatischen Populationen. Die Unterschiede zwischen den europäischen und den asiatischen Wildschwein-Genomen lassen sich also auf zwei Ereignisse der Erdgeschichte zurückführen.

Vor schätzungsweise 10 000 Jahren begannen Menschen im westlichen Eurasien und im östlichen Asien an verschiedenen Stellen mit der Domestikation der Wildschweine. Wie auch bei den Hühnern gab es für die Schweine mehrere voneinander unabhängige Domestikationszentren. Der Chromosomensatz zahlreicher Tiere musste sequenziert werden, ehe man die Entstehungsgeschichte der Hausschweine nachzeichnen konnte. Dabei stellte sich heraus, dass in der Anfangsphase die Züchter auf beiden Kontinenten ihre Tiere hin und wieder mit Wildschweinen kreuzten. So entstanden inhomogene Rotten mit Tieren unterschiedlicher Domestikationsphasen und mit unterschiedlicher genetischer Ausstattung. In späteren Epochen der Kulturentwicklung kam es dann auch zu einem genetischen Austausch europäischer und asiatischer Hausschweine. Sehr früh also war die genetische Vielfalt unter den Hausschweinen groß.

Für ein charakteristisches Merkmal der Schweine konnte kürzlich ein interessantes Detail aufgedeckt werden – für die unterschiedlichen Pigmentierungen des Fells und der Haut. Ausgewachsene Wildschweine besitzen eine an den Lebensraum angepasste Tarnfärbung, und die Frischlinge sind von ihren Artgenossen anhand des charakteristischen Farbmusters als solche zu erkennen. Die Fellfärbung der Wildschweine unterliegt also mehreren natürlichen Selektionsdrücken.

Schweinerassen

Auch wenn für die meisten Menschen hierzulande das nahezu fellfreie rosafarbene Schwein als Inbegriff des Hausschweins gilt, ist die überwiegende Mehrzahl der weltweiten Zuchtrassen schwarz, braunrot, weiß, gestreift oder gefleckt, beispielsweise die folgenden:

- Aksaier Buntschwein
- Angler Sattelschwein
- Behncke
- Bentheimer Schwein
- Berkhire-Schwein
- Cinta Senese
- Cornwall-Schwein
- Deutsches Sattelschwein
- Essex-Schwein
- Hängebauchschwein
- Husumer Protestschwein
- Iberisches Schwein
- Kachetisches Schwein
- Kemerowoer Schwein
- Liwnyer Schwein
- Mukota-Schwein
- Myrhoroder Schwein
- Nordkaukasus-Schwein
- Pietrain
- Poland China
- Schwäbisch-Hällisches Landschwein
- Sibirisches Buntschwein
- Turopolje-Schwein
- Ukrainisches buntes Steppenschwein
- Weißes Mangalitza Wollschwein
- Weißrussisches Buntschwein

Da ästhetische Gesichtspunkte bei der Züchtung von Nutztieren eine untergeordnete Rolle gespielt haben dürften und da in China der überwiegende Anteil der einheimischen Hausschweine schwarz ist, ergeben sich nun zwei Fragen: Wie sind die Schweine zu Pigmentierungen gekommen, die bei ihren wilden Artgenossen nicht zu finden sind, und warum unterscheiden sich die Färbungen der europäischen Schweine so deutlich von denen der chinesischen?

Der Hauptregulator für die Haar- und Fellfarbe ist ein Protein mit dem Namen Melanocortin-1-Rezeptor (MC1R). Es sitzt in den Zellmembranen der Pigmentzellen, der sogenannten Melanocyten, und bestimmt, ob, wann, wo und welches Pigment gebildet wird. Werden die Rezeptoren durch das Melanocyten stimulierende Hormon (MSH) aktiviert, produzieren die Pigmentzellen das dunkelbraune Eumelanin. Ohne die hormonelle Aktivierung synthetisieren die Melanocyten das rötlich-gelbe Phäomelanin und eine Schwarzfärbung entsteht nur bei bestimmten Mutationen im Gen für MC1R.

Ähnlich wie das Gen für unsere Blutgruppen existiert das Gen für den MC1R in mehreren Varianten (auch Allele genannt), die vom Vater und von der Mutter vererbt werden. Die genaue Anzahl der verschiedenen Allele sind bislang weder beim Menschen noch bei den Schweinen bekannt. Sicher ist jedoch, dass die Anzahl der Varianten bei den europäischen Hausschweinen deutlich größer ist als bei den europäischen Wildschweinen und um ein Vielfaches größer als bei ihren chinesischen domestizierten Verwandten. Bei den asiatischen Wildschweinen wurden allerdings mehr Farbvariationen nachgewiesen als bei den europäischen. Außerdem ist die Mutation im MC1R-Gen, die die schwarze Färbung bestimmt, bei asiatischen und europäischen Hausschweinen nicht identisch.

Genetiker und Evolutionsbiologen haben sich nun auf eine Lösung des Farbenrätsels einigen können. Die unterschiedlich große Vielfalt der Allele bei den europäischen und asiatischen Wildschweinen erklärt sich durch die geografische Isolation während der letzten Eiszeit. Die starke Dezimierung der europäischen Population hat ihren Genpool, also die Variationsbreite all ihrer Gene, stark geschmälert. Dadurch sind auch viele Allele des MC1R-Gens verlorengegangen, die in den asiatischen Gruppen jedoch noch vorhanden sind. Die Farbenvielfalt der europäischen Hausschweine könnte in den Anfangsphasen der Domestikation ein Hilfsmittel gewesen sein, die Zucht- von den Wildschweinen besser zu unterscheiden. Anfänglich wurden die Hausschweine ja nicht vollkommen isoliert, sondern kreuzten sich hin und wieder mit Wildschweinen. Eine farbliche Markierung der Zuchtergebnisse erleichterte die Kontrolle über die verschiedenen Zuchtlinien. Es könnte (zusätzlich zu diesem Ansatz) auch sein, dass manche Färbungen an bestimmte andere gewünschte Eigenschaften wie Größe oder Fettgehalt genetisch gekoppelt sind, sodass sich einige Farben und Muster zwangsläufig ergeben haben. Um diesen Zusammenhang aufzuklären bedarf es allerdings noch intensiver Forschungen.

Dass die Schwarzfärbung der asiatischen und der europäischen Hausschweine auf unterschiedlichen Mutationen beruht, bekräftigt die Theorie, nach der die Domestikation auf beiden Kontinenten unabhängig voneinander begründet wurde. Mutationen ereignen sich eben zufällig, und wenn sich bereits die den Züchtungen zugrundeliegenden Wildschweinpopulationen genetisch voneinander unterscheiden, ist es erst recht nicht verwunderlich, dass zwei verschiedene Mutationen aufgetreten sind, die dann von den Züchtern positiv selektiert wurden. Doch warum wurden in China fast nur schwarze Hausschweine selektiert, während in Europa eine bunte Vielfalt zu finden ist? Zwar wurde in China vor annähernd 8000 Jahren die Schweinezucht eingeführt und Schweinefleisch avancierte schnell zur beliebtesten Proteinquelle, doch vor ungefähr 7000 Jahren entstand ein chinesischer Opferkult, der einen gravierenden Einfluss auf die Schweinezucht ausübte. Kulturforscher konnten rekonstruieren, dass für die Opfer einheitlich schwarz gefärbte Tiere bevorzugt wurden, da man diese Tiere für besonders heilig und rein hielt, und weil man glaubte, durch sie den Göttern und Ahnen den ihnen gebührenden Respekt besonders deutlich zollen zu können. Schwarz wurde zur heiligen Farbe und somit zu einem Symbol, mit dem sich alle Züchter schmücken wollten.

Die Ursachen für die Verschiedenartigkeit der asiatischen und europäischen Hausschweine sind also einerseits in geologischen Ereignissen und andererseits in unterschiedlichen kulturellen Vorlieben zu finden. Beide Prozesse haben im Genom der Schweine eindeutige Spuren hinterlassen.

Rotkohl: Variation in Form und Farbe

Die Gattung *Brassica*, zu der auch der Rotkohl zählt, ist eine ungewöhnliche Pflanzengruppe. Sie umfasst zahlreiche Arten, die zu Öl-, Gemüse-, Salat-, Gewürz- und Futterpflanzen kultiviert worden sind. So wurden beispielsweise aus der Wildform *Brassica napus* der Raps (*Brassica napus* ssp. *napus*), die Steckrübe (*Brassica napus* ssp. *rapifera*) und der Schnittkohl (*Brassica napus* ssp. *pabularia*) gezüchtet. Aus dem wilden Braunen Senf (*Brassica juncea*) entstanden zahlreiche Senfsorten und auch aus den Rübsen (*Brassica rapa*) bildeten sich verschiedene Kulturformen heraus. Der große Star der Gattung ist jedoch *Brassica oleracea*, der Wildkohl. Er entstammt den europäischen

Küsten des Mittelmeers und des Atlantischen Ozeans und wächst dort vereinzelt auch heute noch. In Deutschland kommt er nur noch auf Helgoland vor. Der Wildkohl ist außergewöhnlich mutationsfreudig, sodass aus ihm im Lauf der letzten Jahrhunderte eine große Formenvielfalt gezüchtet werden konnte. Die verschiedenen Zuchtformen bezeichnet man als Varietäten (var.) und als Convarietäten (convar.).

Aufgrund markanter morphologischer Merkmale, die durch langjährige Selektion bestimmter Mutationen entstanden sind, können die vielen verschiedenen Kohlsorten in Gruppen zusammengefasst werden. Die Capitata-Gruppe entstand durch Mutationen des Haupttriebs und enthält alle Kopfkohlsorten. Die Acephala-Gruppe basiert auf Veränderungen der Blätter, dazu gehört u. a. der Grünkohl. Blumenkohl und Brokkoli weisen starke Veränderungen der Blütenform auf und werden zur Botrytis-Gruppe gezählt. Mutationen der Seitentriebe führten zum Rosenkohl und seiner Gemmifera-Gruppe. Kennzeichen der Gongylodes-Gruppe ist, wie beim Kohlrabi, eine starke Verdickung der Sprossachse. Entsprechend den mutierten Pflanzenteilen können wir Blätter, Sprossachse oder Blütenstände für unsere Ernährung nutzen.

Der Rotkohl ist ein typischer Kopfkohl und daher eng verwandt mit Weißkohl, Spitzkohl und Wirsing, die gemeinsam der Capitata-Gruppe angehören. Die botanisch korrekte Bezeichnung des Rotkohls lässt sich daher wie folgt ableiten: *Brassica oleracea* (er gehört zur Wildkohlart) convar. *capitata* (zählt zur Capitata-Gruppe) var. *rubra* (und er ist rot).

Die Farbe verdankt er einer großen Menge von Anthocyanen, die in den oberen und unteren Zellschichten seiner Blätter eingelagert werden. Durchschnittlich 1,6 mg Anthocyane pro Gramm Frischgewicht enthält der Rotkohl und unterscheidet sich dadurch sehr deutlich von allen anderen Kohlvarianten. Anthocyane werden bei vielen Pflanzenarten, auch bei den Kohlsorten, unter bestimmten Stresssituationen wie Stickstoff- oder Phosphormangel gebildet. Der Grund dafür ist noch nicht vollständig geklärt; da Anthocyane eine starke antioxidative Wirkung haben, könnte die Ursache in diesem chemischen Potenzial zu finden sein. Doch auch unter normalen Bedingungen produzieren die grünen Blätter des Weißkohls diese Pigmente, allerdings nur in sehr geringen Mengen. Das gesamte genetische Repertoire, das für die Anthocyansynthese benötigt wird, besitzt also jede Kohlpflanze, aber nur beim Rotkohl ist es auch unter stressfreien Bedingungen hoch aktiv. Erst vor wenigen Jahren wurde der diesem Phänomen zugrunde liegende Mechanismus aufgedeckt – wenn auch noch immer einige Fragen unbeantwortet geblieben sind.

Über 30 verschiedene Anthocyanverbindungen stellen die Zellen des Rotkohls her; die sieben wichtigsten davon sind allesamt Cyanidinvariationen. Zwar ist die Gesamtmenge der produzierten Farbstoffe bei den verschiedenen Rotkohlsorten unterschiedlich groß, aber die Zusammensetzung und die Mengenverhältnisse sind immer gleich. An der Synthese der Anthocyane sind mehrere Enzyme beteiligt. Die Gene, die diese Enzyme codieren, sind beim Rotkohl – im Gegensatz zu den anderen Kohlsorten – in allen Entwicklungsstadien sehr aktiv, was bedeutet, dass sie bereits im Keimling intensiv abgelesen und in Enzyme übersetzt werden. Reguliert werden die Enzym-Gene durch Transkriptionsfaktoren, und da diese im Rotkohl auch unter stressfreien Bedingungen in großen Mengen synthetisiert werden, aktivieren sie die Enzymsynthese und somit indirekt die Anthocyanproduktion, die erstaunlicherweise in Stresssituationen nochmals erhöht werden kann. Der Rotkohl ist also rot, weil ein eigentlich stummgeschaltetes, auf Notfälle ausgelegtes System permanent aktiv ist. Zukünftige Forschungen müssen nun noch klären, woran es liegt, dass die aktivierenden Transkriptionsfaktoren permanent produziert werden.

Kartoffeln: heiß begehrt und heiß umkämpft

Wie Tomate, Paprika und Tabak gehört die Kartoffel zur Familie der Nachtschattengewächse. Im Gegensatz zu den drei Erstgenannten sind bei der Kartoffel nur unterirdische Pflanzenteile für uns genießbar – eine anfangs nicht allgemein bekannte Tatsache, die in Europa der Kartoffel als Kulturpflanze einige Startschwierigkeiten bescherte. Aus Sicht eines Botanikers ist die Kartoffel eine unterirdische Sprossknolle. Sie entsteht durch Stauchung und Dickenwachstum der Spitzen unterirdischer Seitensprosse, die auch als Stolone bezeichnet werden. Die Knollen dienen den Pflanzen zur vegetativen Vermehrung. Wie manch einer aus leidiger Haushaltserfahrung weiß, können die „Augen" zu neuen Trieben auskeimen, wobei die gespeicherte Stärke der Kartoffel zu Glucose abgebaut und als Energiequelle für die Wachstumsprozesse genutzt wird.

Die Kartoffelpflanze ist in den Zentralanden heimisch. Wie vor einigen Jahren nachgewiesen werden konnte, entstammen die zahlreichen Sorten unserer Kulturkartoffel *Solanum tuberosum* der südperuanischen Art *Solanum bukasovii*. Aus dieser entstanden zunächst verschiedene südamerikanische Landsorten, die wiederum die Basis unserer Kulturkartoffeln darstellen. Nachdem die Knollen in Europa zu einem Grundnahrungsmittel geworden waren, wurden sie von den Europäern in viele Länder importiert und dort durch Weiterzüchtungen den lokalen geologischen und klimatischen Bedingungen angepasst. Inzwischen gibt es weltweit ungefähr 5000 Sorten, von denen rund zwei Drittel im weltweit größten Kartoffelinstitut, dem International Potato Center in Lima, „archiviert" und in Datenbanken hinterlegt sind. Auch in Deutschland wurde eine Genbank angelegt. Die Groß Lüsewitzer Kartoffel-Sortimente gehören zum Leibniz-Institut für Pflanzengenetik und Kulturpflanzenforschung Gatersleben und enthalten rund 2600 Muster.

Die einzelnen Sorten werden nach verschiedenen Kriterien unterschieden. Es gibt frühreife, mittelfrühreife und mittelfrühspäte Sorten. Neben der Reifezeit ist die Verwendung der Kartoffel ein wichtiges Kriterium. Speisekartoffeln werden nach ihren Kocheigenschaften in festkochend, vorwiegend festkochend und mehlig kochend unterschieden. Industrielle Sorten werden zu Pommes frites, zu Chips, Flocken oder Stärke weiterverarbeitet. Weitere Kriterien sind die Farbe und Beschaffenheit der Schale, die Farbe des Fleisches und die Form der Knollen. In diesen Unterscheidungskriterien spiegeln sich die verschiedenen Züchtungsziele wieder. Die Form ist für eine industrielle Weiterverarbeitung entscheidend (lange Formen für Pommes frites und für Chips), eine möglichst einheitlich gelbe Fleischfarbe wird grundsätzlich von allen bevorzugt, die Kocheigenschaften sind für die Erzeugung der Endprodukte wichtig (festkochende Sorten als Speisekartoffeln, mehlig kochende Sorten für Fertig-Reibekuchen und Püreeflocken) und ein möglichst hoher Gehalt der Stärkeform Amylopektin ist für die Papier- und Klebstoffindustrie entscheidend. Allgemeine Züchtungsziele sind eine möglichst hohe Lagerfestigkeit und ein möglichst weites Spektrum an Krankheitsresistenzen, sowie eine große Schalenfestigkeit, um Verluste durch Verletzungen während der maschinellen Ernte möglichst gering zu halten.

Vor rund 150 Jahren gab es schätzungsweise dreimal so viele Kartoffelsorten wie heute. Der Hauptverursacher des Sortenschwunds ist ein von verschiedenen Industriezweigen ausgehender Normierungsdruck, der von der Mechanisierung der Anpflanzung und Ernte bis hin zur vollautomatischen Verarbeitung zum Endprodukt reicht. Eine Reduktion der Sortenvielfalt bedeutet auch eine Reduktion der genetischen Vielfalt einer Art, und – vereinfacht formuliert – eben diese Vielfalt gewährleistet einer Spezies im Lauf der Evolution die Möglichkeit, sich auf verändernde Klimaverhältnisse oder neue Krankheitserregern einzustellen. Zwar hat sich die Kartoffelpflanze insgesamt als recht anpassungsfähig erwiesen, aber sie macht es von Natur aus den Züchtern vergleichsweise schwer, bestimmte Eigenschaften oder Gene einzuzüchten. Die meisten Kultursorten sind nämlich tetraploid, was bedeutet, dass sie von jedem ihrer zwölf Chromosomen jeweils vier Exemplare besitzen. Daher sind sie hochgradig gemischterbig (oder auch heterozygot), wodurch, entsprechend den Mendel'schen Regeln, die Vererbung eines bestimmten Merkmals erschwert wird. Eine Einkreuzung von Wildsorten, beispielsweise wegen bestimmter erwünschter Resistenzgene, ist gar unmöglich, da die Wildsorten (wie wir Menschen) lediglich diploid sind, also nur zwei Ausgaben von jedem Chromosom besitzen. Und ein drittes Hindernis stellen die beiden Arten der natürlichen Vermehrung dar. Kartoffeln können sich vegetativ über die Knollen vermehren, oder aber sie befruchten sich größtenteils selbst. Um eine züchterische Veränderung zu erzielen, müssen die Blüten einer Pflanze sorgfältig mit den Pollen einer anderen Pflanze bestäubt werden. Hat man endlich eine Pflanze mit den erwünschten Eigenschaften, wird sie durch Inzucht und vegetative Vermehrung erhalten und vervielfacht. Erfolgt diese Art der Vervielfachung jedoch über einen zu langen Zeitraum, können die Pflanzen sukzessive die ehemals erreichten Zuchtziele wieder verlieren, denn bei einer andauernden vegetativen Vermehrung kommt es zu einer Ansammlung von Mutationen, und eine zu häufig durchgeführte Selbstbefruchtung führt zu einer zunehmenden Reinerbigkeit (oder Homozygotie) der Pflanze. In beiden Fällen wird mit der Zeit die genetische Ausstattung der Züchtungslinie verändert.

2011 wurde eine umfangreiche Analyse veröffentlicht, bei der nicht nur erstmals das Genom einer Kartoffelpflanze publiziert, sondern auch das Genom einer ursprünglichen Sorte mit dem einer modernen Sorte verglichen wurde. Aus den Daten lässt sich rekonstruieren, welche genetischen Veränderungen während der Kultivierung zu der starken Vergrößerung der Knollen geführt haben. Gene, die an der Stärkebildung beteiligt sind, werden bei der modernen Sorte drei- bis achtmal stärker abgelesen als bei der Natursorte. Zusätzlich wurde der Transport von Kohlenstoffverbindungen aus den Blättern in die stärkespeichernden Organellen der Stolone verstärkt. Außerdem werden bei der Kultursorte die Gene für stärkeabbauende Enzyme durchschnittlich 15-mal weniger abgelesen als bei der ursprünglichen Form. Und ein komplexes Regulationssystem, das bei der Wildform die Blütezeit an die Tageslänge koppelt, hat bei der Kulturform eine neue Aufgabe bekommen: Es koppelt die Tageslänge an die Umformung der Stolonspitzen zu Knollen, also an die Ausformung der Kartoffel. Außer dem genetischen Repertoire, das an der Stärke- und Knollenbildung beteiligt ist, wurden auch mehrere Hundert Gene identifiziert, die an der Abwehr von Pathogenen beteiligt sind. Diese und weitere Daten sollen Züchtern nun helfen, schneller und effektiver neue Sorten mit definierten Eigenschaften züchten zu können.

Der Markt für neue Sorten und für den Erhalt von Sorten ist geprägt durch einen starken Konkurrenzdruck unter den Züchtern. Sie wollen die mit großem zeitlichem und finanziellem Aufwand von ihnen geschaffenen Sorten juristisch geschützt wissen. Zurzeit besteht ein Sortenschutz für einen Zeitraum von 30 Jahren. Danach kann der Züchter darüber entscheiden, ob er diese Sorte vollständig vom Markt nimmt – unabhängig von den Wünschen des Endverbrauchers. Eine vollständige Abhängigkeit der Kartoffelbauern von den Züchtern entsteht zwangsläufig bei Sorten, die durch sogenannte Hybridzüchtungen entstehen. Dabei werden zwei gesondert gezüchtete Inzuchtlinien miteinander gekreuzt und erst die Nachkommen weisen die gewünschte Kombination von Eigenschaften auf. Zusätzlich ist die neue Generation auch deutlich robuster und größer als die Elterngeneration. Die aus dieser Tochtergeneration gewonnenen Kartoffeln werden den Bauern als Saatkartoffeln verkauft. Da sich dieser sogenannte Heterosiseffekt jedoch nur einstellt, wenn die beiden elterlichen Inzuchtlinien gekreuzt werden, sind die Bauern von einer kontinuierlichen Belieferung mit neuen Saatkartoffeln durch den Züchter abhängig.

Selbstverständlich haben sich inzwischen auch Biotechnologen mit der Kartoffel beschäftigt. Bei Bt-Kartoffelsorten wurde ein Gen des Bodenbakteriums *Bacillus thuringiensis* eingebaut, das das Bt-Toxin codiert. Dieses Gift tötet Insekten, die die Kartoffelpflanze befallen. Es gibt zahlreiche verschiedene Varianten dieses Gens, dessen Produkte auf verschiedene Insekten wirken und somit die Bt-Sorten resistent gegen Fraßinsekten machen.

Bekannt geworden ist auch die Sorte Amflora. Sie wurde für die stärkeverarbeitende Papier-, Klebstoff-, Bau-, Kosmetik- und Textilindustrie entwickelt. Diese Industriezweige benötigen Amylopektin, einen der beiden Bestandteile der Kartoffelstärke. Die zweite Komponente ist die Amylose. Beide Stoffe sind zwar Polymere aus Glucosemolekülen, aber aufgrund unterschiedlicher Verknüpfungen der einzelnen Moleküle wirkt Amylopektin verdickend, während Amylose gelierend wirkt. Normalerweise werden die beiden Komponenten in einem teuren und aufwendigen Prozess separiert. Durch das Einfügen eines künstlichen Gens, das exakt spiegelsymmetrisch zu einem bestimmten Kartoffel-Gen ist, wird das Kartoffel-Gen ausgeschaltet und die Zellen produzieren ausschließlich Amylopektin. Der zugrunde liegende Prozess ist also ähnlich wie der bei der Anti-Matsch-Tomate beschriebene. Die Extraktion von Amylopektin aus Amflora-Kartoffeln ist wegen der fehlenden Amylose wesentlich günstiger als aus herkömmlichen Sorten. Seit etlichen Jahren gibt es jedoch ein Verfahren, das ohne Fremdgene auskommt und zum selben Ziel führt. TILLING heißt diese Methode; das ist die Abkürzung für Targeting Induced Local Lesions in Genomes. Mittels Ethylmethansulfonat werden Punktmutationen ausgelöst, die gezielt in einem bestimmten

Gen identifiziert werden können. Die Auslösung von Mutationen durch den Einsatz von Chemikalien ist nicht neu, aber gekoppelt mit einem neuartigen Screening-Verfahren wird diese Methode sehr effektiv. Auf diese Weise konnte das besagte Gen für die Herstellung von Amylose ausgeschaltet werden, und man erhielt ebenfalls eine Kartoffelsorte, die ausschließlich Amylopektin produziert – ohne den Einbau eines fremden Gens.

Wären Kartoffelknollen nicht sowohl als Lebensmittel als auch als Industrierohstoff so heiß begehrt, würden Neuentwicklungen nicht so intensiv betrieben und so heftig verteidigt. Und wie immer kann der Kunde die Sortenvielfalt durch sein Kaufverhalten mitbestimmen.

Dazu ein frisch Gezapftes

Bierhefe: eine erfreulich unsaubere Geschichte

Bei Organismen wie Pflaumenbäumen, Kühen und Gerste können die Zuchterfolge in aller Regel direkt an äußeren Merkmalen wie Gestalt, Ertrag und Geschmack überprüft und die sukzessiven Veränderungen recht einfach verfolgt werden. Bei Mikroorganismen ist die Situation komplizierter, da man die Leistungen der Einzelzellen, die gewünschten ebenso wie die unerwünschten, nicht äußerlich erkennen kann. Mikroorganismen wurden und werden meist auch nicht wegen der Substanzen verwendet, aus denen sie bestehen, sondern wegen der Substanzen, die sie in der Lage sind zu produzieren – was man den Zellen erst recht nicht ansehen kann. Letztlich muss man immer erst warten, bis das Endprodukt, beispielsweise Joghurt, Käse, Wein oder Bier, zumindest halbfertig ist, um zu wissen, ob man eine gute oder schlechte Bakterien- bzw. Hefekultur eingesetzt hat. Heutzutage produzieren zahlreiche Firmen Reinzuchthefen für Winzer und Brauer und verschiedene Bakterienstämme für die Milch- und Fleischverarbeitung, sodass man als Lebensmittelhersteller in der Regel von unangenehmen Überraschungen verschont bleibt und eine gleichbleibende Qualität erzeugen kann. Früher glichen derartige Produktionen häufig einem Glücksspiel. War das Endprodukt gut, wurde ein Teil davon verwendet, um den nächsten Produktionsansatz zu beimpfen. War die Produktion misslungen, konnte der Hersteller nur hoffen, dass er die Kontamination früher entdeckte als seine Kunden.

Hätten die Bayern, als sie im 15. Jahrhundert die untergärigen Biere erfanden, über die heutigen Möglichkeiten der Züchtung reiner Zellkulturen und über Sterilisierungsmethoden verfügt, hätte die untergärige Bierhefe *Saccharomyces pastorianus* (auch *S. carlsbergensis* genannt) paradoxerweise nicht entstehen können. Dieser Hefestamm, den es in der freien Natur nicht gibt, macht das Brauen untergäriger Biere erst möglich, denn er kann, im

Gegensatz zur kälteempfindlichen Hefe *S. cerevisiae*, den Gärprozess bei niedrigen Temperaturen durchführen. Andere, unerwünschte Mikroorganismen haben bei Temperaturen von unter 10 °C kaum eine Überlebenschance und können daher die Würze nicht infizieren. Diese kalte Gärung dauert wesentlich länger als die „warme" Gärung durch die obergärige Hefe *S. cerevisiae*, mit der bereits vor 6000 Jahren Sumerer die ersten Biere brauten. Die untergärige Hefe hat also genügend Zeit, sich gegen unerwünschte, kälteempfindliche Mikroorganismen durchzusetzen. Die untergärigen Biere sind deutlich länger haltbar als die obergärigen und werden daher (je nach Gesetzgebung) auch als Lagerbier bezeichnet. Diese Biere waren im kühlschrankfreien 15. Jahrhundert gesundheitlich wesentlich unbedenklicher als die obergärigen und sie entwickelten sich schnell zum Exportschlager. Doch woher stammt der kältetolerante Hefestamm *Saccharomyces pastorianus*, der weltweit jährlich Bier im Wert von über 200 Milliarden Dollar produziert?

Die genetische Ausstattung von *S. pastorianus* zeigt, dass die Hefe an die Umgebungsbedingungen eines Braubottichs bestens angepasst ist, da sie beispielsweise zahlreiche Gene für Enzyme „gesammelt" hat, die Zucker wie Sucrose, Isomaltose und Maltose verarbeiten und dadurch für eine optimale Zuckerverwertung während des Brauprozesses sorgen kann. Andere Gene, die Transportproteine für verschiedene Substanzen codieren, gingen verloren oder wurden defekt, da sie offenbar im Umgebungsmedium der Bierwürze nicht benötigt werden. Die Sequenzierung der 16 Chromosomen hat ergeben, dass dieser Stamm keinen direkten Vorläufer aus der Natur hat, sondern ein Mischprodukt aus zwei verschiedenen *Saccharomyces*-Arten sein muss, von denen eine die „Ur-Bierhefe" *S. cerevisiae* ist. Neben dieser erwünschten Hefe existieren noch weitere, ebenfalls kältetolerante Hefen, wie die zahlreichen Variationen von *S. bayanus*. Sie treten als Verunreinigungen auf und sind weniger erwünscht, da sie u. a. weniger Alkohol produzieren als *S. pastorianus*. Irgendwie sind all diese Hefen miteinander verwandt – aber wie? Und welcher Urstamm hat *S. pastorianus* seine Kältetoleranz verliehen? An diesem genetischen Puzzle haben viele Forscher mehrere Jahre lang gearbeitet und eine verblüffende Entwicklungsgeschichte rekonstruiert.

In vielen Teilen der Welt wurde nach einem wilden kältetoleranten Hefestamm gesucht, der der Theorie nach der Kreuzungspartner von *S. cerevisiae* sein musste und der mit dieser zusammen die untergärige Bierhefe *S. pastorianus* geformt hatte. Zwar wächst in mediterranen Bereichen die Hefe *S. uvarum*, doch ihr Genom passt zu Sequenzen des ungewünschten Stamms *S. bayanus* aber nicht zu *S. pastorianus*. Fündig wurden die Forscher verblüffenderweise in Südamerika. Dort entdeckten sie den kälteresistenten Wild-

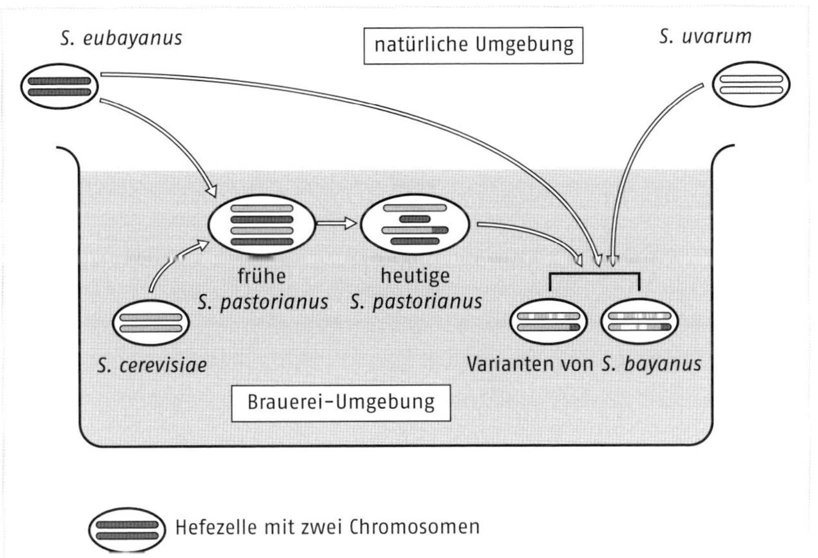

Abbildung 24: Modell der Entstehung von *Saccharomyces pastorianus* und *Saccharomyces bayanus*

stamm *Saccharomyces eubayanus*, dessen Genom die gesuchten Sequenzmotive enthält und der somit die zweite natürliche genetische Quelle von *S. pastorianus* sein musste. Irgendwie mussten Hefezellen von *S. eubayanus* über den Ozean nach Europa gelangt sein – eventuell auf dem Holz südamerikanischer Eichen, das die Bierbrauer dann für den Bau ihrer Bottiche verwendet haben könnten.

Mit den drei Wildstämmen *S. cerevisiae*, *S. uvarum* und *S. eubayanus* konnten die Genetiker nun einen Entwicklungsweg aufzeigen, durch den die Kulturstämme *S. pastorianus* (als gewünschter Stamm) und *S. bayanus* (als Kontaminant) hervorgegangen sind. Beide Kulturhefestämme entstanden offenbar in den Braukesseln bayerischer Bierbrauer des 15. Jahrhunderts und kommen in freier Natur nicht vor. In den Bottichen der Brauer fusionierten Zellen von *S. eubayanus* mit Zellen von *S. saccharomyces*; so entstand die Vorstufe der heutigen *S. pastorianus*. Es folgten zahlreiche chromosomale Umbauten und Punktmutationen (Veränderungen einzelner Nukleotide), durch die eine neuartige Genomstruktur geformt wurde. Ein neuer Hefestamm war entstanden, *S. pastorianus*. Die verschiedenen Varianten von *S. bayanus* wiederum entstanden durch genetische Austausche und Umbauten zwischen der neuen Variante *S. pastorianus* und den beiden Wildstämmen *S. eubayanus* und *S. uvarum*. Ohne dass sich die frühen Braumeister darüber im Klaren waren, haben sie neue Hefestämme gezüchtet, durch die sie in der Lage waren, bessere Biere zu brauen. Hätten sie damals bereits unter sterilen Bedingungen gearbeitet, hätte die heute weltweit eingesetzte untergärige Hefe *Saccharomyces pastorianus* wohl kaum entstehen können.

Hopfen: Karriere eines Konservierungsstoffs

Das 1516 erlassene Deutsche Reinheitsgebot verhalf dem Hopfen zu seiner großen Blüte. In doppeltem Sinne, denn die für den Brauvorgang verwendeten Pflanzenteile, die Hopfendolden, sind die weiblichen Blütenstände der Pflanze.

Der mit dem Cannabis verwandte Hopfen wurde dem Bier in seinen Anfangszeiten höchstwahrscheinlich aus dem Grunde zugesetzt, weil viele seiner Bitterstoffe eine bakterizide Wirkung haben und die Haltbarkeit des Bieres verlängern. Die Bitterstoffe tragen ihren Namen nicht zu Unrecht und so kann man sich leicht vorstellen, dass die frühen Braumeister immer auf der Suche nach dem goldenen Mittelweg zwischen gutem Geschmack und langer Haltbarkeit waren. Verantwortlich für beides sind die α-Lupulinsäure, die auch Humulon genannt wird, und deren Derivate. Zusammen mit anderen Substanzen sind diese Moleküle Bestandteile der kleinen Harztropfen, die an den Blättern der Hopfendolden kleben.

Die bisher ältesten Funde für den Einsatz von Hopfen beim Bierbrauen stammen aus dem 9. Jahrhundert, und schriftliche Belege für den Hopfenanbau reichen bis ins 8. Jahrhundert. Da die Blätter der Dolden neben Humolonen und anderen Säuren auch zahlreiche Polyphenole sowie flüchtige und nicht flüchtige Öle produzieren, waren wohl der Geschmack und Geruch die wichtigsten Auswahlkriterien bei der mittelalterlichen Züchtung.

Heutzutage werden zwei Hauptlinien gezüchtet. Die Bitterhopfensorten enthalten zwar noch immer Bitterstoffe, aber deutlich weniger als der wilde „echte Hopfen". Diese Sorten geben dem Bier eine „grundbittere" Note. Die zweite Linie stellen die Aromasorten dar, die deutlich weniger Bitterstoffe als die Bitterhopfensorten enthalten, dafür aber einen deutlich höheren Gehalt an Aromastoffen, die dem Bier einen charakteristischen Geruch verleihen. Diese züchterische Auftrennung der Eigenschaften in zwei Linien hat einen deutlichen verfahrenstechnischen Vorteil. Wenn der Hopfen während der Kochphase zu einem frühen Zeitpunkt eingesetzt wird, werden die Bitterstoffe besser gelöst und eine größere Menge Eiweiß wird aus der Bierwürze ausgefällt, wodurch die Biere länger haltbar bleiben. Beides sind durchaus erwünschte Prozesse, nicht aber, dass sich während des langen Kochvorgangs die Aromastoffe des Hopfens verflüchtigen. Daher werden die Aromasorten gegen Ende des Kochvorgangs zugesetzt und man erhält so Biere mit gutem Geschmack *und* angenehmem Duft.

Es gibt zwar über 100 verschiedene Hopfensorten, aber zurzeit werden weltweit hauptsächlich nur ungefähr 20 Aromasorten und knapp 10 Bittersorten eingesetzt.

Gerste: eine der ältesten Geschichten

Braugerste ist eine spezielle Sorte, die auf eine hohe Keimfähigkeit und einen geringen Proteingehalt hin gezüchtet wurde. Die Samen werden eingeweicht und zur Keimung gebracht, wobei Enzyme beginnen, die Speicherstoffe der Samenkörner in wasserlösliche Substanzen umzuwandeln, die dem Keimling in der ersten Wachstumsphase als Energielieferanten und Baumaterial dienen. Nach einigen Tagen wird der Keimungsprozess durch langsame Trocknung (Darren) gestoppt, die Keimlinge werden entfernt und die Samen geschrotet. Auf diese Weise entsteht Malz. Durch Veränderungen der Trocknungsdauer und der Temperatur sowie durch weitere Zutaten wie Torfrauch werden verschiedene Malzarten produziert, die sich in Farbe und chemischer Zusammensetzung unterscheiden. Sie tragen Namen wie Hell, Pils, Wien, München, Karamell und Torf. Das Malz bildet den Hauptbestandteil des Bieres und liefert sowohl Stärke als auch die Enzyme, die die Stärke in Einfachzuckern zerlegen; diese wiederum bauen die Hefen zu Alkohol und Kohlensäure ab. Außerdem liefert Malz Eiweiße, zahlreiche Geschmacksstoffe und es gibt der Biersorte seine typische Färbung.

Die circa 25 verschiedenen Arten der Gerste sind weltweit an verschiedene Lebensbedingungen sehr gut angepasst und deutlich stresstoleranter als der Weizen. Die Getreidegerste (*Hordeum vulgare* ssp. *vulgare*) zählt zu den ältesten und wichtigsten Nutzpflanzen. Archäologische Funde, morphologische und genetische Vergleiche zahlreicher Wild- und Kultursorten lassen den Schluss zu, dass die Domestikation der Gerste vor mindestens 10 000 Jahren in der Region des Fruchtbaren Halbmonds begonnen haben muss, und zwar mit der Wildgerste (*Hordeum vulgare* ssp. *spontaneum*) als Ursprungspflanze. Des Weiteren konnte festgestellt werden, dass höchstwahrscheinlich in der heutigen Jordan-Israel-Gegend das Domestikationszentrum lag, von dem ausgehend die Gerste hauptsächlich in westliche Länder verbreitet worden ist. Züchtungen aus der westlichen Region des heutigen Iraks gelangten bis zum Himalaja. Dort wurden die Pflanzen dann mit der dort ansässigen Wildgerste rückgekreuzt – ein bei der Getreidezüchtung besonders häufig verwendetes Verfahren, das auch als Introgression bezeichnet wird –, wodurch sich die heutigen Getreidesorten der Himalaja-Region von allen anderen Sorten unterscheiden; nicht viel, aber eindeutig nachweisbar.

Heutzutage gibt es einige Tausend Sorten der Getreidegerste. 75 % der globalen Produktion werden als Viehfutter eingesetzt, 20 % für die Bierherstellung vermalzt und 5 % werden als Lebensmittel oder als Zusatzstoff verwendet. Man unterscheidet grob die zweizeiligen von den mehrzeiligen Sorten. Erstere sind Sommergersten, die im Frühjahr gesät werden, größere Körner bilden und hauptsächlich in die Produktion von Biermalz gehen. Die vier- und sechszeiligen Sorten sind überwiegend Wintergersten. Sie werden im Herbst gesät und benötigen eine Kälteperiode, um das Halmwachstum anzustoßen. Diese Sorten sind ertragreicher als die Sommergersten und werden als Futter oder Nahrung verwendet.

Auch heutzutage werden noch neue Sorten gezüchtet. Aufgrund der fortschreitenden Klimaveränderung versalzen immer mehr Böden, was stellenweise zu gravierenden Ernteausfällen führt. Forscher aus aller Welt sind daher auf der Suche nach Varianten der Wildgerste, die in der Lage sind, die Salzionen aus den Blättern hinaus zu befördern, sodass die Pflanzen weiterhin in der Lage sind, Photosynthese zu betreiben. Die Gene für diese Salzpumpen könnten dann theoretisch mittels Introgression in das Genom von Getreidegersten eingebaut werden. Man erhofft sich dadurch, den Hunger besonders in ärmeren Ländern, in denen Gerste als Nahrungsmittel gilt, langfristig zu reduzieren.

Das Dessert: kandierte Orangenfilets an heißer Schokosauce

Apfelsinen: Kinder zweier Mütter

Zitrusfrüchte und deren Säfte versorgen uns mit Vitamin C, sie stellen also eine wichtige Komponente unserer Ernährung dar. Die Zitrusgruppe enthält u. a. die Süßorange oder Apfelsine (*Citrus sinensis*), Tangerine (*Citrus tangerina*), Clementine (*Citrus clementina*), Mandarine (*Citrus reticulata*), Zitrone (*Citrus lemon*), Pampelmuse (*Citrus maxima* oder *C. grandis*) und Grapefruit (*Citrus paradisi*). Ungefähr 60 % der weltweit angebauten Zitrusfrüchte sind Süßorangen; sie gelangen als Früchte oder als Saft(konzentrat) auf den Markt.

Die Kultivierung von Zitrusfrüchten begann vermutlich vor über 4000 Jahren im südöstlichen Asien und es ist heute nicht leicht herauszufinden, welche der vielen Arten ursprünglich und welche das Resultat von Züchtungen und Kreuzungen sind. Wie bei den Tomaten und der Gerste wird die Lage dadurch noch komplizierter, dass einige Zuchtsorten wieder mit Wildformen gekreuzt und dadurch neue Varianten gezüchtet wurden. Diese Linien erscheinen dann aufgrund ihrer genetischen Ausstattung als sehr alt, obwohl sie eigentlich sehr jung sind.

Von einer vollständigen Aufklärung der Verwandtschaftsbeziehungen unter den zahlreichen Zitrusfrüchten ist man noch weit entfernt, aber ein erster wichtiger Grundstein ist nun gelegt. 2013 wurde der Ursprung der wirtschaftlich wichtigsten Frucht, der Süßorange, aufwendig erforscht. An welcher Stelle des *Citrus*-Stammbaums sie einzuordnen ist, war bis dahin völlig unklar. Sicher war man sich lediglich darin, dass diese Frucht in Asien schon recht lange kultiviert wird, denn den bislang ältesten Hinweis auf die Existenz der Süßorange gibt ein chinesisches Schriftstück aus dem Jahr 314 v. Chr.

Die Forschergruppe nahm an, dass die Apfelsine mit zwei deutlich ursprünglicheren, also älteren Arten verwandt ist, nämlich mit der Mandarine und der Pampelmuse. Genomanalysen und DNA-Sequenzvergleiche dieser drei Pflanzen bestätigten zwar diesen vermuteten Zusammenhang, aber die Daten offenbarten etwas zunächst sehr Irritierendes: Das errechnete Verwandtschaftsverhältnis der Apfelsine zur Pampelmuse und zur Mandarine betrug 1 : 3, was bedeutet, dass die Apfelsine um den Faktor 3 näher mit der Mandarine als mit der Pampelmuse verwandt ist. Wäre sie eine normale Kreuzung aus Pampelmuse und Mandarine, dann hätte das Verwandtschaftsverhältnis 1 : 1 betragen müssen. Wie so häufig in der Forschung stand am Ende einer Frage keine Antwort, sondern eine neue Frage.

Einen wichtigen Hinweis für die Lösung des Rätsels lieferten die Chloroplasten; das sind die chlorophyllhaltigen, Photosynthese betreibenden Zellorganellen der Pflanzen, die bereits bei der Vorspeise eine Rolle gespielt haben. Die Organellen werden bei den Zitrusgewächsen, wie bei vielen anderen Pflanzen auch, ausschließlich über die Eizellen vererbt. Die männlichen Pollen übertragen keine Chloroplasten an die nächste Generation. Als man die Organellen der Apfelsine, der Mandarine und der Pampelmuse miteinander verglich, entdeckte man, dass sich die Chloroplasten der Süßorange und der Pampelmuse sehr stark ähnelten. Die „Erfinder" der Apfelsine hatten also der Pampelmuse die Mutterrolle zugewiesen und der Mandarine die Vaterrolle.

Dennoch erklärt sich daraus noch nicht der seltsame Verwandtschaftsgrad von 1 : 3. Wenn aber aus dieser ersten Kreuzungsgeneration die Hybride als Mutterpflanzen fungieren und erneut mit den Pollen der Mandarine bestäubt werden, dann entstehen die hier gemessenen Verwandtschaftsbeziehungen. Die Süßorange hat also einen Vater, nämlich die Mandarine, aber zwei Mütter, nämlich erst die Pampelmuse und dann die Hybridpflanze aus der ersten Kreuzung. In der Originalpublikation wird dieser ausgefallene Züchtungsprozess folgendermaßen zusammengefasst: Süßorange = (Pampelmuse × Mandarine) × Mandarine.

Zuckerrübe: zweimal Natur contra Kultur

Weltweit stammt ein Drittel des Zuckers aus Zuckerrüben und zwei Drittel stammen aus Zuckerrohr. Der in europäischen Lebensmittelläden angebotene Haushaltszucker wird zu 90 % aus Zuckerrüben gewonnen, die in zahlreichen Sorten in Europa, hauptsächlich in Deutschland, Frankreich und Polen, angebaut werden. Diese Pflanze ist ein gutes Beispiel für grundlegende, natürliche Züchtungsprobleme.

Die Zuckerrübe (*Beta vulgaris* ssp. *vulgaris* var. *altissima*) ist eine Weiterzüchtung der Runkelrübe (*Beta vulgaris* ssp. *vulgaris* var. *crassa*), und diese wiederum entstammt der Wilden Rübe (*Beta vulgaris* ssp. *maritima*), die ursprünglich an den europäischen Stränden des Mittelmeeres und der Nordsee beheimatet ist und nur eine spärliche Wurzel ausbildet. Im 18. Jahrhundert begann man, den Zuckergehalt der Runkelrübe von anfangs 3–5 % durch systematische Auslese und Kreuzungen auf einen Gehalt von heute 18–20 % zu erhöhen. Neben einem möglichst hohen Zuckeranteil ist natürlich auch der Ernteertrag ein entscheidendes Züchtungsziel der Ackerbauern. Doch bei der Zuckerrübe sind beide Merkmale überraschenderweise negativ korreliert. Das bedeutet, dass die Sorten, die nach der Aussaat den höchsten Ertrag bringen, gleichzeitig die Sorten mit der geringsten Zuckerkonzentration sind. Und umgekehrt fällt der Ernteertrag bei Sorten mit dem höchsten Zuckergehalt am niedrigsten aus. Noch kennt niemand den Mechanismus, der dieses Phänomen verursacht und der sich bisher jedem Selektions- und Kreuzungsversuch erfolgreich widersetzt.

Zuckerrüben sind zweijährige Pflanzen. Das erste Jahr ist eine vegetative Phase, in der einige Blätter und eine große Speicherwurzel gebildet werden; in diesem Jahr findet die Rübenernte statt. Das zweite Jahr ist eine generative Phase, in der die Speicherstoffe der Wurzel für die Ausbildung eines 1,5 m hohen Blütenstands und für die Reifung der Samen verwendet werden. Diese Phase ist für die Rübenzüchter entscheidend. Die Wilde Rübe blüht bereits im ersten Jahr und bildet daher auch keine Speicherwurzel aus. Indem man in einem ersten Kultivierungsschritt aus der Wilden Rübe mit dünner Wurzel die Runkelrübe mit dicker Wurzel gezüchtet und dann in einem zweiten Schritt den Zuckergehalt der dicken Wurzel erhöht hat, hat man damit offenbar auch den Lebenszyklus der Pflanze verändert und sich unwissentlich ein zweites Problem herangezüchtet.

Der Zeitpunkt des Schossens, des Schnell-in-die-Höhe-Wachsens, leitet den Übergang von der vegetativen in die generative Phase ein. Dieser Prozess findet in der Regel im zweiten Lebensjahr der Rübe statt. Wenn jedoch nach der Aussaat längere Zeit kalte Temperaturen herrschen oder wenn es gar zu Nachtfrösten kommt, erfolgt das Schossen und Blühen bereits im ersten Jahr. Für Ackerbauern, die eine möglichst große Rübenernte einfahren wollen, ergeben sich dadurch gleich mehrere Komplikationen: Die hohen Stängel erschweren die maschinelle Ernte, durch die frühe Blüte werden nur kleine Rübenwurzeln mit geringem Zuckergehalt gebildet, und die auskeimenden Samen behindern im Folgejahr den auf gerade Saatlinien ausgelegten maschinellen Rübenanbau. Die Wunschvorstellungen der Züchter laufen denen der Bauern genau entgegen, denn für die Züchter von Zuckerrüben wäre es vorteilhaft, wenn sie nur ein statt zwei Jahre auf die Samen zu warten bräuchten, wenn also die Zuckerrüben wie ihre verwandten Wildformen bereits im ersten Jahr blühen würden.

Nach langem Suchen wurde nun kürzlich das Gen identifiziert, das an der Regulation des Schossens beteiligt ist, das sozusagen den Startschuss für die Ausbildung des Blütenstands gibt. Ihm wurde der Name *Bolting Time Control 1* (BvBTC1) gegeben. Nun werden weitere Untersuchungen und Versuche folgen, um herauszufinden, wie man die Aktivität dieses Gens entsprechend den entgegengesetzten Wünschen von Bauern und Züchtern regulieren kann. Einfach wird es nicht.

Kakao: Genussmittel in Not

Über die Vergangenheit des Kakaos, darüber, dass die Maya ihn kultivierten, dass die Azteken ihm den Namen gaben und dass spanische Eroberer Mitte des 16. Jahrhunderts die ersten Kakaobohnen nach Europa brachten, wurde bereits viel geschrieben. Über die gegenwärtigen Probleme und über die Zukunft des Kakaos jedoch wurde nur wenig berichtet.

Theobroma cacao ist eine recht anspruchsvolle Tropenpflanze und gedeiht nur innerhalb eines schmalen Gürtels um den Äquator von circa 18° nördlicher bis 18° südlicher Breite. Das feuchtwarme Klima dort fördert nicht nur das Wachstum der Pflanzen, sondern auch das Wachstum zahlreicher Krankheitserreger. Die Hexenbesenkrankheit wird durch den Pilz *Moniliophthora periciosa* verursacht, die Weiße Schotenfäule durch seinen Verwandten *Moniliophthora roreri*. Beide Infektionskrankheiten sind (noch) auf den amerikanischen Kontinent beschränkt. In Südostasien bohren die Larven der javanischen Kakaomotte die Früchte an und fressen das Fruchtfleisch. Ebenfalls in Südostasien sorgt der Pilz *Oncobasidium theobromae* dafür, dass die Ka-

kaopflanzen ihre Blätter verlieren. In Afrika übertragen Pflanzensaft saugende Läuse das „swollen shoot virus“; derartige Infektionen verlaufen für die Pflanzen tödlich. Auch Pilzinfektionen gibt es in Afrika, die sogenannte Schwarzfäule. Die verschiedenen Infektionen des Kakaostrauchs haben bereits zu massiven Ernteausfällen geführt und ungezählte Familien in den wirtschaftlichen Ruin gestürzt. 90 % aller Kakaobohnen werden nämlich von Kleinbauern geliefert, die sich um nur wenige Pflanzen kümmern.

Dass Pflanzen von Parasiten befallen werden, ist ein allgegenwärtiges und grundsätzlich kein besonderes Phänomen. Dass aber eine Spezies auf allen Kontinenten gleich von mehreren Krankheitserregern stark dezimiert wird, stellt jedoch durchaus eine Besonderheit dar. Wieder einmal lieferten genetische Untersuchungen eine interessante Erklärung. Forscher fanden heraus, dass es von der Art *Theobroma cacao* lediglich zehn unterschiedliche Varietäten gibt. Zur Erinnerung: Von den Früchten unserer Vorspeise existieren mehrere Tausend Zuchtformen. Die – lange nicht als solche erkannte – zunehmende Anfälligkeit des Kakaos hat seine Ursache mit Sicherheit auch in der Verarmung des Genpools. Nicht nur bei Tieren ist es für die Nachkommen kein Vorteil, wenn der Verwandtschaftsgrad zwischen den Eltern zu hoch ist. Kleinbauern, die selbst geerntete Samen wieder ausbringen, um neue Pflanzen zu ziehen, beschleunigen diese Inzucht, wodurch die Widerstandskraft der Pflanzen noch weiter geschwächt wird.

2010 wurde das Genom einer Kakaosorte sequenziert, mit der nun andere Varietäten verglichen werden können. Man erhofft sich, dass auf diesem Wege die wichtigsten genetischen Unterschiede zwischen den wenigen Zuchtformen entdeckt werden, um durch gezielte Kreuzungen krankheitsresistente Varianten züchten zu können. Da auch die Klimaveränderung dem Kakao zusetzt – er verkraftet Regenausfälle nicht – gibt es außerdem Bestrebungen, mittels Kreuzungen trockenresistente Varianten zu züchten. Zusätzlich zu den geplanten Züchtungsprogrammen müssen die Bauern geschult werden, damit sie verstehen, warum lokale Inzuchten dringend vermieden werden müssen. Möge allen Beteiligten Erfolg beschieden sein – denn was wäre die Welt ohne Schokolade?!

Nichts ist, wie es war

Wie eingangs erwähnt, ist jede Ernährungsbeziehung zwischen zwei Organismen immer auch eine genetische Beziehung, in der durch gegenseitig ausgeübte Selektionsdrücke Einfluss auf die jeweilige genetische Ausstattung ausgeübt wird. Kein Lebewesen greift jedoch so intensiv und effektiv in die

Genetik seiner Nahrungsorganismen ein wie der Mensch, seit er in der Jungsteinzeit vor etwa 12 000 Jahren im Verlauf der Neolithischen Revolution damit begonnen hat, Pflanzen zu kultivieren und Haus- und Nutztiere zu domestizieren. Viele Arten wurden züchterisch derart verändert, dass sie in der biologischen Klassifikation als eigene Spezies aufgeführt werden müssen. Etliche Wildtypen, aus denen Kulturorganismen entstanden, sind inzwischen ausgestorben, und viele pflanzliche und tierische Zuchtlinien könnten ohne die Hilfe des Menschen nicht mehr überleben.

Unabhängig von den angewandten Züchtungsmethoden, die im Lauf der Jahrhunderte immer ausgefeilter und raffinierter geworden sind, lassen sich drei allgemeine Trends feststellen:

- Fast nichts, was heute in den Industrienationen konsumiert wird, befindet sich noch in seinem natürlichen Grundzustand. Nahezu alle Nahrungsorganismen sind züchterisch verändert. Vor dem Verzehr werden sie mehr oder weniger umfangreich chemisch-physikalisch vorverarbeitet. Zusätzlich gibt es noch zahlreiche vollsynthetisch hergestellte Zusatzstoffe, Ergänzungsmittel, Süß- und Genusswaren.
- Neben den ernährungsrelevanten Kriterien spielen die Anforderungen der industriellen Verarbeitung bei der Festlegung von Zuchtzielen für Tiere und Pflanzen eine immer größere Rolle.
- Immer häufiger stößt man bei Zuchtlinien auf das Phänomen der genetischen Verarmung, die sich besonders in einer erhöhten Krankheitsanfälligkeit äußert.

Genetik bestimmt nicht alles

Die Humangenetik ist eine sehr expansive Disziplin und Forscher entlocken der Basenabfolge unserer Chromosomen immer wieder neue Informationen. Obwohl man aus den Nukleotidsequenzen bereits viele Details zur Menschheitsevolution und zahlreiche Hinweise über den individuellen Gesundheitszustand ableiten kann, wird man dennoch keinem Gen entnehmen können, dass wir über eine Psyche, ein Bewusstsein und einen freien Willen verfügen. Unser Essverhalten wird nämlich nicht nur durch unsere Genausstattung beeinflusst, sondern auch von verschiedenen psychologischen Mechanismen, von den Resultaten industrieller Entwicklungen und von Modeerscheinungen. Was und wie wir essen, unterliegt bestimmten Traditionen, lokalen Gebräuchen, Vorlieben, religiösen Aspekten und Tabus. Auch die Auffassung, was unter einer guten Ernährung zu verstehen sei, hat sich in den letzten Jahrhunderten mehrfach geändert. Und wenn genetische Mutationen dazu führen, dass manch einer zu wenig Insulin, defekte Fructosetransporter oder keine Lactasen produziert, oder dass Gluten den Ausbruch einer chronischen Entzündung der Dünndarmschleimhaut (Zöliakie) verursachen kann, so haben Menschen doch Mittel und Wege gefunden, dass sie trotz derartiger ernährungsassoziierter Erkrankungen durchaus sehr alt werden können.

Essgewohnheiten der Kelten

Die Hochzeit der Kelten waren die fünf vorchristlichen Jahrhunderte, die zweite Epoche der Eisenzeit. Sie besiedelten und bewohnten große Teile Mitteleuropas und stellten die führende Kultur dieser Epoche dar. Sie unterhielten weitreichende Handelsbeziehungen, hatten hierarchisch gegliederte soziale Organisationsformen und brachten Ackerbau, Viehzucht und Handwerk auf ein hohes Niveau. Sowohl durch zahlreiche archäologische Funde als auch durch Schriften antiker Autoren lassen sich die Lebensgewohnheiten der Kelten recht gut rekonstruieren, wobei neben den rein analytischen auch interpretatorische Methoden der Archäologie angewandt werden müssen, damit ein realistisches Bild der eisenzeitlichen Lebensumstände entstehen kann.

Vor einigen Jahren stieß man bei der Erforschung eines Salzbergwerks im österreichischen Dürrnberg auf sehr seltene, zwar nicht besonders appetitliche, dafür aber umso informativere Funde: im Salz konservierter menschlicher Kot keltischer Mienenarbeiter. Die akribische Analyse des Materials ermöglichte einen Einblick in die tatsächliche Ernährung dieser Menschen.

Zusammen mit anderen Funden entsteht der Eindruck einer überraschend vielseitigen Ernährung der eisenzeitlichen Bevölkerung. Verschiedene, im Umland angebaute Getreidesorten machten den Hauptanteil aus. Spelzgerste, Emmer und echte Hirse waren offenbar die wichtigsten Getreide, die sowohl zu Brot oder flachen Fladenbroten verarbeitet wurden als auch Bestandteil von Eintöpfen waren. Daneben konnten Dinkel, Einkorn, aber auch Nacktgerste, Nacktweizen und die Kolbenhirse identifiziert werden. Ackerbohnen, Erbsen und Linsen waren sehr weit verbreitete Hülsenfrüchte. Schlafmohn, Lein und der senfartig schmeckende Leindotter dienten als Ölpflanzen. Fleisch wurde offenbar regelmäßig verzehrt, vermutlich meist als Eintopf-Zutat. In einigen Fällen ähnelte die Zusammensetzung der verdauten Mahlzeit einem auch heute noch im südöstlichen Alpenraum verbreiteten Eintopfgericht, dem Ritschert. Geflügel und Fisch wurden ebenfalls häufig zubereitet. Außerdem sammelten die Kelten Früchte von den Bäumen und Sträuchern der Umgebung – Obstanbau scheint es bei ihnen nicht gegeben zu haben. Verschiedene Blattgemüse und Gewürzpflanzen waren ebenfalls regelmäßiger Bestandteil der Ernährung. Alles in allem haben sich die Menschen offenbar sehr ausgewogen ernährt.

Bei den Kelten hatten Nahrungsorganismen und Lebensmittel teilweise auch eine über die reine Ernährung hinausreichende Bedeutung, und man findet bei ihnen bereits alle Symbolisierungsvarianten, die wir heutzutage verwenden. Wie Cäsar berichtete, war für einige Bevölkerungsgruppen Britanniens der Verzehr von Hasen, Gänsen und Hühnern tabu. Diese Tiere wurden zwar gezüchtet, aber nicht geschlachtet. Heute finden wir in vielen Kulturkreisen ähnliche Tabus: Angehörigen des Islam ist der Verzehr von Schweinefleisch untersagt; in Indien gelten Kühe als heilig; in Nordamerika, Neuguinea und einigen anderen Regionen ist der Verzehr von Totemtieren verboten; bei uns ist das Schlachten von Singvögeln und Haustieren verpönt; in der Fastenzeit der Christen, Muslime und anderer Religionen soll man auf zahlreiche Speisen verzichten.

Nahrung als Luxusartikel ist ein weiterer Aspekt, der bereits bei den Kelten etabliert war und der bei uns hin und wieder irritierende Formen angenommen hat. Früher wie heute sind für den Import von Luxuswaren nicht nur das Wissen um die Existenz derartiger Artikel, sondern auch funktionierende Handels- und Transportwege notwendig. Die wichtigste Grundlage ist jedoch die Einstellung der Menschen zu einer Ware. Nur dadurch, dass jemand den Wunsch hat, etwas zu besitzen, und nur durch die Bewunderung (und den Neid) anderer, dass jemand in den Besitz eines solchen Artikels gekommen ist, kann ein Lebensmittel zu einem Luxusartikel werden. Nicht das Objekt an sich, sondern die zugewiesene Bedeutung ist ausschlaggebend. Keltische Fürsten und führende Clans richteten Feste aus, bei denen sie ihren Gästen importierte Weine, Früchte und Gewürze präsentierten, die den Gastgebern ein gewisses Image einbrachten. Die Speisefolge bei Gastmählern erhielt eine besondere Bedeutung und manche Gerichte wurden zelebriert und ritualisiert. Und dass das Essen eine über das reine Sattwerden hinausreichende allgemeine soziale Bedeutung hatte, konnte man durch Grabbeigaben rekonstruieren. Zumindest einige Frauen, die in andere Familien einheirateten, brachten ihre Rezepte mit und etablierten ihre Speisen in den neuen Sippen.

Die Menschen der Eisenzeit unterschieden sich also im Hinblick auf ihre Essgewohnheiten kaum von den heutigen Menschen. Nahrungsmittel hatten eine bestimmte Bedeutung, Essen spiegelte den sozialen Status wider, Genuss war in manchen Kreisen wichtiger als Sattwerden und Rezepte wurden sorgfältig tradiert.

Veränderungen des Selbstverständlichen

Nach heutigem Kenntnisstand ist nicht davon auszugehen, dass sich die Kelten mit ihren Ernährungsgewohnheiten nach bestimmten wissenschaftlichen Erkenntnissen oder Theorien gerichtet haben – denn höchstwahrscheinlich verfügten sie über keine adäquaten Erklärungsmodelle. Die aber wurden von einigen griechischen Philosophen entwickelt und sie beherrschten für viele Jahrhunderte die Essgewohnheiten nicht nur des europäischen Raums.

Suppen, Eintöpfe, gewürzte Breie, gekochtes Gemüse, süße und säuerliche Soßen, reichlich Zucker und warmer Wein – so ernährte sich bis Mitte des 17. Jahrhunderts fast die gesamte christliche und islamische Oberschicht. Die Grundlage für diese Form der Ernährung findet sich in den Ansichten, Annahmen und Feststellungen antiker Wissenschaften. Verdauung wurde als eine Form des Garprozesses gesehen. Die Sonne lässt die rohen Früchte und Samen reifen, in der Küche werden diese Nahrungsmittel dann zu Speisen vorgegart, im Magen nachgegart und in der Leber zu den vier Lebenssäften ausgegart. Die Vier-Säfte-Lehre, auch als Humoralpathologie bezeichnet, wurde von Hippokrates (460–370 v. Chr) begründet und von Galen von Pergamon (130–200 n. Chr.) weiterentwickelt. Ihrer Ansicht nach zirkulieren vier Säfte in unserem Körper, die den vier antiken Elementen mitsamt ihren vier Grundeigenschaften entsprechen: Blut ist heiß und feucht und entspricht der Luft; der kalte und feuchte Schleim wird dem Element Wasser zugeordnet; gelbe Galle ist heiß und trocken und ist dem Feuer zugeordnet; die kalte und trockene schwarze Galle entspricht dem Element Erde. Gemäß dieser Lehre entstehen Krankheiten immer dann, wenn das Gleichgewicht dieser vier Säfte und somit das Gleichgewicht der elementaren Temperamente gestört wurde. Daher müssen die zu einseitigen Grundeigenschaften der Zutaten durch die Art der Zubereitung ausgeglichen werden: Kaltes und Feuchtes soll entweder ganz vermieden oder erhitzt werden, Trockenes muss gekocht, Nasses geröstet oder gebraten werden. Die Speisen sollen auf die jeweilige Konstitution des Speisenden zugeschnitten sein, um seiner Gesundheit zu dienen. Galen setzte die vier Säfte nämlich auch mit den menschlichen Temperamenten in Zusammenhang, woraus sich dann eine Art Essenstherapie ableiten ließ.

Tabelle 4: Die Vier-Säfte-Lehre von Galen von Pergamon

	heiß	**kalt**
trocken	Saft: gelbe Galle Element: Feuer Temperament: Choleriker	Saft: schwarze Galle Element: Erde Temperament: Melancholiker
feucht	Saft: Blut Element: Luft Temperament: Sanguiniker	Saft: Schleim Element: Wasser Temperament: Phlegmatiker

Gute Köche galten in dieser Zeit auch als gute Ärzte. Da die damaligen Behandlungsmethoden der berufsmäßigen Ärzte nicht sehr vielversprechend waren, legten die meisten Menschen großen Wert auf eine effektive Gesundheitsvorsorge und in der Humoralpathologie fanden sie einen passablen Therapieansatz. Die Vier-Säfte-Lehre und ihre „wissenschaftlichen“ Ausdeutungen galten lange Zeit als unabänderbar und unantastbar. Sie hatten sich über eineinhalb Jahrtausende (mehr oder weniger) gut bewährt und sich derart etabliert, dass diese Einstellung zur Ernährung zu einer nicht mehr hinterfragten Selbstverständlichkeit geworden war, die möglichst akkurat tradiert werden musste.

In der Renaissance begannen neugierige und mutige Menschen damit, zunächst die antiken Texte neu zu übersetzen und vor allem, sie neu zu deuten. Zusammen mit den Ergebnissen einiger Experimente und Forschungen, die unserem Bild von Wissenschaft durchaus nahe kamen, entstanden neue Ideen und neue Konzepte. Einer der bedeutendsten Begründer neuer Anschauungen und Ansichten war ein Wanderdoktor mit einem sehr langen Namen, der als Paracelsus (1493–1541) in die Geschichte einging. Er war als Philosoph, Alchemist, Astrologe, Mystiker und Arzt ein Universalgelehrter seiner Zeit. Er kritisierte die Vier-Säfte-Lehre aufs Heftigste und widerlegte seine Kritiker durch beeindruckende Heilungserfolge.

Zu seiner Zeit hatte das Verfahren der Destillation eine besondere Bedeutung und war eine der Standardmethoden der Alchemisten. Mittels Destillation konnte man Ausgangssubstanzen in drei Fraktionen auftrennen: eine Flüssigkeit, einen öligen Anteil und einen Feststoff. Höchstwahrscheinlich hat diese Beobachtung Paracelsus auf den Gedanken gebracht, die klassische Idee der vier Elemente (bzw. Säfte) durch drei neue Stoffe zu ersetzen. Er nannte sie Mercurius, Sulfur und Sal. Mit den drei Bezeichnungen Quecksilber, Schwefel und Salz waren jedoch nicht die genannten Stoffe selbst gemeint, sondern sie bedeuteten das Flüssig-Flüchtige, das Ölig-Brennbare und das Erdhaft-Feste. Nachfolgende Ärztegenerationen weiteten das System aus und interpretierten die Verdauung auch nicht mehr als einen Garprozess, sondern als eine Art Gärprozess, als Fermentation.

Mitte des 17. Jahrhunderts waren derartige Interpretationen für die Ärzteschaft nahezu Allgemeinwissen. Und wie schon in der Epoche zuvor passten sich die Köche diesem Gedankenmodell an. Alle Zutaten, die man für leicht fermentierbar hielt, etablierten sich plötzlich in der Nouvelle Cuisine der Renaissance und des Barock. Dazu wurden Pilze, Salate, Muscheln, Fische sowie frisches Obst und frisches Gemüse gezählt, denn entsprechend der Fermentationstheorie musste man sie nicht aufwendig zubereiten, damit sie leicht bekömmlich wurden. Da man der festen Überzeugung war, dass das sulfurige ölige Element in der Lage sei, das merkurische flüssige und das salzige erdhafte zu binden, eroberten Fette und Öle die Küchen und wurden die Basis zahlreicher Soßenrezepturen. In der zweiten Hälfte des 17. Jahrhunderts wurden die Mehlschwitze und die Vinaigrette erfunden. Man entwickelte Fonds und Bouillons aus Fisch- und Fleischextrakten, und einfallsreiche Geschäftsleute verkauften diese gar an Privathaushalte. Zucker jedoch, der zuvor in keiner Hauptspeise fehlen durfte, wurde nun verachtet. Man verwendete ihn lediglich zum Verzieren, zum Dekorieren und als Zutat für die Nachspeisen. So wie vorher ein guter Koch mit einem Arzt verglichen worden war, so wurde nun ein guter Koch mit einem Chemiker verglichen.

Diese Art der Zubereitungen und der Ernährungsgewohnheiten haben sich über ganz Europa ausgebreitet und alle Gesellschaftsschichten durchdrungen. Doch obwohl sich die Wissenschaft inzwischen deutlich weiterentwickelt hat, haben sich unsere Gewohnheiten den neuen Erkenntnissen nicht angepasst. Ganz selbstverständlich kochen und essen wir nach wie vor entsprechend den Ernährungstheorien des Paracelsus: viel Fett, und Süßes zum Dessert.

Ernährungswissenschaftler, Ökotrophologen, Kardiologen, Stoffwechselphysiologen, Allgemeinmediziner und zahlreiche Vertreter weiterer Disziplinen fordern seit Längerem einen erneuten Wandel des Selbstverständlichen, da sich aus unserem alltäglichen Ernährungsverhalten inzwischen viele gesundheitlich bedenkliche Konsequenzen ergeben haben. Etablierte Ernährungsgewohnheiten sind die Ursache von Erkrankungen geworden, besonders von Diabetes und Adipositas, und wiederum sind es wissenschaftliche Erkenntnisse, die die Argumente und die Grundlagen für eine neue Esskultur liefern. Das Wissen ist durchaus vorhanden – nur die konsequente Umsetzung dieses Wissens in eine neue Esskultur lässt noch auf sich warten. Dabei sind bereits 360 Jahre seit der letzten „Küchenrevolution“ vergangen.

Die gescheiterte Uniformierung

Die Ernährungsgewohnheiten der Menschen unterscheiden sich nicht nur in den Epochen der Kulturgeschichte, sondern auch in den verschiedenen Regionen innerhalb einer Epoche. Die Speisekarten der Restaurants liefern dafür deutliche Belege, ebenso die Rezepte, nach denen man zu Hause selbst kocht. „Man“ isst an der Küste einfach anders als am Alpenrand, und in den östlichen Bundesländern gibt es andere Rezepte als in den westlichen. Essgewohnheiten werden tradiert, und als Kind wird man ungefragt an bestimmte Gerüche, Geschmäcker, Konsistenzen und Kombinationen gewöhnt. Und wenn wir Abwechslung haben möchten, besuchen wir ein griechisches, chinesisches, italienisches, portugiesisches oder sonst ein Restaurant mit typisch fremdländischer Küche. Zu fremd jedoch sollte es nicht sein, darum haben beispielsweise chinesische Restaurantbetreiber ihre heimischen Rezepte stark europäisiert. So stehen Hühner- und Entenfüße erst gar nicht auf den Speisekarten und die Gewürzmischungen wurden unseren Gewohnheitsmustern angeglichen. Auch der Inhaber eines Thai-Restaurants müsste auf einen großen Teil seiner Gäste verzichten, wenn er die Speisen ebenso scharf gewürzt servieren würde, wie er es aus seiner Heimat gewohnt ist.

Für internationale Lebensmittelkonzerne wäre es ein großer Vorteil, wenn sie überall auf der Welt die gleichen Waren verkaufen könnten. Versucht haben es die meisten Firmen auch. Inzwischen aber hat sich herumgesprochen, dass nicht Uniformierung die Umsatzzahlen erhöht, sondern die Berücksichtigung lokaler Gepflogenheiten. Entgegen aller Gerüchte ist selbst die Rezeptur für Coca Cola nicht weltweit identisch; das Unternehmen produziert für den arabischen Markt eine deutlich süßere Variante als für den Rest der Welt, da die arabische Bevölkerung stark Gesüßtes traditionell bevorzugt. Haribo stellt verschiedene Gummibärchen-Varianten her: Mit synthetischen Farben kräftig bunt eingefärbte für die USA; blassere, mit Naturfarben hergestellte Bärchen für den europäischen Markt; mit Maisstärke und Agar-Agar anstelle von Schweinegelatine für muslimische Länder; ausschließlich Blumen- oder Symbolformen für einige asiatische Länder, da dort aus religiösen Gründen Tierformen wie Bärchen überhaupt nicht verzehrt werden dürfen.

Amüsant ist auch ein interkultureller Vergleich traditionell bevorzugter Puddingrezepturen. Wie zu erwarten, hat sich Dr. Oetker als eines der ersten Unternehmen auf die verschiedenen Wünsche eingestellt und produziert schon seit Längerem unterschiedliche Fertigmischungen: Die für Polen gemischte Rezeptur ergibt einen sehr festen gummiartigen Pudding, da in Polen traditionell Kartoffelstärke für Puddings verwendet wird anstelle der bei uns üblichen Maisstärke. Die für die Türkei produzierte Variante ist wesentlich dunkler, wird mit Butter angerührt und schmeckt nach sehr süßer und sehr starker Schokolade. Auch Dicke, Größe und Belag von Tiefkühlpizzen wurde landestypischen Gewohnheiten angepasst. Da in manchen Ländern ein Kuchen sehr luftig, in anderen dagegen eher fest sein muss, um als guter Kuchen zu gelten, werden verschiedene Backpulvermischungen vertrieben.

Kraft Foods produziert den Frischkäse Philadelphia, für den die Firma ebenfalls landestypische Rezepturen entwickelt hat: In Kanada und Belgien wird Philadelphia mit Erdbeeraroma verkauft; die Paprika- und Kräutervariante für den österreichischen Markt ist deutlich schärfer gewürzt; Italiener krümeln Käse gern über Pizzen und Salate, daher wird für dieses Land eine deutlich härtere Käsevariante produziert.

Ein Paradebeispiel dafür, dass sich manchmal selbst durch Rezepturvariationen der Markt nicht erweitern lässt, ist Lakritz. Diese Geschmacksrichtung ist nahezu ausschließlich in nördlichen Ländern beliebt. In südlichen (Bundes-)Ländern findet sich so gut wie gar kein Markt für derartige Produkte. Offenbar müssen Menschen gelegentlich bereits in ihrer Kindheit mit bestimmten Gerüchen und Geschmäckern Erfahrungen sammeln, damit sie diese im Erwachsenenalter akzeptieren.

Der Spruch „andere Länder, andere Sitten“ betrifft in ganz besonderem Maße die landestypischen Essgewohnheiten. Für die Analyse lokaler traditioneller Gewohnheiten und die sich daraus ergebenden Anpassungen der Produktpalette wurde ein eigener Terminus geprägt: Ethnomarketing. Kein anderer Begriff beweist so klar, dass der durch die Lebensmittelindustrie forcierten Uniformierung des Geschmacks deutliche Grenzen gesetzt sind. Man sollte auch nicht außer Acht lassen, dass Uniformität das Resultat zweier paralleler Prozesse ist. Die eine Partei (die Konzerne) versucht zu vereinheitlichen und die andere Partei (die Kunden) lässt sich vereinheitlichen.

Doch wie unwichtig erscheinen verschiedene Puddingrezepturen im Vergleich zu den Esskulturen der zahlreichen chinesischen, afrikanischen oder arktischen Bevölkerungsgruppen – um nur einige Beispiele zu erwähnen. Die ernährungsphysiologischen Grundbedürfnisse der Menschen sind zwar überall auf der Welt die gleichen, aber der Variantenreichtum, mit dem diese Bedürfnisse gestillt werden, demonstriert, dass die Spezies Mensch in ihrer Ernährung sehr flexibel und erstaunlich anpassungsfähig ist.

Die Fallen psychologischer Mechanismen

Ernährungsphysiologen untersuchen, was mit der Nahrung im Körper geschieht und welche Prozesse im Körper durch die Nahrung in Gang gesetzt werden. Ernährungspsychologen beschäftigen sich mit der Frage, wie die Nahrung überhaupt in den Körper gelangt: Warum essen Menschen das, was sie essen? Es geht den Psychologen dabei allerdings nicht um die Befriedigung des biologischen Grundbedürfnisses der Nahrungsaufnahme. Es geht ihnen vielmehr um die psychologischen Mechanismen, aufgrund derer Menschen entscheiden, was sie essen, wie häufig und wie viel sie essen. Diese Verhaltensstrukturen basieren zu einem nicht zu unterschätzenden Anteil auf Gewohnheitsmustern, die jeder Mensch im Verlauf seiner Kindheit erlernt. Dazu zählen auch Benimmregeln. Soll man den Teller wirklich immer leer essen? Ist es höflich, einen Nachschlag dankend abzulehnen? Wie häufig darf man zum Buffet gehen, ohne dass es peinlich wird? Wie voll darf man seinen Teller machen?

Der Großteil der typischen Volkskrankheiten entsteht durch falsches Essverhalten. Weicht der physiologische Bedarf zu stark vom psychologischen Bedürfnis ab, können Unter-, Über-, Mangel- und Fehlernährungen mitsamt allen Folgeerscheinungen entstehen. Das gesamte Repertoire des Essverhaltens wird größtenteils durch innere und äußere Reize gesteuert. Innere Reize äußern sich u. a. durch einfache Durst-, Hunger- und Sättigungsgefühle, aber auch durch den Appetit, den Heißhunger, auf ganz bestimmte Nahrungsmittel. Diese inneren Reize können durch Außenreize überlagert werden. Dazu zählen so unterschiedliche Phänomene wie die Verpackungsgrößen in den Supermarktregalen, die Farbgebung des Produkts, die Größe von Tellern und Schüsseln, die Hintergrundmusik, das Arrangement von Buffets, die Umgebungstemperatur, das Verhalten der Tischgenossen und sogar die Länge eines Spielfilms. Zwischen Körpergewicht und der Beeinflussbarkeit durch Innen- oder Außenreize besteht nachweislich ein deutlicher Zusammenhang. Normalgewichtige Menschen lassen sich hauptsächlich durch innere Reize, übergewichtige Menschen verstärkt durch äußere Reize lenken.

Aktuelle Daten belegen, dass wir uns nur über einen Bruchteil der Entscheidungen, die wir tagtäglich im Zusammenhang mit unserer Ernährung fällen, bewusst sind. Und wie stark Umweltfaktoren, also äußere Reize, diese Entscheidungen mitbeeinflussen, nehmen wir entweder nicht wahr oder wir akzeptieren diese Tatsache nur sehr unwillig oder verleugnen sie gar („Das mag zwar zutreffen, aber nicht für mich"). Man fand in kontrollierten Studien heraus, dass bei größeren Portionen und größeren Tellern die Probanden rund ein Drittel mehr aßen als die Teilnehmer der Kontrollgruppe – und dass 94 % der Probanden der festen Überzeugung waren, sich nicht durch die Größe der Portionen und Teller beeinflussen zu lassen. Wie sehr das Auge mitisst, zeigen Tests mit einem präparierten Suppenteller, der von unten über einen Schlauch unbemerkt wieder aufgefüllt werden kann. Im Vergleich zu den Kandidaten mit normalen Tellern aßen die ausgetricksten Probanden 73 % mehr Kraftbrühe. Die Teilnehmer beider Gruppen gaben anschließend an, normal gesättigt zu sein und nicht mehr zu sich genommen zu haben als sonst. Ähnlich verhält es sich bei einem anderen Test mit Chicken Wings. Werden die Knochen regelmäßig abgeräumt, verzehren die Probanden deutlich mehr als diejenigen, die sehen können, wie viel sie bereits gegessen haben.

Gerade diese Unfähigkeit zur korrekten Einschätzung des eigenen Essverhaltens macht es so schwer, dieses zu ändern. Je größer die Portion ist, desto schlechter kann man ihren Kaloriengehalt abschätzen. Und wenn auf einer Verpackung Schlagworte wie „fettreduziert" zu lesen sind, verführt dies viele Menschen dazu, deutlich größere Mengen von diesem doch so gesunden Produkt zu verzehren, denn die in der Regel deutlich kleiner gedruckten Zusatzangaben wie „um 11 %" werden häufig ignoriert. Das hat zur Folge, dass die Kalorienzufuhr unwissentlich und unabsichtlich erhöht statt verringert wird. Dass die Informationen auf den Lebensmittelverpackungen grundsätzlich von den meisten Menschen nicht richtig verstanden werden, sei hier nur am Rande erwähnt. Die Verpackungsgrößen in den Supermarktregalen wie auch die Mengenangaben für „eine Portion" lassen viele Käufer vermuten, es handle sich dabei um normale Rationen, die „man" verzehrt. Beeinflussen lässt man sich mitunter auch in Restaurants, beispielsweise durch die Speisekarte, die servierten Portionsgrößen und das Essverhalten anderer Gäste. Der Mensch versucht eben häufig, sich einem Kollektiv anzupassen, sei es real oder abstrakt. Nicht nur in der Mode orientieren sich viele an dem, was sie für sozial etablierte Normen halten.

Viele psychologische Mechanismen stehen im Dienste biologischer Mechanismen, und diese sind aus evolutionshistorischen Gründen ideal auf Mangelsituationen zugeschnitten. Situationen des Überflusses sind neu, und wir begegnen ihnen mit einem alten Verhaltensrepertoire. Das bedeutet: Wir müssen lernen. Es ist nicht leicht, sich einzugestehen, dass man sich von Außenfaktoren beeinflussen lässt und beispielsweise erst dann die Chipstüte zur Seite legt, wenn der Fernsehfilm zu Ende ist. Es ist auch nicht leicht, sich einzugestehen, dass man selbst der Verursacher des eigenen Gewichts ist. Bei vergleichbarem Genpool, also ohne Berücksichtigung aller Zuwanderer, war in Deutschland während der Nachkriegszeit kaum jemand übergewichtig – heute sind es ungefähr zwei Drittel der Bevölkerung.

Was uns adipös werden lässt, sind in erster Linie nicht die Gene, sondern unser Essverhalten. Und das beginnt in der Kindheit. Wenn Kleinkinder dem bunten Süßigkeitensortiment an der Kasse nicht widerstehen können, ist das ein aus vielen Gründen durchaus nachvollziehbares Verhalten. Gibt man ihnen aber keine Möglichkeit zu lernen, sich dieser und anderen Verlockungen zu widersetzen, werden sie es mit zunehmendem Alter immer schwerer haben, den vielen psychologischen Fallstricken zu entkommen. Eine ausgewogene Ernährung erfordert auch ein gewisses Maß an Disziplin. An eben dieser aber scheitern viele gute Vorsätze. Einige neuropsychologischen Mechanismen scheinen geradezu verhindern zu wollen, dass man sein Verhalten ändert. Belohnungssysteme im Gehirn induzieren Glücksgefühle, wenn man bei gewohnten Verhaltensmustern bleibt. Unabhängig vom aktuellen Ernährungszustand des Körpers verursacht Stress im Gehirn die Auslösung von Hungergefühl. Auch das Tageslicht nimmt über das Serotoninsystem des Gehirns Einfluss auf unser Essverhalten. Und bei adipösen Menschen, so fand man heraus, arbeitet das Suchtzentrum des Gehirns anders als bei Normalgewichtigen.

Das Wissen um derartige Mechanismen sowie das ehrliche, selbstkritische Erkennen des eigenen Verhaltens und ebenso die (bedauerlicherweise immer weniger verbreitete) Fähigkeit, selbst zu kochen, sind zumindest ein guter Anfang, um aktiv seine Essgewohnheiten zu ändern. Abschließend kurz ein anderes, aber verwandtes Thema: Der Konkurrenzkampf der Discounter findet nicht auf der Ebene der Produktqualität, sondern auf der Ebene der Preisgestaltung statt. Diese Tatsache offenbart weniger die Sparsamkeit der Kunden als vielmehr ein Nichtwissen über bestimmte Zusammenhänge. Auch hier eröffnet Wissen die Möglichkeit einer Verhaltensänderung.

Es wäre zudem außerordentlich hilfreich, wenn sich die Gesetzgeber gewissenhaft mit diesem Themenkomplex beschäftigen würden. Der Europäische Gerichtshof hat eine Definition des „Durchschnittsverbrauchers" erarbeitet, um eine Grundlage für den Straftatbestand der Irreführung zu schaffen, um also bestimmen zu können, ob im Schadensfall ein Verbraucher eine Täuschung oder Irreführung hätte erkennen müssen. Für eine solche Entscheidung maßgeblich ist der „normal informierte und angemessen aufmerksame und verständige Durchschnittsverbraucher" (EuGH GRUR Int 2005,44). Ein derartiges Menschenbild scheint nicht nur unkonkret, sondern im Hinblick auf den Schutz der Volksgesundheit auch wirklichkeitsfremd.

Leben mit Erkrankungen

Je vielteiliger ein Gerät ist, desto größer ist die Wahrscheinlichkeit, dass eines der Teile kaputt geht. Und je komplizierter ein Gerät funktioniert, desto größeren Schaden kann ein einziges defektes Teil verursachen. Sehr ähnlich verhält es sich auch beim menschlichen Organismus. Der hat zwar im Gegensatz zu technischen Geräten die Fähigkeit, sich in vielen Fällen selbst zu reparieren, aber leider nicht in allen. Wenn beispielsweise ein Enzym oder ein Transportprotein nicht korrekt oder gar nicht arbeitet, weil das entsprechende Gen oder eine zugehörige Regulationssequenz mutiert ist, dann manifestiert sich eine Erkrankung, deren Ursache sich dem Regenerationsvermögen des Körpers vollständig entzieht. Andere Erkrankungen treten wegen falscher Nahrung oder Ernährungsgewohnheiten auf. In diesen Fällen kann relativ einfach eine Heilung herbeigeführt werden, falls der Körper nicht bereits zu sehr in Mitleidenschaft gezogen wurde. Krankheiten, die direkt oder indirekt mit unserer Ernährung zusammenhängen, gibt es viele – so viele, dass sich etliche Bücher damit füllen ließen. An dieser Stelle soll lediglich ein grober Überblick und anhand einiger Beispiele ein kleiner Einblick in diesen Themenkomplex gegeben werden. Für zahlreiche dieser Erkrankungen besteht, bei rechtzeitiger Diagnose und entsprechenden Therapiemaßnahmen, durchaus die Möglichkeit, durch Umstellen der Ernährung mit der Krankheit zu leben oder sie gar zu heilen. In der Medizin klassifiziert man die mit der Ernährung zusammenhängenden Krankheiten nach unterschiedlichen Blickwinkeln und Schwerpunkten, wobei verschiedene Begriffe verwendet werden: ernährungsassoziierte Krankheiten, hereditäre Stoffwechselanomalien und Nahrungsmittelunverträglichkeiten. Diese Bezeichnungen sind nicht immer einheitlich definiert und überschneiden sich teilweise.

Krankheiten durch Ernährung

Als ernährungsassoziierte Krankheiten werden solche Erkrankungen bezeichnet, die durch Fehl- oder Überernährung entstehen und deren Verlauf durch die Ernährung verändert (also sowohl verschlechtert als auch verbessert) werden kann. In diese Gruppe fallen beispielsweise Hypertonie, Adipositas, Karies, Osteoporose, Arteriosklerose, Gicht, Typ-2-Diabetes, Metabolisches Syndrom und viele Nahrungsmittelunverträglichkeiten. Einige dieser Erkrankungen können auch durch nicht-ernährungsbedingte Ursachen oder durch eine Kombination mehrerer Ursachen entstehen.

Beispiel Metabolisches Syndrom

Das Metabolische Syndrom ist ein gutes Beispiel dafür, wie eng verschiedene Stoffwechselsysteme miteinander zusammenhängen und sich gegenseitig beeinflussen können. In der Medizin spricht man immer dann von einem Syndrom, wenn mehrere Symptome gleichzeitig auftreten. Die vier Hauptsymptome des Metabolischen Syndroms sind starkes bauchbetontes Übergewicht (viszerale Adipositas), Bluthochdruck (arterielle Hypertonie), erhöhter Blutzuckerspiegel (Insulinresistenz bzw. Diabetes mellitus Typ 2) und ein gestörter Fettstoffwechsel (Dyslipidämie). Jedes einzelne dieser vier Symptome führt langfristig zu einer Schädigung der Blutgefäße, sodass bei einem Metabolischen Syndrom die Gefahr von Herz-Kreislauf-Erkrankungen deutlich steigt. Mindestens ein Viertel der deutschen Bevölkerung ist von dieser „Wohlstandskrankheit“ betroffen. Bedenklich ist die steigende Anzahl von Kindern und Jugendlichen. Als Hauptverursacher für die Entwicklung eines solchen Syndroms gilt eine permanente Überernährung zusammen mit einem ebenso permanenten Bewegungsmangel.

Im Prinzip wird eine Kettenreaktion in Gang gesetzt. Die durch Überernährung vermehrten und vergrößerten Fettzellen (Adipocyten) schütten einen Hormoncocktail aus, der u. a. zur Entstehung einer schwachen Dauerentzündung, zur vermehrten Freisetzung von Glucose aus der Leber und zu einer Insulinresistenz führen. Letztere kann sich zu einem Typ-2-Diabetes entwickeln. Außerdem sezernieren die Adipocyten freie Fettsäuren in die Blutbahn, wodurch sich letztlich die Konzentration der HDL verringert und die der LDL und der Triglyceride erhöht. Zusätzlich verändert sich die Zusammensetzung der HDL- und LDL-Partikel. Diese Abweichung der Bluttfettwerte wird als Dyslipidämie bezeichnet (s. a. das Kapitel „Die verschiedenen Lipoproteine“).

Die erfolgversprechendste Therapie ist eine anhaltende Umstellung der Essgewohnheiten, begleitet von regelmäßigen körperlichen Aktivitäten. Je nach Schwere der Einzelsymptome können zusätzlich der Blutdruck und der

Diabetes medikamentös behandelt werden. Im Großen und Ganzen ist also das Metabolische Syndrom, als Beispiel einer ernährungsassoziierten Krankheit, ein reversibler Zustand.

Erbliche Stoffwechselanomalien

Die hereditären Stoffwechselanomalien, auch angeborene Stoffwechselstörungen genannt, sind Erkrankungen, die auf genetisch bedingte Defekte von Enzymen oder Transportproteinen oder auf Defekte der produzierenden Organe zurückgehen. Kann eine Substanz nicht mehr oder nicht in ausreichender Menge hergestellt oder transportiert werden, entsteht für das Organ oder den gesamten Organismus eine Mangelsituation. Umgekehrt kann aber auch die Konzentration eines Stoffwechselprodukts zu hoch sein, wenn dieses (Zwischen-)Produkt nicht weiter verarbeitet oder nicht abtransportiert werden kann. Zu den angeborenen Stoffwechselstörungen zählen u. a. Diabetes mellitus, Galactosämie, Mucoviscidose, Alkaptonurie, Ketoazidose und Phenylketonurie.

Wegen der sehr unterschiedlichen Ursachen und der unterschiedlichen Schwere der klinischen Symptome gibt es für die Stoffwechselanomalien zwangsläufig kein einheitliches Therapiekonzept. So können bei einigen Erkrankungen fehlende oder defekte Enzyme substituiert oder bestimmte Nahrungsmittel gemieden werden, damit sich problematische Stoffwechselprodukte nicht in zu hohen Konzentrationen ansammeln.

Beispiel Diabetes mellitus

In den Beta-Zellen der Bauchspeicheldrüse wird Insulin produziert und über die Blutbahn im Körper verteilt. Die Insulinmoleküle interagieren mit Glucosetransportern, die in den Membranen verschiedener Zelltypen verankert sind. Die Glucosetransporter werden aktiviert und importieren Zuckermoleküle aus dem Blut in die Zelle hinein, wo die Glucose als Energieträger „verbrannt“ wird. Außerdem sorgt Insulin in Muskel- und Leberzellen dafür, dass dort Glucose in Form von Glykogen, dem tierischen Pendant zur pflanzlichen Stärke, gespeichert wird. Die Leber kann den Blutzuckerspiegel aufrechterhalten, indem sie das Glykogen wieder in Einzelmoleküle zerlegt und in die Blutbahn abgibt oder indem sie selbst neue Glucosemoleküle herstellt. Dieser als Gluconeogenese bezeichnete Prozess wird durch Insulin gehemmt. Die vierte Wirkung des Insulins betrifft die Fettdepots: Es fördert die Bildung von Speicherfett und unterbindet gleichzeitig seinen Abbau.

In Deutschland sind über 9 % der Bevölkerung von Diabetes mellitus betroffen, wobei von diesen 9 % wiederum circa 10 % auf den Typ 1 und 90 %

auf den mit Typ 2 fallen. Die beiden Typen unterscheiden sich in der Ursache, die zu einer Erhöhung des Blutzuckerspiegels führt. Beim Typ 1 liegt eine Zerstörung der Beta-Zellen vor, hervorgerufen durch eine Autoimmunreaktion. Mit fortschreitender Reduzierung der Zellen sinkt die Insulinmenge langsam, bis das Hormon ganz fehlt. Sowohl genetische als auch Umweltfaktoren können in verschiedenen Altersstadien eine derartige Immunreaktion hervorrufen. Glucose kann dann von den Zellen nicht mehr aufgenommen werden und sammelt sich im Blut; die Leber produziert unkontrolliert große Mengen neuer Zuckermoleküle; Fette werden nicht mehr in den Fettdepots gehalten und über anormale Stoffwechselprozesse zu Säuren und Aceton umgebaut, die das Blut übersäuern; um den überschüssigen Zucker über die Niere auszuscheiden, werden größere Wassermengen benötigt, wodurch auch der Elektrolythaushalt beeinträchtigt wird. Im Extremfall kann der Patient in ein ketoacidotisches Koma fallen.

Beim Typ 2 wird zwar noch Insulin produziert, verliert aber seine Wirksamkeit an den Zielstrukturen. Insulinresistenz wird dieses Phänomen genannt und kann unterschiedliche Ursachen haben. Neben angeborenen genetischen Defekten ist Übergewicht eine der Hauptursachen. So wird bei Adipositas durch noch unbekannte Mechanismen die insulinabhängige Produktion bestimmter Glucosetransporter (GLUT-4) stark gedrosselt. Ein spezielles Transportprotein, das bei Übergewichtigen in großen Mengen produziert wird, blockiert bei Muskel- und Leberzellen die Ansprechbarkeit auf Insulin. Auch für andere Moleküle konnte eine Insulinresistenz vermittelnde Wirkung nachgewiesen werden, und die Forschungen zu den verschiedenen Komponenten, die einen Typ-2-Diabetes auslösen können, sind noch lange nicht abgeschlossen. In der Regel reagiert der Organismus mit einer verstärkten Insulinproduktion auf die schlechte Ansprechbarkeit der Zellen und Organe. Ein Typ-2-Diabetiker hat daher zunächst einen deutlich höheren Insulinspiegel als ein Gesunder. Die Symptome dieses Diabetes-Typs sind eher unauffällig, indifferent und unspezifisch, können aber, wenn sie lange Zeit nicht behandelt werden, zu irreversiblen Organschäden führen.

Beim Typ-2-Diabetes hilft, wenn die Ursache im Übergewicht des Patienten liegt, eine dauerhafte Veränderung der Lebensgewohnheiten. Weniger Essen und mehr Bewegen sind hier die Mittel der Wahl. Bei anderen Ursachen, die nicht immer einfach zu erkennen sind, ist die Therapie weitaus problematischer. Beim Typ-1-Diabetes hilft nur eine lebenslange Insulintherapie. Bei gewissenhaft durchgeführter Therapie ist Typ-1-Diabetes heute keine lebensverkürzende Erkrankung mehr.

Beispiel Phenylketonurie

Die Phenylketonurie (PKU) ist eine typische angeborene Stoffwechselerkrankung, unter der ungefähr jedes 8000. Neugeborene leidet. Phenylalanin, eine der essenziellen Aminosäuren, kann nicht mehr zu der Aminosäure Tyrosin umgebaut werden. Das hat zur Folge, dass sich Phenylalanin im Organismus ansammelt und über andere Stoffwechselwege zu Phenylpyruvat, Phenyllactat und Phenylacetat abgebaut wird. Das Phenylpyruvat bezeichnet man, nach der chemischen Nomenklatur nicht ganz korrekt, auch als Phenylketon; es wird mit dem Urin ausgeschieden und ist daher das namensgebende Molekül für die Erkrankung Phenylketonurie. Einerseits entstehen also anormale Zwischenprodukte und eine Überkonzentrierung der Aminosäure Phenylalanin, andererseits fehlt die Aminosäure Tyrosin. Die Folgen sind schwere Störungen der Hirnentwicklung, geistige Retardierung (der IQ liegt ungefähr bei 20), auffällige Veränderungen des EEGs, Epilepsie, Verhaltensstörungen wie Hyperaktivität und Aggressivität sowie Veränderungen des Hautbildes wie Ekzeme und Albinismus. Letzterer ist eine Folge davon, dass aufgrund des Tyrosinmangels das Pigment Melanin nicht mehr gebildet werden kann. Da Tyrosin auch die Vorstufe des Schilddrüsenhormons Thyroxin ist, kann es bei den an PKU Erkrankten zusätzlich zu schweren Wachstumsstörungen kommen. Das herausragendste Merkmal der Phenylketonurie sind die gravierenden neuronalen und geistigen Fehlentwicklungen, die u. a. in Störungen der Botenstoffe (u. a. bei Serotonin und Dopamin) und in der Architektur von Nervenzellen und Hirnarealen begründet sind.

Die klassische PKU basiert auf einem Defekt des Enzyms Phenylalaninhydroxylase, das an der Umwandlung von Phenylalanin zu Tyrosin beteiligt ist. Das entsprechende Gen liegt auf dem Chromosom 12; bislang wurden dort über 400 verschiedene Mutationen identifiziert. Abhängig von der Art der Genveränderung entstehen unterschiedlich schwere Formen der PKU, von nur mäßig aktiven Enzymen bis hin zum kompletten Fehlen von Phenylalaninhydroxylasen. Da sich die Krankheit rezessiv vererbt, kommt sie nur dann zum Ausbruch, wenn beide Elternteile ein defektes Gen an das Kind weitergeben.

Heutzutage wird diese Stoffwechselerkrankung im Rahmen standardisierter Neugeborenenscreenings frühzeitig erkannt. Die Therapie ist relativ einfach und ermöglicht, wenn sie lebenslang eingehalten wird, eine durchschnittliche Lebenserwartung. Gleich zu Beginn, innerhalb der ersten Lebenstage, bekommen die Säuglinge eine synthetisch hergestellte, vollkommen phenylalaninfreie Flaschennahrung, um die Konzentration der verhängnisvollen Aminosäure schnellstmöglich zu reduzieren. Später wird, entsprechend der individuellen Abbaurate von Phenylalanin, ein Teil der Nahrung durch normale Muttermilch ersetzt. Da die Aminosäure ein ganz natürlicher Bestandteil aller Proteine ist, müssen alle Nahrungseiweiße lebenslang gemieden werden. Inzwischen gibt es spezielle Lebens- und Nahrungsergänzungsmittel für diese Patienten, beispielsweise eiweißarmes Mehl und daraus hergestellte Produkte sowie spezielle Aminosäure-, Mineral- und Vitaminmischungen, die den durch eiweißfreie Ernährung hervorgerufenen Mangelerscheinungen vorbeugen. Mit einer entsprechenden Diät kann man also auch mit einer derartigen Erkrankung ein durchaus normales Leben führen.

Nahrungsmittelunverträglichkeiten

Unter Nahrungsmittelunverträglichkeit werden verschiedene nahrungsabhängige Beschwerden zusammengefasst, deren Ursachen und Verläufe sehr unterschiedlich sein können. Die Symptome können Schwellungen der Schleimhäute, Hautrötungen, Juckreiz, Schnupfen, Kopfschmerzen, Fieber, Atembeschwerden, Bauchschmerzen, Übelkeit, Erbrechen oder Durchfall sein. In der Medizin werden die Nahrungsmittelunverträglichkeiten nach den jeweiligen Ursachen klassifiziert.

Zunächst unterscheidet man zwischen funktionell bedingten und strukturell bedingten Unverträglichkeiten. Letztere werden durch krankheitsbedingte, teilweise auch operationsbedingte anatomisch-morphologische Veränderungen des Verdauungstrakts hervorgerufen, die dann in der Folge zu nahrungsmittelabhängigen Beschwerden führen. Beispielsweise verursachen Dünndarmdivertikel eine Überwucherung der Darmschleimhaut mit Bakterien, die heftige Verdauungsbeschwerden hervorrufen. Ebenso können Veränderungen des Dickdarms, des Magens, der Bauchspeicheldrüse oder der Gallenblase zu Problemen führen. Die funktionell bedingten Unverträglichkeiten werden durch spezifische Funktionsstörungen einzelner Moleküle wie Enzyme, Transportproteine oder Antikörper hervorgerufen. Man unterscheidet toxische von nicht-toxischen Reaktionen; Letztere werden unterteilt in nicht-immunologische und immunologische.

Toxische Reaktionen

Vergiftungserscheinungen werden durch mit Toxinen kontaminierte Lebensmittel ausgelöst. Pflanzen-, Pilz- und Bakterientoxine bilden eine sehr inhomogene Gruppe und verursachen entsprechend ihren verschiedenen Wirkmechanismen eine große Bandbreite an Beschwerden. Vergiftungen durch verdorbene Lebensmittel werden in aller Regel durch Toxine von Bakterien hervorgerufen, die die Lebensmittel in einem Übermaß besiedelt haben.

Fischvergiftungen sind eine Sammelbezeichnung. Fische können natürlicherweise Toxine enthalten, sie können über ihre Nahrung Giftstoffe anreichern, und im Verlauf bakterieller Zersetzungsprozesse bei mangelhafter Lagerung können Toxine entstehen. Besonders gefährlich sind Nervengifte wie die Botulinumtoxine, die von verschiedenen Bakterienstämmen produziert werden.

Nicht-immunologische Reaktionen

Hierher gehören die klassischen Nahrungsmittelintoleranzen, die den größten Anteil aller Unverträglichkeitsreaktionen ausmachen. Man unterteilt die verschiedenen Ursachen in vier Gruppen: Enzymdefekte oder -mangel, Defekte von oder Mangel an Transportproteinen, Empfindlichkeiten auf pharmakologisch aktive Substanzen und pseudoallergische Reaktionen. Die meisten dieser Unverträglichkeiten werden nicht vererbt, sondern entstehen erst im Lauf eines Lebens.

Lactoseintoleranz ist ein typisches Beispiel für einen Enzymmangel. Das im Dünndarm produzierte und dort aktive Enzym wird nicht bei allen Menschen in gleichen Mengen und auch nicht bei allen Menschen lebenslang produziert. Fällt die Produktionsrate unter einen bestimmten Wert, kommt es zu Verdauungsproblemen, wenn die Nahrung Lactose enthält (s. a. Kapitel „Lactase und Milchzucker").

Fructose-Malabsorption, umgangssprachlich als Fructoseintoleranz bezeichnet, ist ein bekannter Vertreter der zweiten Gruppe. Der Fructosetransporter GLUT-5, der in den Dünndarmzellen sitzt und Fructose aus dem Darminhalt in die Körperzellen hineintransportiert, wird entweder nicht mehr in ausreichender Menge produziert oder ist defekt. Die nicht resorbierten Fructosemoleküle gelangen in den Dickdarm und verursachen die bekannten Verdauungsprobleme (s. a. Kapitel „Zuckertransport und Fructose-Malabsorption").

Als pharmakologische Intoleranzen werden Unverträglichkeitsreaktionen auf sogenannte „pharmakologisch wirksame Substanzen" wie beispielsweise Salicylate, Sulfite, Natriumglutamat, Histamin, Süß-, Farb- und Konservierungsstoffe bezeichnet.

Pseudoallergische Reaktionen auf verschiedene Substanzen bringen Beschwerden hervor, die denen der echten Allergien sehr ähnlich sind, jedoch ohne dass das Immunsystem tatsächlich beteiligt ist: Juckreiz, Hautrötung, geschwollene oder laufende Nase, Nesselsucht, Kreislauf- oder

Atemwegsbeschwerden. Welche Stoffe derartige Reaktionen auslösen, ist sehr individuell. Moleküle, die bei einem Menschen eine pharmakologische Intoleranz hervorrufen, können bei anderen eine pseudoallergische Reaktion auslösen.

Immunologische Reaktionen

In diese Gruppe fallen die Nahrungsmittelallergien. 2–5 % der Erwachsenen und 5–10 % der Kleinkinder leiden darunter – also deutlich weniger als gemeinhin vermutet. Allergien sind unter den Nahrungsmittelunverträglichkeiten die mit großem Abstand komplexesten Reaktionen, auch weil die Betroffenen sehr unterschiedlich reagieren können: Ausschläge, Schwellungen und Rötungen der Haut, Husten, Niesattacken, Schnupfen, Asthma, Anschwellen von Lippen, Gaumen, Zunge, Juckreize, Bauchschmerzen, Blähungen, Erbrechen, Durchfall, Verstopfung bis hin zu einem anaphylaktischen Schock. Den sichersten Nachweis für eine Allergie liefert ein Provokationstest, also die gezielte Verabreichung einer potenziell allergischen Substanz unter klinischer Beobachtung. Zuvor wird in der Regel ein Prick-Test durchgeführt, bei dem verschiedene Allergene in die Haut eingebracht werden. Die Hautreaktionen geben dann deutliche Hinweise auf die Substanzen, die beim Patienten eine Allergie auslösen können. Zusätzlich kann die Konzentration bestimmter Immunglobuline, vorzugsweise IgE, bestimmt werden, um sicherzustellen, dass es sich nicht um eine pseudoallergische Reaktion handelt.

Häufige Auslöser sind Milch und Milchprodukte, Eier, Fische, Schalentiere, Nüsse und Erdnüsse. In einigen Fällen sind andere Allergien dafür verantwortlich, dass man auf bestimmte Nahrungsmittel allergisch reagiert. Derartige Phänomene werden Kreuzallergien genannt. Besonders bei Pollenallergikern wurden zahlreiche Kreuzallergien festgestellt. Wer auf Birken-, Erlen- oder Haselpollen allergisch reagiert, könnte auch auf Hasel-, Wal- und Paranuss, auf Mandel, Apfel, Birne, Pflaume, Pfirsich, Kirsche, Aprikose, Kartoffel, Karotte, Sellerie, Kiwi oder Avocado reagieren. Bei einer Grasallergie könnten Tomate, Kartoffel, Erdnuss, Soja, Roggen oder Weizen zu Problemen führen. Andere Kreuzallergien hängen beispielsweise mit einer Latex- oder einer Federallergie zusammen.

Einer sehr ungewöhnlichen Allergie sind Forscher seit einigen Jahren auf der Spur, nämlich einer zeitverzögerten Reaktion auf rotes Fleisch. Normalerweise reagiert der Organismus innerhalb von 30 Minuten auf Allergene, doch bei dieser Fleischallergie verzögert sich die Immunantwort um mehrere Stunden, wodurch eine Zuordnung zum Allergen sehr erschwert wird. Eine neue Theorie besagt nun, dass Zeckenstiche eine Überreaktion auf ein bestimmtes Glykoprotein auslösen, und ebendieses Glykoprotein ist auch im Fleisch von Rindern und Schweinen enthalten. War um diese Kreuzallergie jedoch erst zeitverzögert einsetzt, muss noch erforscht werden.

Zöliakie stellt einen Grenzfall dar, da zwar das Immunsystem an der Entstehung dieser Krankheit beteiligt ist, aber in Form einer „entgleisten" Autoimmunreaktion. Bei regelmäßigem Verzehr von Gluten, eine Sammelbezeichnung für Kleberproteine der Brotgetreide, kann bei den Betroffenen das Immunsystem das Darmgewebe so schwer schädigen, dass der Darm nicht mehr genügend Nährstoffe aufnehmen kann. Neuere Forschungen haben gezeigt, dass drei Komponenten für den Ausbruch der Zöliakie zusammenkommen müssen: ein äußerer Einfluss, bestimmte Genvarianten und eine Anomalie der Darmstruktur.

Grundsätzlich gilt für alle Nahrungsmittelunverträglichkeiten das Gebot, die problematischen Nahrungsmittel möglichst ganz zu meiden. Die mit einer Unverträglichkeit verbundenen Symptome verschwinden dadurch in fast allen Fällen. Ein Ernährungstagebuch hilft übrigens sehr, falls man sich über die Ursachen einiger Beschwerden nicht ganz im Klaren sein sollte.

Einsichten und Aussichten

Im Verlauf der Evolution ist mit *Homo sapiens* ein Organismus entstanden, der mit einer interessanten Mischung an Bedürfnissen, Fähigkeiten und Unfähigkeiten ausgestattet ist. Es gibt vieles, was unser Körper aufgrund seiner genetischen Ausstattung nicht kann und auch in absehbarer Zukunft nicht können wird. Er kann beispielsweise Zucker nicht von Süßstoffen unterscheiden und wirft bei der Geschmacksempfindung „süß" eine Maschinerie an, die den Körper auf die Aufnahme und Verarbeitung der begehrten Kohlenhydrate vorbereitet – ob sie kommen oder nicht. Er kann mit Überflusssituationen nicht umgehen und speichert gnadenlos und ohne Rücksicht auf Konfektionsgrößen alle überschüssigen Zucker und Fette in Depots. Er ist nicht in der Lage, bestimmte Polysaccharide wie Cellulose, Chitin oder Galactomannane zu verarbeiten, obwohl es doch so viele davon gibt. Er ist unfähig, zahlreiche für sein Überleben notwendige Moleküle selbst herzustellen. Er kann sich nicht dagegen wehren, wenn im Verlauf seines Lebens die Expressionsrate einiger Gene stark gedrosselt wird und dadurch einiges nur noch langsam, anderes kaum noch und manches gar nicht mehr geht, funktioniert oder schmeckt.

Umgekehrt gibt es vieles, was unser Körper kann, auch ohne dass wir uns darüber bewusst sind. So kann er Vitamin D sowohl selbst herstellen als auch über die Nahrung aufnehmen. Er kann potenziell schädliche Substanzen an verschiedenen Körperstellen wahrnehmen und mit unterschiedlichen Schutzreaktionen, von Ekel über Husten bis Erbrechen, darauf reagieren. Er ist in der Lage, Energiedepots auf- und bei Bedarf abzubauen – auch wenn das eine schneller als das andere zu funktionieren scheint. Unser Organismus kann die lebenswichtigen Bausteine aus unterschiedlichsten Quellen beziehen und beschert uns dadurch ein vielseitiges Geschmackserlebnis.

Das Beeindruckendste ist jedoch die vielseitige Interaktion zwischen den Nahrungskomponenten und unserem Genom. Die Wechselwirkungen zwischen Genen und Ernährung offenbaren wie kaum ein anderes Beziehungsgefüge, dass Genome umweltoffene Informationssysteme sind. Sobald jedoch bestimmte Reaktionsketten in Gang gesetzt worden sind, laufen sie entsprechend einem evolutionär erworbenen Programm ab und sind – manchmal zum Glück, manchmal zu unserem Leidwesen – willentlich nicht mehr beeinflussbar.

Unser Organismus ist durchaus sehr flexibel, allerdings nur innerhalb eines bestimmten Rahmens, der ihm durch seine genetische Ausstattung vorgegeben ist. Die Erforschung der Interaktionen zwischen Nahrung und Genen legt Stück für Stück immer mehr der Spielfläche frei, auf der wir uns bewegen können – einschließlich der uns umgebenden Zäune, die wir besser nicht übersteigen sollten. Diese Forschungsrichtung offenbart auch, dass die hochkomplexen Interaktionsprozesse bei uns allen zwar sehr ähnlich sind, aber eben nur sehr ähnlich und nicht identisch. Der Grund für derartige Variationen sind unsere unterschiedlichen Genausstattungen. Wenn ein Kind nicht gern Milch trinkt, könnte es daran liegen, dass seine Dünndarmzellen nicht genügend Lactasen produzieren und der Milchverzehr daher Bauchschmerzen bereitet; wenn es sich weigert, Rosenkohl zu essen, schmeckt dieser vielleicht wegen seiner individuellen Ausstattung mit Bitterrezeptoren für das Kind unerträglich eklig. Solche Phänomene gelten selbstverständlich auch für die ausgewachsenen Vertreter von *Homo sapiens*. Derartige Exemplare sehen sich dann außerdem mit dem Problem konfrontiert, für den überaus rührseligen Gastgeber eine Formulierung zu finden, durch die er sich nicht beleidigt fühlt, wenn eine Speise abgelehnt wird. „Sie wissen schon, meine Gene …" hat sich als Entschuldigungsfloskel noch nicht so recht etabliert. Und der in einer gemütlichen Kneipenrunde geäußerte Hinweis, dass die Leistungskapazität der eigenen Alkoholdehydrogenasen den Herausforderungen des Abends wohl nicht gewachsen sei, dürfte auch mehr zur Unterhaltung als zur Erhellung beitragen.

Zwischen den Genen und der Nahrung gibt es noch einen weiteren, indirekten Interaktionsweg, und der führt über unseren freien Willen. In unserem genetisch festgelegten Grundbauplan ist nämlich auch ein Gehirn vorgesehen, das uns in die Lage versetzt, ein Bewusstsein, einen Willen und Entscheidungsfreiheiten zu entwickeln und zu nutzen. Da sich unser Gehirn jedoch manchmal nicht um die eigene Genausstattung schert, trifft es hin und wieder recht „ungesunde" Entscheidungen. Und das, was unser Gehirn glücklich macht, macht nicht in jedem Fall auch unseren Körper glücklich. Unser Gehirn kann wählen und entscheiden, unsere Stoffwechselmaschinerie kann es nicht. Daher ist „freier Wille" gleichbedeutend mit Selbstverantwortung. Die „böse Lebensmittelindustrie" und (bis auf ganz wenige seltene Ausnahmen) „meine schlechten Gene" sind für den eigenen ernährungsphysiologischen Gesamtzustand keine Erklärung, sondern vielmehr eine Ausrede. Es ist wahrlich nicht immer leicht, eine „gesunde" Entscheidung zu treffen. Da Komponenten der Nahrung mit vielen Systemen unseres Körpers interagieren, ist unser Organismus über seinen eigenen Ernährungszustand in der Regel sehr gut informiert. Wenn wir ihm aufmerksam zuhören, werden wir die richtigen Entscheidungen bezüglich unseres Essverhaltens leichter fällen können.

Aber mit der Einsicht und der Entscheidung allein ist es leider nicht getan. Man muss Erkenntnisse schon in Taten umsetzen, um etwas zu verändern. Kaum etwas ist so schwierig wie das Ändern von Gewohnheiten. Denn einerseits belohnt uns das Gehirn mit dem Gefühl der Zufriedenheit und Sicherheit, wenn wir bei Gewohntem bleiben, und andererseits fällt es uns sehr schwer, Verhaltensmuster zu ändern, wenn wir dafür nicht schnell ein Erfolgserlebnis als Belohnung bekommen. Wer damit anfängt, sich bewusster zu ernähren, wird die deprimierende Feststellung machen müssen, dass er nicht schnell schlanker und nicht schnell fitter und gesünder wird. Wie soll man sich da noch motivieren?! Durchhalten lohnt sich aber auf jeden Fall. Auch wenn unser Bewusstsein es nicht sofort spüren oder sehen kann, unser Körper kann es.

Aber das, was dem einen gut tut, was für den einen gesund und lecker ist, muss nicht auch gut, gesund und lecker für alle anderen sein. Nicht jedermann ist wie Sie und Sie sind nicht wie jedermann! Toleranz und Rücksicht sind in Bezug auf unsere Essgewohnheiten wünschenswerte und hilfreiche Eigenschaften, ebenso wie Nachsicht – auch uns selbst gegenüber. Wenn Sie auf Ihren Körper hören und Sie vernehmen das Wort „Schokolade!“ – nur zu. Stutzig werden sollte man allerdings, wenn man nichts anderes mehr vernimmt.

Anhang: Einführung in die Genetik

Im Verlauf der letzten Jahrzehnte hat sich das Bild der Molekulargenetik deutlich verändert. Gemäß der Ein-Gen-ein-Enzym-Hypothese von 1941 sollte ein Gen die Information eines Enzyms, also eines katalytisch aktiven Proteins codieren, aber schon wenige Jahre später wurde daraus die allgemeinere Ein-Gen-ein-*Polypeptid*-Hypothese (Polypeptid ist eine andere Bezeichnung für den allgemeinen Begriff Protein). Doch erneut musste die Definition für das Gen überarbeitet werden. Man hatte inzwischen erkannt, dass bestimmte DNA-Sequenzen zwar transkribiert, aber nicht translatiert werden: ribosomale RNA (rRNA) und transfer-RNA (tRNA) sind Transkripte, die nicht in Proteine übersetzt werden. Man wusste also bereits in den 1960er Jahren, dass es Gene gibt, die keine Proteine codieren. Inzwischen wurden mehr als ein Dutzend derartiger RNA-Typen identifiziert, von denen die meisten an der Regulation von Protein-Genen beteiligt sind. Heutzutage wird daher die Definition bevorzugt, dass ein Gen eine definierte DNA-Nukleotidsequenz ist, von der ein RNA-Transkript erstellt werden kann. Das Endprodukt eines Gens kann diese RNA selbst oder das von ihr translatierte Protein sein.

Besonders bei den Eukaryoten, den „Echtkernern", zu denen alle Pflanzen, Pilze und Tiere zählen, liegen die Gene zum Teil sehr weit auseinander, oder anders formuliert: Nur ein Bruchteil des Genoms enthält Gene. Bei uns Menschen werden nur circa 28 % des Genoms transkribiert. Da man in den 1970er Jahren den zwischen den Genen liegenden Nukleotidsequenzen keine Funktion zuordnen konnte, titulierte Susumo Ohno 1972 einen Fachartikel mit „So much *Junk DNA* in our Genome" und prägte damit einen für das Wissen dieser Zeit sehr passenden und sich schnell verbreitenden Begriff der „Müll-DNA". Heute, 40 Jahre später, weiß man, dass es zahlreiche nicht-codierende Abschnitte auf den Chromosomen gibt, an die ganz bestimmte Proteine binden, die wiederum sehr konkrete Funktionen haben und definierte Prozesse initiieren oder blockieren können. Von besonderer Bedeutung sind die Regulationssequenzen der DNA. Die an derartige Abschnitte andockenden Proteine beeinflussen auf verschiedene Art und Weise die Übersetzung von Genen. Erstaunlicherweise können die Regulationssequenzen sogar weit entfernt von den durch sie regulierten Genen liegen.

In den beiden oben beschriebenen Fällen, bei den codierenden und bei den nicht-codierenden DNA-Sequenzen, hat es also im Lauf der Zeit einen Bedeutungswandel gegeben, und in beiden Fällen wurde das Spektrum der zugeordneten Funktionen größer. Die Formulierung „Ein Gen ist eine Sequenz, die ein Enzym codiert" wurde geändert in „Ein Gen ist eine Sequenz, von der ein RNA-Transkript erstellt werden kann". Die Hypothese „Zwischen den Genen liegen große Abschnitte funktionsloser *Junk-DNA*" wurde korrigiert zu „Zwischen den Genen liegen zahlreiche strukturelle und funktionelle Sequenzelemente."

Da der Begriff Gen eine umfangreichere Definition bekommen hat und da den dazwischen liegenden nicht-codierenden Sequenzen viele Funktionen zugeordnet werden können, ist es nicht verwunderlich, dass auch der Begriff Genom einen Bedeutungswandel erfahren hat. Als Genom wird nun nicht mehr nur die Summe aller Gene oder die Nukleotidsequenz der Chromosomen eines Organismus verstanden; die allgemeine, biochemisch fokussierte Definition lautet: „Ein Genom ist eine hochkomplexe biochemische Maschinerie aus definierten, dynamisch interagierenden Komponenten, zu denen Protein-Gene, RNA-Gene, regulatorische Elemente und epigenetische Komponenten zählen." Unter Epigenetik versteht man vererbbare Informationen, die nicht durch die DNA-Sequenz codiert sind; dieser Begriff wird in Kapitel „Epigenetik" genauer beschrieben.

Heutzutage ist man einhellig der Meinung, dass die Nukleotidsequenzen für sich genommen eigentlich keine Bedeutung im engeren Sinne haben. Allein die an bestimmte Sequenzen bindenden Proteine „interpretieren" den in der Nukleotidabfolge codierten Inhalt. Besonders für die Regulation der Genexpression, also der Übertragung einer DNA- in eine RNA-Sequenz und der anschließenden Übersetzung einer RNA- in eine Aminosäuresequenz, sind die zahlreichen DNA-Protein-Interaktionen von entscheidender Bedeutung. Zusätzlich fügen sich noch verschiedene RNA, die keine Proteine codieren, in dieses chemische Kommunikationsnetz. DNA, RNA und Proteine formen ein mehrdimensionales und überaus komplexes Interaktionssystem, das die Funktionalität des Genoms mit inneren und äußeren Zuständen abgleichen kann. Innere Signale, die in der Zelle oder in dem Organismus generiert werden, und von außen kommende Signale können beeinflussen, ob, wann, wo und in welchem Maße ein bestimmtes Gen exprimiert wird. Ein Genom ist daher eine Art Interaktionsplattform, in die zahlreiche Faktoren eingreifen können.

Wie die DNA „funktioniert"

Die DNA-Moleküle stellen eine Art codierten Informationsspeicher dar. Der Code liegt in der Reihenfolge der Nukleotidbasen, kann aber von den beteiligten Proteinen unterschiedlich interpretiert werden. Beispielsweise binden an die Chromosomenenden, die aus einer vielfachen Wiederholung einer bestimmten Nukleotidfolge bestehen, Proteine, die dieses Sequenzmotiv erkennen; durch die Bindung an die DNA schützen sie die Chromosomenenden vor dem Abbau durch Enzyme. Andere Nukleotidsequenzen werden beispielsweise von Transkriptionsfaktoren erkannt, die nach ihrer Anheftung an die DNA weitere Proteine zu sich heranziehen und letztlich die Transkription des benachbarten DNA-Abschnitts initiieren. Ebenso gibt es charakteristische Sequenzmotive für zahlreiche Regulationsproteine, die nach ihrer Anheftung an die DNA Kontakt zu weiteren Proteinen aufnehmen; diese sind dann in der Lage, die Ableserate eines bestimmten Gens zu erhöhen.

Codierte Informationen liegen auch in der Nukleotidfolge der Transkripte, den RNA-Abschriften der DNA-Gene. Die Information kann, wie bei den ribosomalen RNA, darin bestehen, dass durch intramolekulare Basenpaarungen das Transkript eine ganz bestimmte Form erhält, die dann das Gerüst für die ribosomalen Proteine darstellt. Oder die Basenfolge wird, ab einer ebenfalls durch ein Sequenzmotiv definierten Position, in Dreiergruppen „decodiert" und in eine Aminosäuresequenz übersetzt. Wie die Nukleotidsequenzen interpretiert werden, hängt in jedem Fall vom Leistungsspektrum der Proteine ab, die diese Sequenzmotive erkennen.

Aufbau der DNA und der RNA

Im Baukonzept der Nukleinsäuren liegt die Erklärung für das Funktionsprinzip aller genetischen Prozesse. Nukleinsäuren entstehen durch die lineare Verknüpfung einzelner Nukleotide. Ein Nukleotid wiederum ist zusammengesetzt aus einem Zuckermolekül, einer Phosphorsäure und einer speziellen stickstoffhaltigen Base. Handelt es sich bei der Zuckerkomponente um eine Ribose, entstehen Ribonukleotide, aus denen sich die Ribonukleinsäure (RNA) zusammensetzt. Bei Desoxyribonukleotiden, den Bausteinen der Desoxyribonukleinsäure (DNA), ist der Zucker eine Desoxyribose. Die beiden Zucker sind nahezu identisch und unterscheiden sich lediglich in einer OH-Gruppe. Bei den Basen handelt es sich um die beiden großen Moleküle Adenin und Guanin und die kleinen Moleküle Thymin (nur bei Desoxyribonukleotiden), Uracil (nur bei Ribonukleotiden) und Cytosin. Durch Zusammenfügen der einzelnen Komponenten ergeben sich sowohl für die DNA als auch für die RNA jeweils vier verschiedene Nukleotide.

Werden die Zuckermoleküle der Nukleotide über die Phosphatgruppen miteinander verknüpft, entsteht eine lange lineare Nukleinsäure: An einer Kette aus alternierend angeordneten Zucker- und Phosphat-Komponenten hängen die Stickstoffbasen. Letztere haben die Form flacher Scheiben, und

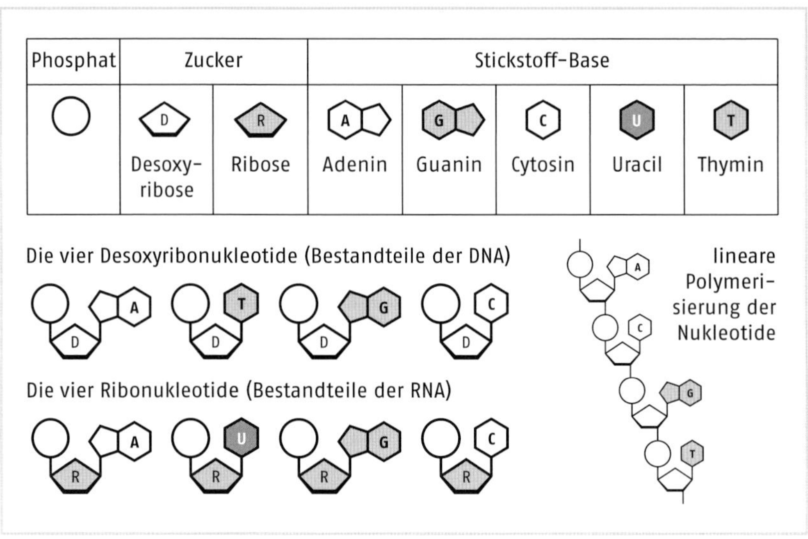

Abbildung 25: Komponenten der Nukleinsäuren

die Atome an den Rändern der Basen sind für zahlreiche Charakteristika der Nukleinsäuren verantwortlich. Sie machen DNA und RNA zu molekularen Informationsträgern, indem sie mit den Atomen und Atomgruppen anderer Moleküle in Wechselwirkung treten.

Wechselwirkungen zwischen Nukleotiden

Eine der Wechselwirkungen ist die Ausbildung von Basenpaarungen. Stehen sich zwei Nukleotidbasen gegenüber, können sie über die Atome ihrer Ränder sogenannte Wasserstoffbrücken bilden, eine Art elektrostatischer Anziehungen zwischen einem Wasserstoff- und einem gegenüberliegenden Sauerstoff- oder Stickstoffatom. Auf diese Weise ziehen sich eine große und eine kleine Base gegenseitig an. Zwischen Adenin und Thymin sowie zwischen Adenin und Uracil entstehen jeweils zwei, zwischen Cytosin und Guanin drei Wasserstoffbrücken. Basen, die sich auf diese Weise gegenseitig anziehen und binden können, nennt man komplementäre Basen. Eine DNA besteht aus zwei Nukleinsäure-Molekülen, deren Basensequenzen vollständig komplementär zueinander sind. Die beiden Nukleinsäuren lagern sich mit Hilfe der Basenpaarungen zu einem stabilen gewundenen Doppelmolekül aneinander, der DNA-Doppelhelix. Außen verlaufen zwei umeinander verschraubte Zucker-Phosphat-Ketten, innen liegen die aufeinander gestapelten Basenpaare. RNA-Moleküle sind in der Regel einzelsträngig. Aber innerhalb eines RNA-Moleküls können kurze Nukleotidsequenzen komplementär zueinander sein

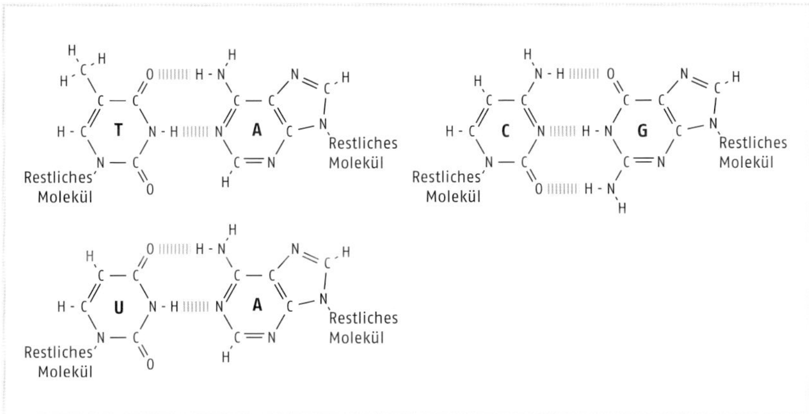

Abbildung 26: Basenpaarungen durch Wasserstoffbrücken. Links: Zwei Wasserstoffbrückenbindungen zwischen Thymin und Adenin (bei DNA) und zwischen Uracil und Adenin (bei RNA). Rechts: Drei Wasserstoffbrückenbindungen zwischen Cytosin und Guanin (bei DNA und bei RNA).

und dann intramolekulare Basenpaarungen ausbilden. Auf diese Weise bekommen bestimmte RNA eine charakteristische dreidimensionale Gestalt, die für ihre Funktionalität von entscheidender Bedeutung ist. Beispielsweise erhalten rRNA und tRNA erst aufgrund derartiger intramolekularer Doppelstrangbereiche ihre funktionsfähige Struktur.

Die Fähigkeit zur komplementären Basenpaarung stellt die Grundlage für alle molekulargenetischen Prozesse dar:

- Die Verdoppelung der Nukleinsäuren ist die Grundlage für die Vererbung genetischer Informationen. Der DNA-Doppelstrang wird getrennt, und ein DNA-Polymerase genanntes Enzym synthetisiert an jeweils einem Einzelstrang den dazu komplementären Strang, indem sie sukzessive die komplementären Nukleotide aneinander fügt.
- Die Transkription, das Kopieren einer DNA- in eine RNA-Sequenz, erfolgt nach demselben Mechanismus. Allerdings werden in diesem Fall die DNA-Stränge nur kurzfristig voneinander getrennt, und das Enzym RNA-Polymerase wählt für die Synthese der Abschrift keine Desoxyribonukleotide, sondern Ribonukleotide aus. Mehr dazu in Kapitel „Transkription".
- Häufig werden diese RNA-Kopien noch weiter verarbeitet, indem z. B. nicht benötigte Abschnitte herausgeschnitten werden oder indem einzelne Nukleotide nachträglich eingefügt oder modifiziert werden. Die solche

Prozesse ausführenden Enzyme enthalten kurze RNA-Moleküle, deren Sequenz komplementär zu der Zielsequenz des zu modifizierenden RNA-Moleküls ist. Durch Basenpaarungen zwischen der Enzym-RNA und der zu verändernden RNA gelangt das Enzym an die korrekte Stelle.

- Die Translation, die Übersetzung einer RNA-Nukleotidsequenz in eine Aminosäuresequenz, basiert auf Basenpaarungen zwischen der mRNA und den die einzelnen Aminosäuren tragenden tRNA. Genaueres dazu unten im Kapitel „Translation".
- RNA-Interferenz ist die Bezeichnung für einen Regulationsmechanismus, bei dem mit Hilfe kurzer RNA die Translation bestimmter messenger-RNA unterbunden wird. Diese mikro-RNA (eigenes Kapitel unten) sind nämlich komplementär zu bestimmten Abschnitten der messenger-RNA; durch Basenpaarungen zwischen den beiden RNA findet ein RNA-spaltendes Enzym seine Zielsequenz und zerstört die mRNA. Weitere Informationen dazu in Kapitel „Regulationsprozesse" und in Kapitel „Mikro-RNA".

Wechselwirkungen zwischen Nukleotiden und Aminosäuren

Die Nukleotidbasen können nicht nur über die Ausbildung von Wasserstoffbrücken untereinander in Wechselwirkung treten, sondern auch mit Proteinen reversible und temporäre Bindungen eingehen. In der DNA-Doppel-

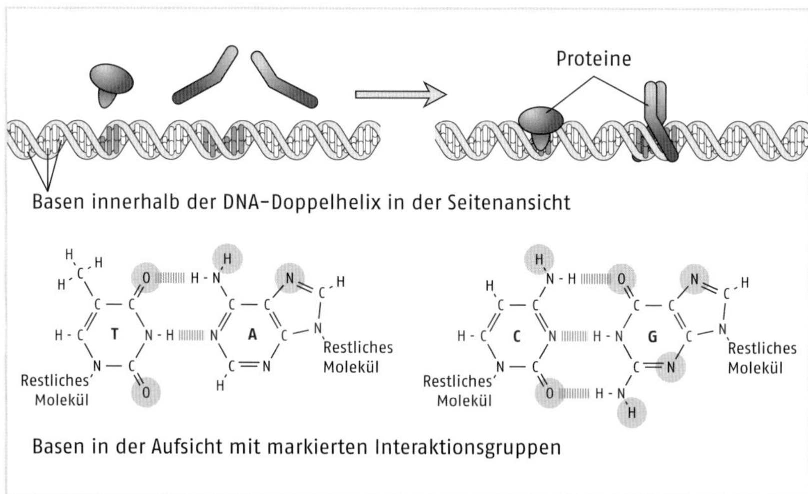

Abbildung 27: Wechselwirkungen zwischen Nukleotidbasen und Proteinen. Seitlich aus der DNA herausragende Interaktionsgruppen der Nukleotidbasen (grau hinterlegt) ermöglichen eine sequenzspezifische Bindung von Proteinen an die DNA.

helix liegen die Basen stapelförmig übereinander. Ihre Seitenränder sind jedoch von außen erkennbar, und jede der vier verschiedenen Basen zeigt eine unterschiedliche Anordnung von Atomen. Da sich die Atome in ihrer Größe und in ihrer Elektronendichte unterscheiden, ergibt sich für jede Base eine typische Konturlinie und ein für sie typisches Ladungsmuster. Regulationsproteine sind in der Lage, das Muster einer bestimmten Basenabfolge zu erkennen. Es entstehen Wechselwirkungen zwischen bestimmten Aminosäuren des Regulationsproteins und den Basenrändern der Nukleotide, durch die das Protein reversibel an diesen DNA-Abschnitt gebunden wird.

Derartige sequenzspezifisch bindende Proteine sind es, die die in der Basenabfolge der DNA codierten Informationen interpretieren. Es gibt charakteristische Sequenzmotive, sogenannte funktionelle Sequenzelemente, die von bestimmten Proteinen erkannt werden; sie docken dort an und ziehen zusätzliche Proteine heran, die dann ganz spezielle Prozesse in Gang setzen. So gibt es beispielsweise charakteristische Basenabfolgen, die den Startpunkt für eine DNA-Verdoppelung markieren, den Start und das Ende für eine Gen-Abschrift festlegen oder die Position für ein Regulatorprotein bestimmen. Auch die Gen-Abschriften, die Transkripte, enthalten funktionelle Sequenzelemente. Besonders die mRNA, also die Protein-codierenden Transkripte, verfügen über zahlreiche derartige Elemente, an die Proteine binden, durch die die Weiterverarbeitung der RNA sowie verschiedene Schritte der Translation reguliert werden.

Einige genetische Mechanismen

Damit Sie die in diesem Buch beschriebenen genetischen Prozesse leichter verstehen und in einen Gesamtzusammenhang einordnen können, werden im Folgenden einige wesentlicher Strukturen und Mechanismen der Genexpression beschrieben.

Transkription

Bestimmte DNA-Abschnitte werden mit Hilfe sogenannter RNA-Polymerasen abgelesen und in eine RNA-Sequenz übertragen. Welche DNA-Bereiche grundsätzlich transkribiert werden können, hängt davon ab, ob ein als Promotor bezeichneter Abschnitt vor der zu transkribierenden Sequenz liegt. Ein Promotor ist ein bis über 200 Basenpaare langer Abschnitt, der charakteristische Sequenzmotive enthält und direkt vor einem Gen liegt. Je nach Art der Sequenzmotive heften sich dort bestimmte Proteine an, die als Transkriptionsfaktoren bezeichnet werden. Sie sind einerseits notwendig, um zu ent-

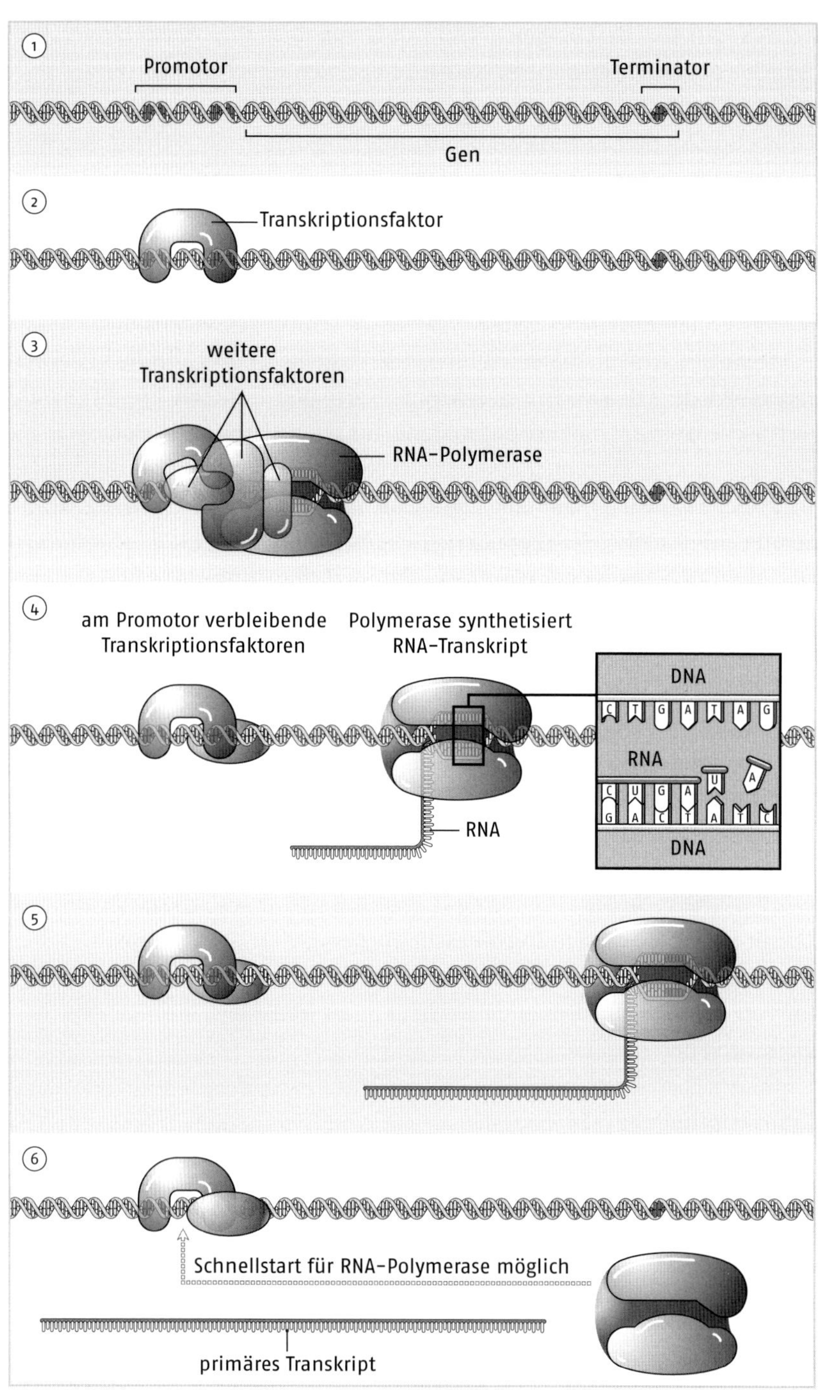

Abbildung 28: Transkription

scheiden, welches der beiden DNA-Moleküle abgeschrieben werden soll, und andererseits dienen sie der RNA-Polymerase als Ankerstelle. Ohne Transkriptionsfaktoren kann dieses Enzym den Kopiervorgang nämlich nicht starten. Das Ende der zu kopierenden DNA-Sequenz wird ebenfalls durch ein charakteristisches Sequenzmotiv der DNA gekennzeichnet, durch das direkt oder indirekt der Transkriptionsprozess beendet wird.

Prozessierungen

Prozessierung ist eine Sammelbezeichnung für eine Vielzahl von Reifungsprozessen, in deren Verlauf die verschiedenen Originalkopien, auch Primärtranskripte genannt, zu funktionsfähigen RNA-Molekülen bearbeitet werden. Eine der für die Protein-codierenden mRNA wichtigsten Reifungsprozesse ist das Spleißen des Primärtrankskripts. Die dafür notwendigen Bestandteile sind wieder einmal bestimmte Sequenzmotive, diesmal solche der RNA, und Spleißosome. Dabei handelt es sich um Komplexe aus Proteinen und kurzen RNA-Molekülen. Die RNA der Spleißosome enthalten Abschnitte, die komplementär zu den Erkennungssequenzen der mRNA sind. Mittels komplementärer Basenpaarungen zwischen der mRNA und den spleißosomalen RNA werden die Spleißosome an die korrekten Stellen geführt. Sie schneiden bestimmte Abschnitte aus der mRNA heraus und verbinden die freien Enden wieder zu einer funktionsfähigen mRNA. Die Ausschnitte werden als Introns bezeichnet, da sie im Zellkern verbleiben – dort findet nämlich die gesamte Prozedur statt – und die Teile der mRNA, die wieder verbunden werden und aus dem Zellkern in das Zellplasma befördert werden, als Exons. Das Spleißen von mRNA ist ein gutes Beispiel für die vielseitige Verwendung von RNA-Molekülen und für die Bedeutung der Basenpaarungen zwischen Nukleinsäuren.

Translation

Im Zellplasma werden die reifen, funktionsfähigen mRNA translatiert, das heißt, die Nukleotidsequenz wird in eine Aminosäuresequenz übersetzt. Die eigentliche Informationsübertragung erfolgt durch spezielle, mit Aminosäuren beladene RNA-Moleküle, die sukzessive mit aus jeweils drei Nukleotiden bestehenden Abschnitten der mRNA kurzfristige Basenpaarungen eingehen, während ihre angebundenen Aminosäuren miteinander verknüpft werden. Dieser Prozess, der als Translation oder auch als Proteinbiosynthese bezeichnet wird, ist einer der komplexesten und energieaufwändigsten zellulären Prozesse, an dem zahlreiche Proteine und RNA-Sorten beteiligt sind. Er findet an den und mit Hilfe der Ribosomen statt, riesigen Komplexen, die insge-

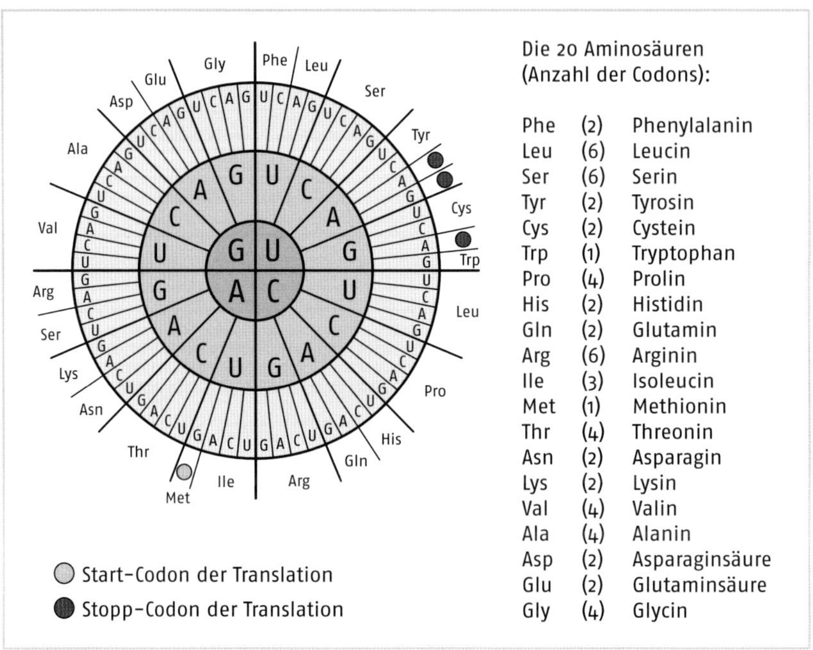

Abbildung 29: Der universelle genetische Code

samt aus jeweils 4 verschiedenen RNA (den ribosomalen RNA) und 82 Proteinen zusammengesetzt sind. Die mRNA muss, damit sie fehlerfrei in ein Protein übersetzt werden kann, bestimmte Anfangs- und Endstrukturen aufweisen und für das Ribosom ein Start- und eine Stopp-Signal enthalten. Wieder einmal zeigt sich, wie vielfältig eine Nukleotidfolge interpretiert werden kann.

Die Übersetzung erfolgt als Dreiercode: Jeweils drei aufeinanderfolgende Ribonukleotide codieren eine Aminosäure. Diese logische Konsequenz ergibt sich aus der Tatsache, dass es 20 verschiedene Aminosäuren, aber nur 4 verschiedene Nukleotide gibt. Das Zuordnungskonzept, welche Dreiersequenz (auch Triplett genannt) welche Aminosäure codiert, ist bei allen Lebewesen sehr ähnlich und kann in Form einer Code-Sonne dargestellt werden. Die eigentlichen Adaptoren sind die transfer-RNA, abgekürzt mit tRNA. Sie enthalten ein hervorstehendes Triplett, das dem der mRNA komplementär ist, und sie sind mit einer zu diesem Triplett zugehörigen Aminosäure beladen. Spezielle Enzyme können sowohl die einzelnen tRNA als auch die passenden Aminosäuren erkennen und koppeln sie entsprechend dem genetischen Code zusammen.

Zu Beginn sucht die kleine Untereinheit des Ribosoms, zusammen mit der ersten tRNA, die mRNA nach dem Start-Codon ab. Dockt die tRNA an, kommt die große Untereinheit des Ribosoms dazu und der eigentliche Prozess kann beginnen. Im Prinzip wandert das Ribosom Triplett für Triplett die mRNA entlang. An das durch das Ribosom präsentierte freie Triplett der mRNA bindet kurzfristig eine komplementäre tRNA, während das Ribosom die wachsende Peptidkette auf die neue Aminosäure überträgt. Das Ribosom wandert ein Triplett weiter, wodurch die „benutzte" tRNA freigesetzt und ein neues mRNA-Triplett präsentiert wird. Dieser Prozess wiederholt sich so lange, bis das Ribosom an ein Triplett angelangt ist, zu dem es keine passende tRNA gibt, dem Stopp-Codon. Dann springen sogenannte Terminationsfaktoren ein, die alle beteiligten Komponenten voneinander lösen und das fertige Polypeptid freisetzen.

In Wirklichkeit ist dieser Prozess viel komplizierter und bedarf der Mithilfe mehrerer Dutzend verschiedener Hilfsproteine. Das Grundprinzip der Decodierung ist jedoch recht einfach, wie Abbildung 30 zeigt.

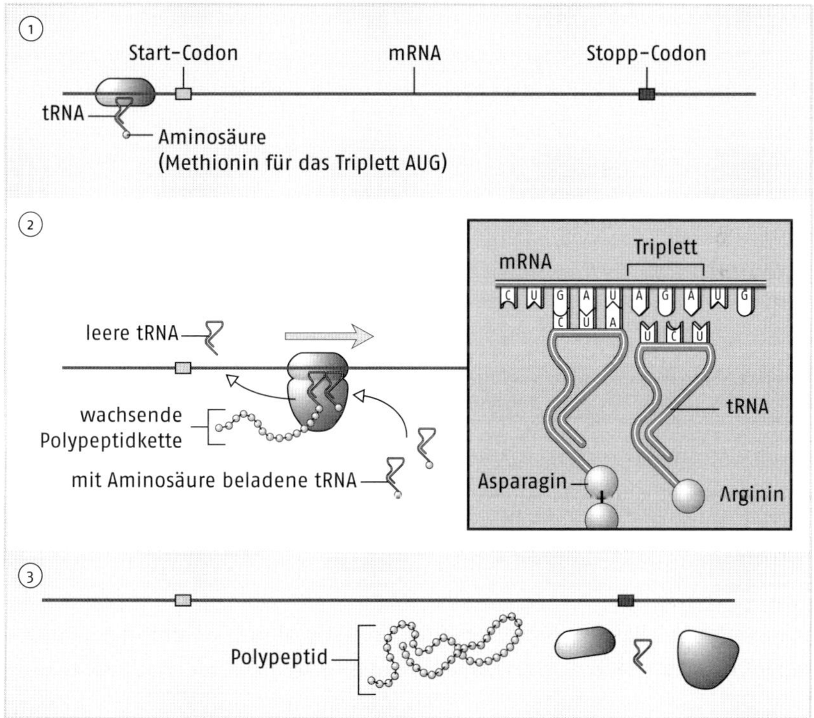

Abbildung 30: Phasen der Translation

Regulationsprozesse

Nicht jede Zelle unseres Körpers benötigt alle in unseren Chromosomen vorhandenen Gene und nicht alle Gene werden permanent abgelesen. Einige Gene werden nur im Verlauf der Embryogenese exprimiert, da sie für die Ausbildung der Körpergrundgestalt notwendig sind. Manche Gene werden nur in bestimmten Organen abgelesen (Leberzellen benötigen einen anderen Enzymbesatz als beispielsweise die Zellen unseres Magens, der Nieren oder des Gehirns). Außerdem ist es für unseren Organismus energie- und materialsparend, Proteine nur bei Bedarf zu synthetisieren. Ein wichtiger Faktor ist auch die Halbwertszeit der verschiedenen Moleküle und Strukturen unseres Körpers, denn sie unterliegen einem ständigen Auf- und Abbauprozess. Die Halbwertszeit von Insulin beträgt 5–8 Minuten, die von SGLT1 (einem Glucose-Transportprotein) maximal 2,5 Tage und die vom Kollagen der Muskeln 50–60 Tage. Die meisten Enzyme überdauern eine Zeitspanne von einigen Stunden bis zu wenigen Tagen. Die Stoffwechselaktivität einer jeden Zelle bezieht sich daher nicht nur auf den Energiehaushalt, sondern auch auf den Materialumsatz.

Die Synthese und der Abbau von Molekülen unterliegen zahlreichen Regulationsprozessen. An der Basis der hierarchisch organisierten Kontrollsysteme stehen die Regulationen der Genexpression, denn auf dieser Ebene finden die Entscheidungen statt, ob, was und in welcher Menge synthetisiert wird.

Einige Genprodukte benötigt jede Zelle in gleichen Mengen zu jeder Zeit. Darunter fallen alle Proteine, die den Grundstoffwechsel der Zelle gewährleisten. Die entsprechenden Gene werden als Haushaltsgene bezeichnet und unterliegen keinen oder nur sehr geringen Regulationsprozessen. Anders verhält es sich bei Genen, deren Produkte nur temporär benötigt werden. Sie nennt man regulierte Gene. Nachdem man die Steuerungsprozesse bei zahlreichen Genen erforscht hat, drängt sich inzwischen der Eindruck auf, dass jedes Gen sein eigenes Regulationssystem besitzt.

Am weitesten verbreitet sind Mechanismen, die auf die Transkriptionsrate von Genen einwirken. DNA-Abschnitte können so dicht verpackt sein, dass sie nicht mehr abgelesen werden können (s. Seite 210). Diese Gene sind dann stumm geschaltet. Ein anderes Prinzip basiert auf der Aktivität von Regulatorproteinen, die die Transkriptionsrate von Genen erhöhen oder ganz unterdrücken können. Derartige Proteine binden an charakteristische Nukleotidsequenzen der DNA, den Regulationssequenzen, und interagieren von ihrer Bindeposition aus mit weiteren Proteinen, die Kontakt zur Transkriptionsmaschinerie bestimmter Gene aufnehmen und diese beeinflussen.

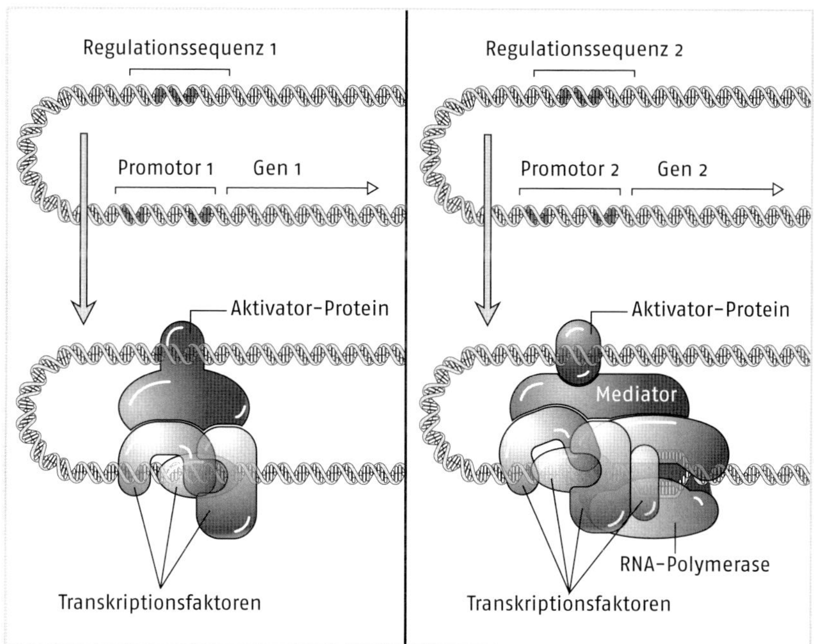

Abbildung 31: Regulation durch Aktivator-Proteine. Einige Aktivator-Proteine lenken Transkriptionsfaktoren an den Promotor eines Gens, wodurch dessen Transkription schnell gestartet werden kann. Andere Aktivatoren binden einen „Mediator" genannten Proteinkomplex, der den Start des Ablesevorgangs beschleunigt.

Manche Gene besitzen komplexe Kontrollsequenzen mit mehreren Bindestellen für hemmende und aktivierende Regulatorproteine. Dort finden umfangreiche Verrechnungen von hemmenden und aktivierenden Einflüssen statt.

Über die Steuerung der Synthese von Transkriptionsfaktoren und Regulatorproteinen können umfangreiche Gen-Kaskaden in Gang gesetzt werden. Besonders komplizierte Kaskaden laufen vor allem während der Embryogenese und der Organentwicklungen ab.

Epigenetik

Die Epigenetik, eine recht junge Disziplin, beschäftigt sich mit Vererbungsmechanismen, die unabhängig von der Nukleotidsequenz der DNA sind. Man unterscheidet drei verschiedene Prinzipien: die DNA-Methylierung, die Histon-Modifikationen und die mikro-RNA.

Methylierungen

DNA-Methylierung bedeutet, dass bestimmten Cytosin-Basen unserer DNA eine Methylgruppe angehängt wird. Die dafür verantwortlichen Enzyme heißen DNA-Methyltransferasen. Diese Enzyme suchen bevorzugt Stellen, an denen ein Cytosin vor einem Guanosin liegt. Derartige CpG-Inseln (das p steht für die verbindende Phosphatgruppe zwischen C und G) sind beispielsweise Bestandteil von Promotoren und von Regulationssequenzen (an die Proteine binden, die die Transkription von Genen hemmen oder aktivieren), sie befinden sich aber auch in den flankierenden Abschnitten von transposablen Elementen. Es handelt sich dabei um eine Art springender DNA-Elemente, die sich aus der DNA lösen und sich an anderer Stelle wieder einfügen können. Etliche Transposons können sich sogar vermehren. Falls sich diese

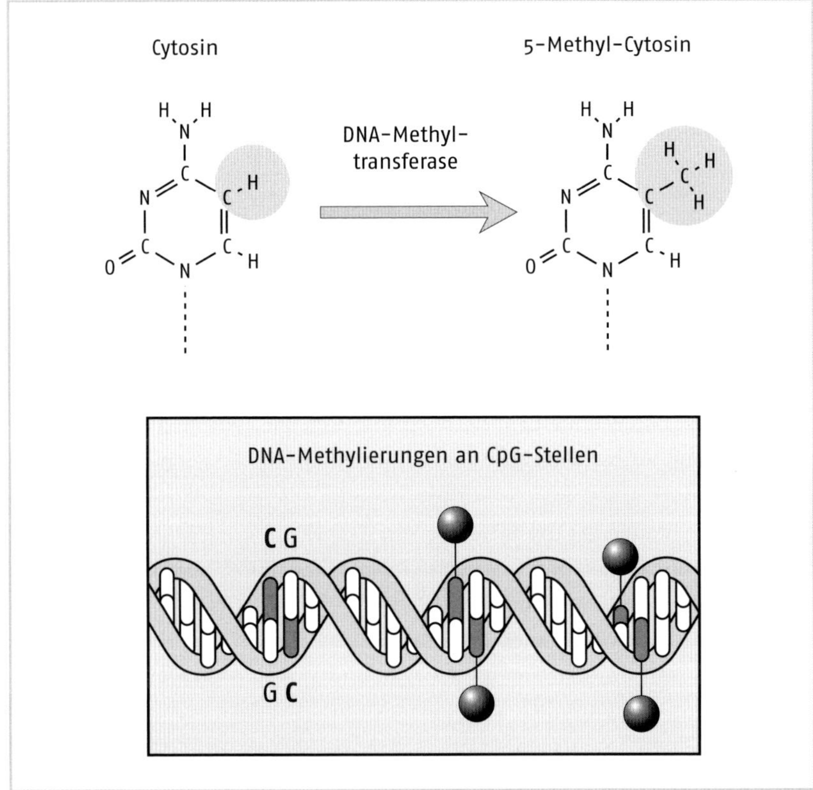

Abbildung 32: DNA-Methylierungen. DNA-Methyltransferasen heften sich an bestimmte Sequenzabschnitte der DNA, die eine Cytosin-Guanosin-Abfolge aufweisen. Durch die Methylierungen der Cytosine werden das Ladungsmuster und die Oberflächenstruktur des DNA-Abschnitts verändert, sodass nun einige Proteine dort nicht mehr, andere dagegen erst jetzt andocken können.

Elemente mitten in ein Gen, einen Promotor oder eine Regulationssequenz setzen, können sie diese Funktionsabschnitte der DNA sehr stark beschädigen und sogar völlig funktionslos machen.

Durch die Methylierung der Cytosine werden die Oberflächenstruktur und das Ladungsmuster des DNA-Abschnitts verändert, was zur Folge hat, dass sich die Passform ändert und einige Proteine dort nicht mehr anbinden können. Durch die Methylierung ganz bestimmter CpG-Inseln können Promotoren für die Transkriptionsmaschinerie unzugänglich gemacht werden, ein Prozess, den man Gen-Stilllegung oder Gene Silencing nennt. Außerdem können Regulationssequenzen für Regulatorproteine blockiert und die „Nahtstellen" der Transposons können für die ausschneidenden und einfügenden Enzyme unkenntlich gemacht werden. DNA-Methylierungen dienen also der Regulation der Genaktivität und dem Schutz vor der Ausbreitung von Transposons.

Histon-Modifikationen

Methylierungen können aber auch dazu führen, dass sich erst durch diese Modifikation bestimmte Proteine an den DNA-Abschnitt binden können, beispielsweise die Methylbindeproteine. Sie sind das Bindeglied zwischen zwei epigenetischen Mechanismen, der DNA-Methylierung und der Modifikation von Histonen. Die Familie der Histone sorgt für eine gewisse räumliche Strukturierung der langen DNA-Fäden innerhalb des Zellkerns. Jeweils acht Histon-Proteine bilden zusammen eine Art Spule, um die sich die DNA knapp zweimal wickeln kann. Tausende solcher Spulen, auch Histon-Octamere genannt, sorgen dafür, dass die DNA-Fäden wie locker aufgefädelte Perlenketten aussehen und sich ihre Länge durch die Wickelprozeduren um das Fünf- bis Sechsfache verkürzen. Eine weitere Histon-Sorte sorgt dafür, dass diese Perlen noch enger zusammengebunden werden, wodurch sich die Gesamtlänge um das 50-Fache verkürzt. Diese Aufwickel- und Bindeprozesse sind reversibel und eine Zelle kann benötigte DNA-Bereiche freilegen oder nicht benötigte einwickeln. Allerdings können stark aufgewickelte Bereiche auch mit Hilfe weiterer Proteine fixiert werden, was für die Zelle bedeutet, dass die derart aufgespulten DNA-Abschnitte nicht mehr so ohne Weiteres abzulesen sind. Diese fixierte, stark komprimierte Verpackungsstruktur der DNA nennt man Heterochromatin, die lockeren, leicht ineinander überführbaren Versionen Euchromatin. Ganz allgemein wird die Kombination aus Histonen und DNA auch Chromatin genannt.

Eine Zelle kann über die Auswahl des Verpackungsmodus entscheiden, welche Gene komplett abgeschaltet und welche für den Gebrauch, also für

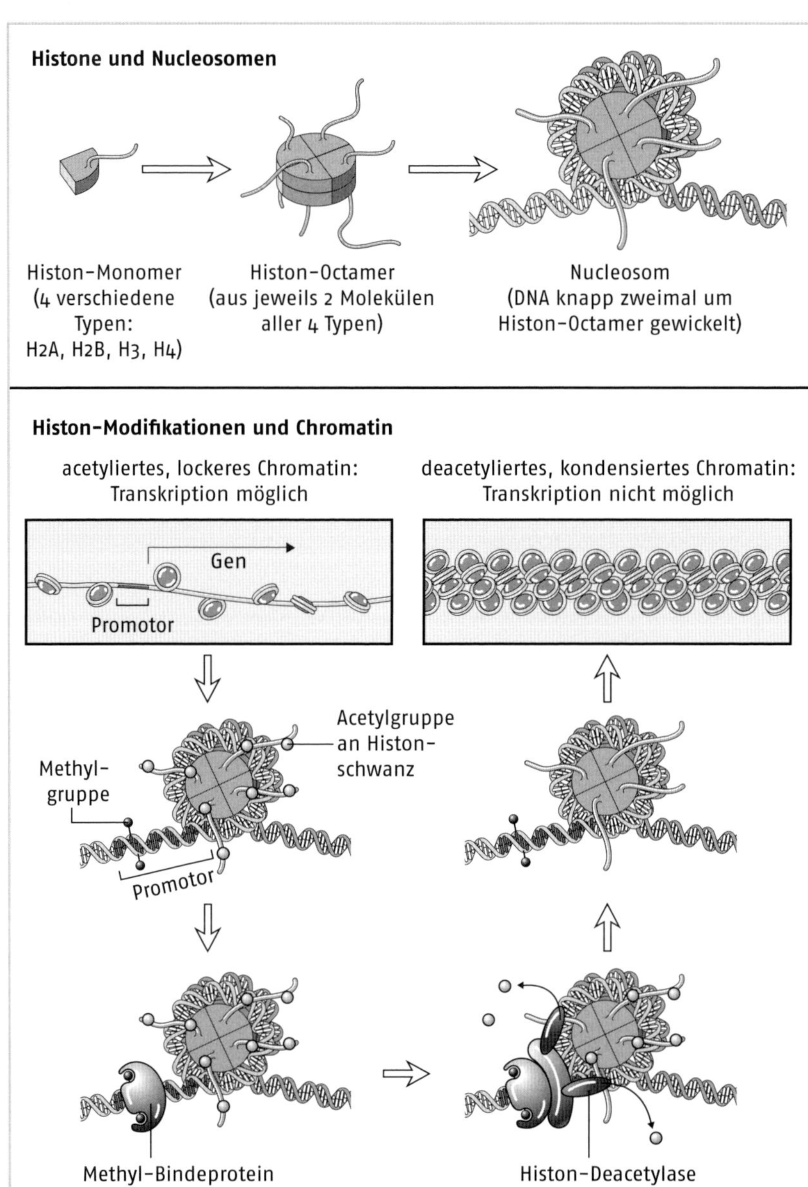

Abbildung 33: Histone und Chromatin. Jedes DNA-Molekül ist auf mehrere tausend Histon-Octamere gewickelt. Die Kombination aus DNA, Histon-Proteinen und weiteren Bestandteilen wird als Chromatin bezeichnet. Die „Schwänze" der Histone können modifiziert werden, wodurch sich das Verhalten der Octamere verändert. Bei Acetylierungen bleiben wichtige Sequenzelemente wie Promotoren und Regulatorsequenzen für regulierende Proteine zugänglich, werden die Acetylgruppen aber entfernt, sind die verborgenen Sequenzelemente für Proteine nicht mehr erreichbar.

das Anfertigen von Gen-Abschriften und die Produktion von Proteinen, bereitgehalten werden sollen. Die am Aufbau der Spulen beteiligten Histon-Proteine tragen jeweils zwei nach außen ragende Aminosäureketten. Diese „Schwänze“ können an ganz bestimmten Stellen durch das Anfügen oder Entfernen von Methyl-, Acetyl- oder Phosphatgruppen chemisch verändert werden. Wie eine Art Code verbergen sich hinter dem Muster der chemischen Anhängsel bestimmte Informationen, die von verschiedenen Proteinen gelesen und umgesetzt werden können. Daher wird das in den Histon-Modifikationen verborgene Informationssystem auch als Histon-Code bezeichnet. Viele Acetylgruppen an bestimmten Aminosäuren der Schwänze sind z. B. ein Signal für „Transkription“. Das bedeutet übersetzt, dass der DNA-Abschnitt, der um acetylhaltige Spulen gewickelt ist, nicht weiter komprimiert werden, sondern dass die Chromatinstruktur schön locker bleiben soll. Dadurch bleibt die Promotorsequenz samt Gen für die Transkriptionsmaschinerie gut erkennbar und das Gen kann problemfrei abgelesen werden. Umgekehrt bedeuten viele Methylgruppen an den Schwänzen eine Gen-Abschaltung. Die Chromatinstruktur wird stark komprimiert, fixiert und die darin verborgenen Gen-Sequenzen können nicht mehr abgelesen werden.

An methylierte CpG-Inseln der DNA können sich Methyl-Bindeproteine lagern, die dann wiederum weitere Proteine an sich binden, u. a. Histon-Deacetylasen. Diese Enzyme entfernen von den Histon-Schwänzen die Acetylgruppen, die ja das Signal für lockeres Euchromatin darstellen. Als Folge der Deacetylierung kommen nun Proteine hinzu, die das lockere Euchromatin in ein dicht verpacktes Heterochromatin verwandeln und die darin verborgenen Gene stilllegen. Über die Vererbung des Methylierungsmusters der DNA kann also nicht nur die Aktivität einzelner Gene oder Regulatorsequenzen vererbt werden, sondern auch die Verpackungsstruktur bestimmter DNA-Abschnitte.

Diese beiden epigenetischen Mechanismen sind bestimmten Chemikalien gegenüber sehr empfindlich. So können durch Inhaltsstoffe des Tabakrauchs in den Zellkernen der Lungen- und Blutzellen DNA-Stellen methyliert und Histon-Schwänze modifiziert werden, Metallionen können je nach Element bei Genen zu einer Über- oder Untermethylierung führen, für Nickel und Arsen wurden zusätzlich Histon-modifiziernde Effekte nachgewiesen und die Giftwirkung von Substanzen wie Bisphenol A, Benzol, Hexahydro-1,3,5-trinitro-1,3,5-triazin (RDX, ein Sprengstoff) und ähnlichen Molekülen beruht ebenfalls auf Veränderungen der epigenetischen Systeme.

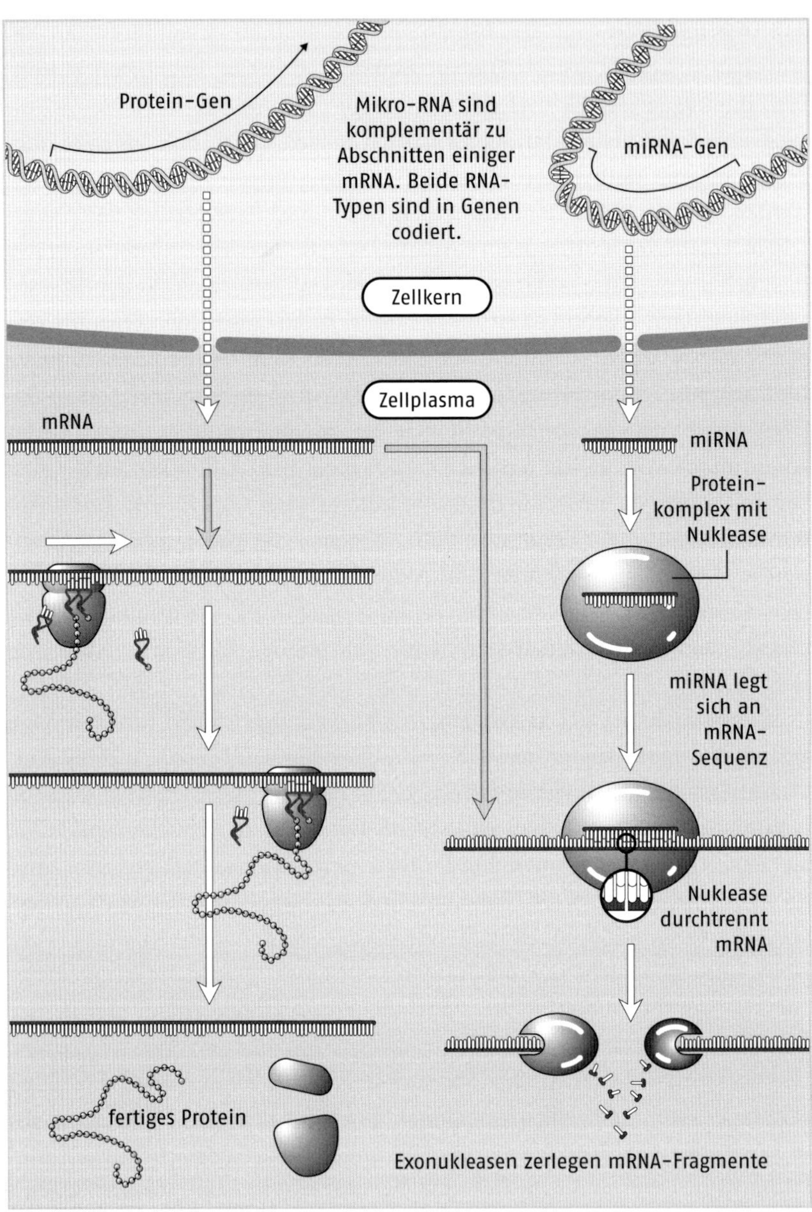

Abbildung 34: Mikro-RNA. Die miRNA sind in Genen codiert und komplementär zu bestimmten Abschnitten einiger mRNA, werden aber nicht in eine Aminosäuresequenz übersetzt. Proteinkomplexe mit einer Nuklease binden jeweils eine miRNA und lassen sich mittels der Basenpaarungen zwischen miRNA und mRNA an die Zielsequenz führen, an der sie die mRNA durchtrennen. Exonukleasen zerlegen anschließend die mRNA-Fragmente. So werden mRNA schnell gezielt ausgeschaltet und die Produktion einzelner Proteine wird gestoppt.

Mikro-RNA
Dass es mikro-RNA (miRNA) überhaupt gibt, weiß man erst seit Beginn der 1990er Jahre. Diese kleinen RNA-Moleküle sind ungefähr 22 Nukleotide lang und ihre Sequenzen sind in zahlreichen Genen codiert. Ebenso wie die ribosomalen oder die transfer-RNA werden auch die miRNA nicht in eine Aminosäuresequenz übersetzt, sondern übernehmen ihre Funktionen als Nukleinsäure-Moleküle. Die Nukleotidsequenz einer miRNA ist komplementär zu einem Sequenzabschnitt einer oder mehrerer mRNA (den Abschriften Protein-codierender Gene). Die miRNA bindet an die passende mRNA-Sequenz und legt dadurch die mRNA still. In den meisten Fällen werden derart blockierte mRNA abgebaut, in einigen wenigen Fällen können sie auch deponiert und später wieder reaktiviert werden. Seit Kurzem weiß man, dass zahlreiche miRNA in kleine Vesikel verpackt und in die Blutbahn abgegeben werden. Diese Membranbläschen können von bestimmten Zellen potenzieller Zielorgane aufgenommen und die miRNA in der Zelle freigesetzt werden. Auf diese Weise gelangen Informationen zur Genregulation durch den Körper von einer zur anderen Zelle. Man schätzt, dass rund 30 % unserer Protein-Gene durch miRNA reguliert werden.

Die selektive Produktion bestimmter miRNA kann also dazu führen, dass ganz bestimmte mRNA ausgeschaltet, also ganz bestimmte Proteine nicht mehr gebildet werden. Mikro-RNA wirken daher wie Ausschalter für Gene. Sie sind an zahlreichen lebenswichtigen Prozessen beteiligt, beispielsweise an der Zelldifferenzierung, der Zellteilung (und somit an der Erhaltung von Geweben und Organen), an Reaktionen der Immunantwort und am programmierten Zelltod. Fehlregulationen im miRNA-System hängen mit verschiedenen Erkrankungen, u. a. mit Krebs zusammen, daher gibt das aktuell produzierte Spektrum an miRNA in gewisser Weise den Gesundheitszustand eines Organismus wider.

Glossar

Allel: Genvariante
Aminosäuren: L-Aminosäuren sind Bausteine der Proteine; die spiegelsymmetrischen D-Aminosäuren kommen nicht in Proteinen vor; Aminosäuren, die unser Organismus nicht selbst herstellen kann, werden als essenzielle Aminosäuren bezeichnet.
Anabolismus: Bezeichnung für alle aufbauenden Stoffwechselprozesse; Gegenteil von Katabolismus
ATP: Adenosintriphosphat wird von lebenden Zellen als „Energie-Währung" genutzt; die in ATP-Molekülen gespeicherte Energie kann für verschiedene Stoffwechselprozesse verwendet werden.
C3-Pflanzen: Pflanzen, bei denen im Verlauf der Photosynthese als erstes Produkt 3-Phosphoglycerat (bestehend aus 3 Kohlenstoffatomen) entsteht; dieser Grundtypus arbeitet unter moderaten Klimabedingungen sehr effektiv.
C4-Pflanzen: Pflanzen, bei denen im Verlauf der Photosynthese als erstes Produkt Äpfelsäure (bestehend aus 4 Kohlenstoffatomen) entsteht; dieser Mechanismus ist sehr gut an trockene, heiße Bedingungen angepasst.
Coevolution: wechselseitige Anpassungen zweier Arten, die intensiv miteinander interagieren.
DNA (oder auch DNS, Desoxyribonukleinsäure): zwei komplementäre, durch Basenpaarungen zusammengehaltene lineare Polymere aus Desoxyribonukleotiden; der Doppelstrang formt sich zu einer Doppelhelix.
Enzym: Protein, das in der Lage ist, ein anderes Molekül chemisch zu verändern, zu spalten oder mit einem weiteren Molekül zu verknüpfen.
Epigenetik: Sammelbegriff für Prozesse, durch die Informationen vererbt werden, die *nicht* durch die Nukleotidsequenz der DNA codiert sind.
Genexpression (oder auch nur **Expression**): Bezeichnung für die Gesamtheit aller Prozesse, die an der Übersetzung von einer DNA-Nukleotidsequenz in eine Aminosäure- oder eine RNA-Nukleotidsequenz beteiligt sind.
Genom: Summe aller genetischen Elemente (wie Protein- und RNA-Gene, Regulatorsequenzen) und epigenetischen Elemente eines Organismus
Horizontaler Gentransfer: Übertragung von genetischem Material von einem Organismus auf den anderen; ein unter zahlreichen Bakterienarten weit verbreiteter Mechanismus
Hydrolyse: chemischer Spaltungsvorgang, bei dem Wasser freigesetzt wird; einer der häufigsten Abbauprozesse in der Natur
Katabolismus: Bezeichnung für alle abbauenden Stoffwechselprozesse; Gegenteil von Anabolismus

Mitochondrien: Zellorganellen, die die durch den Abbau von Zuckern und Fetten freigesetzte Energie zur Bildung von ATP-Molekülen nutzen; Kraftwerke der Zellen

Nukleotid: ein aus einem Zucker, einer Stickstoffbase und einem Phosphat zusammengesetztes Molekül; Komponente der Nukleinsäuren

Polymerase: Enzym, das einzelne Moleküle (wie Nukleotide) zu einem großen Molekül (wie Nukleinsäure) zusammensetzt.

Polymorphismus: Bezeichnung für das Vorhandensein von Genvarianten (= **Allelen**) in einer Population

Protein: ein durch lineare Verknüpfung von Aminosäuren entstandenes **Polymer**; ein **Oligopeptid** besteht aus nur wenigen, ein **Polypeptid** aus vielen Aminosäuren. Die Aminosäurekette faltet sich zu einer für die Aminosäuresequenz charakteristischen dreidimensionalen Form.

Punktmutation: zufällige Veränderung eines einzelnen Nukleotids innerhalb der DNA

Regulationssequenz (oder Regulatorsequenz): Abschnitt einer DNA oder einer RNA, an die Regulatorproteine binden können und dadurch die Expression von Genen beeinflussen

Rezeptor: Protein, das aufgrund seiner Form ein passendes Molekül „einfangen" kann und diesen Kontakt in ein Signal umwandeln und weiterleiten kann

Ribosom: die komplizierteste biologische Maschinerie, bestehend aus zahlreichen Proteinen und mehreren ribosomalen RNA; der Komplex reguliert die Übersetzung des genetischen Codes in eine Aminosäure-Abfolge.

RNA (oder auch RNS, Ribonukleinsäure): lineare Polymere aus Ribonukleotiden, die sich durch intramolekulare Basenpaarungen partiell auffalten können; mRNA (messenger-RNA) wird von Ribosomen in eine Aminosäuresequenz übersetzt; tRNA (transfer-RNA) fungieren als Adaptoren zwischen mRNA und Aminosäure; rRNA (ribosomale RNA) sind Bestandteile der Ribosomen; miRNA (mikro-RNA) sind kurze RNA, die komplementär zu Abschnitten einiger mRNA sind.

Saccharide: Sammelbezeichnung für Zucker; Monosaccharide bestehen aus nur einem Zuckermolekül, Disaccharide aus zweien, Oligosaccharide aus mehreren, Polysaccharide aus mehreren Hundert Zuckermolekülen.

Transkription (transcribere: lat. ab-, umschreiben): Prozess, durch den von einer DNA-Sequenz eine Kopie in Form eines RNA-Moleküls erstellt wird.

Translation (transferre: lat. übertragen, übersetzen): Prozess, durch den die Nukleotidsequenz eines RNA-Moleküls in eine Aminosäuresequenz übersetzt wird.

Literatur

Kulturentwicklung

Arjamoa, O., Vuorisalo, T.: Evolution und Esskultur. Spektrum der Wissenschaft 2011 (10), 62–69 (2011)

Berna, F. et al.: Microstratigraphic Evidence of *in situ* Fire in the Acheulean Strata of Wonderwerk Cave, Northern Cape Privince, South Africa. Proceedings of the National Academy of Sciences, doi: 10.1073/pnas.1117620109 (2012)

Boenke, N.: Ernährung in der Eisenzeit – Ein Blick über den Tellerrand. In: Larl, R., Leskovar, J. (Hrsg.): Studien zur Kulturgeschichte von Oberösterreich Band 18, S. 241–256 (2005)

Craig, O. E. et al.: Ancient Lipids Reveal Continuity in Culinary Practices Across the Transition to Agriculture in Northern Europe. Proceedings of the National Academy of Sciences 108 (44), 17910–17915 (2011)

Eisenstein, B.: The First Supper. Nature 468, 58–59 (2010)

Fiorenza, L. et al.: Molar Macrowear Reveals Neanderthal Eco-Geographic Dietary Variation. PLoS ONE 6(3), e14769 (2011)

Gibbs, W. W.: Übergewicht: ein Zivilisationsproblem? Spektrum der Wissenschaft 1996 (11), 54–63 (1996)

Henry, A. G. et al.: Microfossils in Calculus Demonstrate Consumption of Plant and Cooked Foods in Neanderthal Diets (Shanidar III, Iraq; Spy I and II, Belgium). Proceedings of the National Academy of Sciences 108 (2), 486–491 (2010)

Jeffrey, I. et al.: The Nubian Complex of Dhofar, Oman: An African Middle Stone Age Industry in Southern Arabia. PLoS ONE 6(11), e28239 (2011)

Kappes, S. M. et al.: Descriptive Analysis of Cola and Lemone/Lime Carbonated Beverages. Journal of Food Science 71 (8), 583–589 (2006)

Kappes, S. M. et al.: Relationship Between Physical Properties and Sensory Attributes of Carbonated Beverages. Journal of Food Science 72 (1), 1–11 (2007)

Krawinkel, M. B. et al.: Welternährung im 21. Jahrhundert. Biologie in unserer Zeit 38 (5), 312–318 (2008)

Kuijt, I., Finlayson B.: Evidence for Food Storage and Predomestication Granaries 11,000 Year ago in Jordan Valley. Proceedings of the National Academy of Sciences 106 (27), 10966–10970 (2009)

Larsen, C. S.: Die Indianer von La Florida. Spektrum der Wissenschaft 2001 (5), 68–73 (2001)

Laudan, R.: Der Ursprung der modernen Küche. Spektrum der Wissenschaft 2001 (2), 66–71 (2001)

Leitzmann, C.: Vegetarismus. Biologie in unserer Zeit 41 (2), 124–131 (2011)

Leonard, W. R. et al.: Evolutionary Perspectives on Human Diet and Nutrition. Evolutionary Anthropology 19, 85–86 (2010)

O'Connor, S. et al.: Pelagic Fishing at 42,000 Years Before the Present and the Maritime Skills of Modern Humans. Science 334 (6059), 1117–1121 (2011)

Revedin, A. et al.: Thirty Thousand-Year-Old Evidence of Plant Food Processing. Proceedings of the National Academy of Sciences 107 (44), 18815–18819 (2010)

Richards, M. P.: Isotope Evidence for the Intensive Use of Marine Foods by Late Upper Palaeolithic Humans. Journal of Human Evolution 49, 390–394 (2005)

Skoglund, P. et al.: Origins and Genetic Legacy of Neolithic Farmers and Hunter-Gatherers in Europe. Science 336 (6080), 466–469 (2012)

Sponheimer, M. et al.: Isotopic Evidence for Dietary Variability in the Early Hominin Paranthropus robustus. Science 314 (5801), 980–982 (2006)

Ungar, P. S., Sponheimer, M.: The Diets of Early Hominins. Science 334 (6053), 190–193 (2011)

van der Ploeg, R. et al.: Schwerlast auf dem Acker. Spektrum der Wissenschaft 2006 (8), 80–88 (2006)

Willcox, G.: The Roots of Cultivation in Southwestern Asia. Science 341 (6141), 39–40 (2013)

Willett, W. C., Stampfer, M. J.: Macht gesunde Ernährung krank? Spektrum der Wissenschaft 2003 (3), 58–67 (2003)

Wu, X. et al.: Early Pottery at 20,000 Years Ago in Xianrendong Cave, China. Science 336 (6089), 1696–1700 (2012)

Evolution

Arumugam, M. et al.: Enterotypes of the Human Gut Microbiome. Nature 473, 174–180 (2011)

Axel, R.: Die Entschlüsselung des Riechens. Spektrum der Wissenschaft 1995 (12), 72–78 (1995)

Baker, M.: The Search for Assiciation. Nature 467, 1135–1138 (2010)

Benazzi, St. et al.: Early Dispersal of Modern Humans in Europe and Implications for Neanderthal Behaviour. Nature 479, 525–528 (2011)

Braun, D. R. et al.: Early Hominin Diet Included Diverse Terrestrial and Aquatic Animals 1.95 Ma in East Turkana, Kenya. Proceedings of the National Academy of Sciences 107 (22), 10002–10007 (2010)

Callaway, E.: Soapy Taste of Coriander Linkes to Genetic Variants. Nature News (12. September 2012) doi:10.1038/nature.2012.11398

Chandrashekar, J. et al.: T2Rs Function as Bitter Taste Receptors. Cell 100, 703–711 (2000)

Chaudhari, N. et al.: Taste Receptors for Umami: The Case for Multiple Receptors. The American Journal of Nutrition 90 (3), 738S–742S (2009)

Eckert, F.: Tierphysiologie. Georg Thieme, Stuttgart – New York, 1986

Garrigan, P. et al.: Design of a Trichromatic Cone Array. PLoS Computational Biology 6(2): e1000677 (2011)

Hehemann, J.-H. et al.: Transfer of Carbohydrate-active Enzymes from Marine Bacteria to Japanese Gut Microbiota. Nature 464, 908–912 (2010)

Henn, B. M. et al.: Hunter-Gatherer Genomic Diversity Suggests a Southern African Origin for Modern Humans. Proceedings of the National Academy of Sciences 108 (13), 5154–5162 (2011)

Hill, D. A. et al.: Commensal Bacteria-Derived Signals Regulate Basophil Hematopoiesis and Allergic Inflammation. Nature Medicine 18, 538–546 (2012)

Jacobs, G. H.: Primate Color Vision: A Comparative Perspective. Visual Neuroscience 25, 619–633 (2008)

Jiang, P. et al.: Molecular Mechanism of Sweet Receptor Function. Chemical Senses 30, 17–18 (2005)

Jianp, S., Hajeb, P.: Glutamate: Its Applications in Food and Contribution to Health. Appetite 55, 1–10 (2010)

Khan, M. et al.: Regulation of the Probability of Mouse Odorant Receptor Gene Choice. Cell 147, 907–921 (2011)

Lee, R. J. et al.: T2R38 Taste Receptor Polymorphisms Underlie Susceptibility to Upper Respiratory Infection. The Journal of Clinical Investigation 122 (11), 4145–4159 (2012)

Leitzmann, C.: Vegetarismus. Biologie in unserer Zeit 41 (2), 124–131 (2011)

Leonard, W. R., Robertson, M. L.: Evolutionary Perspectives on Human Nutrition: The Influence of Brain and Body Size on Diet and Metabolism. American Journal of Human Biology 6, 77–88 (1994)

Leonard, W. R. et al.: Effects of Brain Evolution on Human Nutrition and Metabolism. Annual Review of Nutrition 27, 311–327 (2007)

Leonard, W. R. et al.: Evolutionary Perspectives on Human Diet and Nutrition. Evolutionary Anthropology 19, 85–86 (2010)

Meyerhof, W. et al.: The Molecular Receptive Ranges of Human TAS2R Bitter Taste Receptors. Chemical Senses 35 (2), 157–170 (2010)

Milton, K.: Food Choice and Digestive Strategies of two Sympatric Primate Species. The American Naturalis 117 (4), 496–505 (1981)

Milton K.: Ernährung und Evolution der Primaten. Spektrum der Wissenschaft 1993 (10), 68–75 (1993)

Nathans, J.: The Evolution and Physiology of Human Color Cision: Insights from Molecular Genetic Studies of Visual Pigments. Neuron 24, 299–312 (1999)

Neitz, M., Neitz, J.: Molecular Genetics of Color Vision and Color Vision Defects. Archives of Ophthalmology 118, 691–700 (2000)

Northcutt, R. G.: Evolving Large and Complex Brains. Science 332 (6032), 926–927 (2011)

O'Hara, A. M., Shanahan, F.: The Gut Flora as a Forgotten Organ. EMBO reports 7 (7), 688–693 (2006)

Oka, Y. et al.: High Salt Recruits Aversive Taste Pathways. Nature doi:10.1038/nature11905 (2013)

Rausch, P. et al.: Colonic Mucosa-associated Microbiota is Influenced by an Interaction of Crohn Disease and FUT2 (Secretor) Genotype. Proceedings of the National Academy of Sciences 108 (47), 19030–19035 (2011)
Rowe, T. B. et al.: Fossil Evidence on Origin of the Mammalian Brain. Science 332 (6032), 955–957 (2011)
Schumann, W.: Biotop Mensch. Biologie in unserer Zeit 2011 (3), 182–189 (2011)
Stearns, St. C. et al.: Measuring Selection in Contemporary Human Populations. Nature Reviews Genetics 11, 611–622 (2010)
Terakita, A.: The Opsins. Genome Biology 6 (3), Article 213 (2005)
Waldeck, Prinz zu, C., Frings, St.: Wie wir riechen, was wir riechen. Biologie in unserer Zeit 35 (5), 302–310 (2005)
Wu, G. D. et al.: Linking Long-Term Dietary Patterns with Gut Microbial Enterotypes. Science 334, 105–108 (2011)
Yarmolinsky, D. A. et al.: Common Sense about Taste: From Mammals to Insects. Cell 139, 234–244 (2009)
Yatsunenko, T. et al.: Human Gut Microbiome Viewed Across Age and Geography. Nature 486, 222–227 (2012)
Zhang, Y. et al.: Coding of Sweet, Bitter, and Umami Tastes: Different Receptor Cells Sharing Similar Signaling Pathways. Cell 112, 293–301 (2003)
Zhou, W., Chen, D.: Binaral Rivalry between the Nostrils and the Cortex. Current Biology 19, 1561–1565 (2009)

Ontogenese

Anderson, L. M. et al.: Precondeptional Fasting of Fathers Alters Serum Glucose in Offspring of Mice. Nutrition 22 (3), 327–331 (2006)
Bauer, J.: Prinzip Menschlichkeit – Warum wir von Natur aus kooperieren. Hoffmann und Campe, 2006
Brown, J. L., Pollitt, E.: Mangelernährung, Armut und geistige Entwicklung. Spektrum der Wissenschaft 1996 (4), 56–61 (1996)
Carone, B. R. et al.: Paternally Induced Transgenerational Environmental Reprogramming of Metabolic Gene Expression in Mammals. Cell 143, 1084–1096 (2010)
Franklin, A. et al.: Biological Components of Infant Colour Preference. Developmental Science 13, 346–354 (2010)
Frisch, R. E.: Fett, Fitness und Fruchtbarkeit. Spektrum der Wissenschaft 1988 (5), 68–75 (1988)
Gallou-Kabani, C. et al.: Sex- and Diet-Specific Changes of Imprinted Gene Expression and DNA Methylation in Mouse Placenta under a High-Fat Diet. PLoS ONE 5(12), e14398 (2010)
Holick, M. F.: Vitamin D Deficiency. New England Journal of Medicine 357, 266–281 (2007)
Hondares, E. et al.: Hepatic FGF21 Expression is Induced at Birth via PPARa in Response to Milk Intake and Contributes to Thermogenic Activation of Neonatal Brown Fat. Cell Metabolism 11 (3), 206–213 (2010)
Kenyon, C. J.: The Genetics of Aging. Nature, 2010, Vol. 464, 504–512
Langman, J.: Medizinische Embryologie. Thieme, 7. Auflage, 1985
Mao, J. et al.: Contrasting Effects of Different Maternal Diets on Sexually Dimorphic Gene Expression in the Murine Placenta, Proceedings of the National Academy of Sciences 107 (12), 5557–5562 (2010)
Morley, J. E.: Decreased Food Intake with Aging. Journals of Gerontology Series A: Biological Sciences and Medical Sciences 56, 81–88 (2011)
Ng, S.-F. et al.: Chronic High-Fat Diet in Fathers Programs b-Cell Dysfunction in Female Rat Offspring. Nature 467, 963–966 (2010)
Petherick, A.: Mother's Milk: An Rich Opportunity. Nature 468, S5–S7 (2010)
Powe, C. E. et al.: Infant Sex Predicts Breast Milk Energy Content. American Journal of Human Biology 22 (1), 50–54 (2010)
Ross, A. C. et al: The 2011 Report on Dietary Reference Intakes for Calcium and Vitamin D from the Institute of Medicine: What Clinicians Need to Know. Journal of Clinical Endocrinology and Metabolism 96 (1), 53–58 (2011)

Schneider, A.: Sensorik und Motorik – vom Körper und seiner Wahrnehmung. Biologen heute 2006 (5–6), 24–27 (2006)
Smith, Z. D. et al.: A Unique Regulatory Phase of DNA Methylation in the Early Mammalian Embryo. Nature 484, 339–344 (2012)
Steer, C. D. et al.: FADS2 Polymorphisms Modify the Effect of Breastfeeding on Child IQ. PLoS ONE 5(7), e11.570 (2010)
Stokowski, L. A.: Vitamin D in the Older Adult. Medscape Public Health 12/15/2010
Todrank, J. et al.: Effects of *in utero* Odorant Exposure on Neuroanatomical Development of the Olfactory Bulb and Odour Preferences. Proceedings of the Royal Society B Biological Sciences 278 (1714), 1949–1955 (2011)
Toga, A. W. et al.: Mapping Brain Maturation. Focus IV (3), 378–390 (2006)
Van Beers E. H. et al.: Regulation of Lactase and Sucrase-Isomaltase Gene Expression in the Duodenum During Childhood. Journal of Pediatric Gastroenterology and Nutrition 27 (1), 37–46 (1998)
Vaupel, J. W.: Biodemography of Human Ageing. Nature 464, 536–542 (2010)
Woo, J.: Nutrition in the Elderly. Journal of the Hong Kong Geriatric Society 3, 15–18 (2000)

Nutrigenetik

Bosron, W. F., Li, T. K.: Catalytic Properties of Human Liver Alcohol Dehydrogenases Isoenzymes. Enzyme 37 (1–2), 19–28 (1987)
Bosron, W. F. et al.: Genetic Polymorphism of Enzymes of Alcohol Metabolism and Susceptibility to Alcoholic Liver Disease. Molecular Aspects of Medicine 10 (2), 147–158 (1988)
Corella, D. et al.: APOA2, Dietary Fat, and Body Mass Index: Replication of Gene-Diet Interaction in 3 Independent Populations. Archives of Internal Medicine 169 (20), 1897–1906 (2009)
Corella, D. et al.: Association Between the *APOA2* Promoter Polymorphism and Body-Weight in Mediterranean and Asian Populations. Replication of a Gene-Saturated Fat Interaction. International Journal of Obesity 35 (5), 666–675 (2011)
Douard, V., Ferraris, R. P.: Regulation of Fructose Transporter GLUT5 in Health and Disease. American Journal of Physiology – Endocrinology and Metabolism 295, E227–E237 (2008)
Dunne, J. et al.: First Dairying in Green Saharan Africa in the Fifth Millenium BC. Nature 486, 390–394 (2012)
Eisenstein, M.: Of Beans and Genes. Nature 468, 513–515 (2010)
Enattah, N. S. et al.: Independent Introduction of Two Lactase-Persistence Alleles into Human Populations Reflects Different History of Adaption to Milk Culture. The American Journal of Human Genetics 82, 57–72 (2008)
Evershed, R. P. et al.: Earliest Date for Milk Use in the Near East and Southeastern Europe Linked to Cattle Herding. Nature 455, 528–531 (2008)
Gumucio, D. L. et al.: Concerted Evolution of Human Amylase Genes. Molecular and Cellular Biology 8 (3), 1197–1205 (1988)
Höffeler, F.: Geschichte und Evolution der Lactose(in)toleranz. Biologie in unserer Zeit 39 (6), 378–387 (2009)
Ingram, E. J. E. et al.: Lactose Digestion and the Evolutionaly Genetics of Lactase Persistence. Human Genetics 124, 579–591 (2009)
Laland, K. N. et al.: How Culture Shaped the Human Genome: Bringing Genetics and the Human Sciences Together. Nature Reviews Genetics 11, 137–149 (2010)
Lawler, A.: Early Farmers Went Heavy on the Starch. Science 332 (6028), 416–417 (2011)
Mandel, A. L.: Individual Differences in *AMY1* Gene Copy Number, Salivary α-Amylase Levels, and the Perception of Oral Starch. PLoS ONE 5(10), e13352 (2010)
Mutch, D. M. et al.: Nutrigenomics and Nutrigenetics: the Emerging Faces of Nutrition. The FASEB Journal 19, 1602–1616 (2005)
Nicole, C. E. et al.: Ethnic Differences in Level of Response to Alcohol Between Chinese Americans and Korean Americans. Journal of Studies on Alcohol and Drugs 69 (2), 227–234 (2008)
Page, K. A. et al.: Effects of Fructose vs Glucose on Regional Cerebral Blood Flow in Brain Regions Involved With Appetite and Reward Pathways. Journal of the American Medical Association 309 (1), 63–70 (2013)

Perry, G. H. et al.: Diet and the Evolution of Human Amylase Gene Copy Number Variation. Nature Genetics 39 (10), 1256–1260 (2007)
Revedin, A. et al.: Thirty Thousand-Year-Old Evidence of Plant Food Processing. Proceedings of the National Academy of Sciences 107 (44), 18815–18819 (2010)
Rimbach, G., Minihane, M.: Nutrigenetics and Personalised Nutrition: How Far Have We Progessed and Are We Likely to Get There? Proceedings of the Nutrition Society 68, 162–172 (2009)
Salque, M. et al.: Earliest Evidence for Cheese Making in the sixth Millennium BC in Northern Europe. Nature 493 (7433), 522–525 (2013)
Teng, Y.-S. et al.: Human Alcohol Dehydrogenase ADH2 and ADH3 Polymorphisms in Ethnic Chinese and Indians of West Malaysia. Human Genetics 53, 87–90 (1979)
Tishkoff, S. A. et al.: Convergent Adaption of Human Lactase Persistence in Africa and Europe. Nature Genetics 39 (1), 31–40 (2007)
Verginelli, F. et al.: Nutrigenetics in the Light of Human Evolution. Journal of Nutrigenetics and Nutrigenomics 2, 91–102 (2009)
Wasserman, D. et al.: Molecular Analysis of Fructose Transporter Gene (*GLUT5*) in Isolated Fructose Malabsorption. Journal of Clinical Investigation 98 (10), 2398–2402 (1996)
Xiao, Q. et al.: The Mutation in the Mitochondrial Aldehyde Dehydrogenase (ALDH2) Gene Responsible for Alcohol-Induced Flushing Increases Turnover of the Enzyme Tetramers in a Dominant Fashion. The Journal of Clinical Investigation 98 (9), 2027–2032 (1996)

Nutrigenomik

Baccarelli, A., Bollati, V.: Epigenetics and Environmental Chemicals. Current Opinion in Pediatrics 21, 243–251 (2009)
Barrès, R. et al.: Acute Exercise Remodels Promoter Methylation in Human Skeletal Muscle. Cell Metabolism 15 (3), 405–411 (2012)
Berry, M. J.: Insights into the Hierarchy of Selenium Incorporation. Nature Genetics 37, 1162–1163 (2005)
Clarke, St. D.: Polyunsaturated Fatty Acid Regulation of Gene Transcription: A Molecular Mechanism to Improve the Metabolic Syndrome. Journal of Nutrition 131 (4), 1129–1132 (2001)
Duplus, E. et al.: Fatty Acid Regulation of Gene Transcription. Journal of Biological Chemistry 275 (40), 30749–30752 (2000)
Egan, J. M., Margolskee, R. F.: Taste Cells of the Gut and Gastrointestinal Chemosensation. Molecular Interventions 8 (2), 78–80 (2008)
Gorboulev, V. et al.: Na^+-D-Glucose Cotransporter SGLT1 is Pivotal for Intestinal Glucose Absorption and Glucose-Dependent Incretin Secretion. Diabetes 61 (1), 187–196 (2012)
Haase, H., Rink, L.: Das essenzielle Spurenelement Zink. Biologie in unserer Zeit 40 (5), 314–321 (2010)
Heird, W. C.: The Role of Polyunsaturated Fatty Acids in Term and Preterm Infants and Breastfeading Mothers. Pediatric Clinics of North America 48 (1), 173–188 (2001)
Höffeler, F.: Bildatlas Genexpression. Harri Deutsch, 2011
Huttenhofer, A. et al.: Solution Structure of mRNA Hairpins Promoting Selenocysteine Incorporation in Escherichia coli and their Base-Specific Interaction with Special Elongation Factor SELB. RNA 2, 354–366 (1996)
Jaenisch, R., Bird, A.: Epigenetic Regulation of Gene Expression: How the Genome Integrates Intrinsic and Environmental Signals. Nature Genetics, 2003, Vol. 33, 145–254 (2003)
Jiang, P. et al.: Major Taste Loss in Carnivorous Mammals. Proceedings of the National Academy of Sciences, doi: 10.1073/pnas.1118360109 (2012)
Kibriya, M. G. et al.: Changes in Gene Expression Profiles in Response to Selenium Supplementation Among Individuals with Arsenic-Induced Premalignant Skin Lesions. Toxicological Letters 169 (2), 162–176 (2007)
Lumey, L. H. et al.: Cohort Profile: The Dutch Hunger Winter Families Study. International Journal of Epidemiology 36, 1196–1204 (2007)
Ma, L. et al.: ChREBP*Mlx is the Principal Mediator of Glucose-Induced Gene Expression in the Liver. Journal of Biological Chemistry 281 (39), 28721–28730 (2006)

Margolskee, R. F. et al.: T1R3 and Gustducin in Gut Sense Sugars to Regulate Expression of Na^+-Glucose Cotransporter 1. Proceedings of the National Academy of Sciences 104 (38), 15075–15080 (2007)
Miyauchi, S. et al.: Free Fatty Acid Sensing in the Gastrointestinal Tract. Journal of Pharmacological Sciences 112, 19–24 (2010)
Pantopoulos, K.: Iron Metabolism and the IRE/IRP Regulatory System: an Update. Annals of the New York Academy of Sciences 1012, 1–13 (2004)
Pégorier, J.-P. et al.: Control of Gene Expression by Fatty Acids. Journal of Nutrition 134 (9), 2444S–2449S (2004)
Postic, C. et al: ChREBP, a Transcriptional Regulator of Glucose and Lipid Metabolism. Annual Review of Nutrition 27, 179–192 (2007)
Poupeau, A., Postic, C.: Cross-Regulation of Hepatic Glucose Metabolism via ChREBP and Nuclear Receptors. Biochimica et Biohysica Acta 1812, 995–1006 (2011)
Pratley, R. E.: Overview of Glucagon-like Peptide-1 Analogs and Dipeptidyl Peptidase-4 Inhibitors for Type 2 Diabetes. Medscape Journal of Medicine 10 (7), Article 171 (2008)
Shirazi-Beechey, S. P. et al.: Intestinal Glucose Sensing and Regulation of Glucose Absorption: Implication for Swine Nutrition. Journal of Animal Science 89 (6), 1854–1862 (2011)
Switzeny, O. J. et al.: Epigenetische Effekte von Lebensstilfaktoren und Ernährung auf die Onkogenese. Universimed, Januar 2011
Thorens, B., Mueckler, M.: Glucose Transporters in the 21st Century. American Journal of Physiology – Endocrinology and Metabolism 298, E141–E145 (2010)
Tolhurst, G. et al.: Nutritional Regulation of Glucagon-Like Peptide-1 Secretion. Journal of Physiology 587 (1), 27–32 (2009)
Towle, H. C.: Glucose as a Regulator of Eukaryotic Gene Transcription. Trends in Endocrinology and Metabolism 16 (10), 489–494 (2005)
Walczak, R. et al.: A Novel RNA Structural Motif in the Selenocysteine Insertion Element of Eucarotic Selenoprotein mRNAs. RNA 2, 367–379 (1996)
Wang, J., Pantopoulos, K.: Regulation of Cellular Iron Metabolism. Biochemical Journal 434, 365–381 (2011)
Wang, M.: The Physiology of Metabolic Tissues under Normal and Disease States. In: Metabolic Syndrome: Underlying Mechanisms and Drug Therapies, Wang M. (Hrsg.), Wiley 2011
Waterland, R. A., Jirtle, R. L.: Early Nutrition, Epigenetik Changes at Transposons and Imprinted Genes, and Enhanced Susceptibility to Adult Chronic Diseases. Nutrition 20 (1), 63–68 (2004)
Zhang, L. et al.: Exogenous Plant MIR168a Specifically Targets Mammalian LDLRAP1: Evidence of Cross-Kingdom Regulation by microRNA. Cell Research 22 (1), 107–126 (2012)

Züchtungen

Badr, A. et al.: On the Origin and Domestication History of Barley (*Hordeum vulgare*). Molecular Biology and Evolution 17 (4), 499–510 (2000)
Blasco, L. et al.: Cloning and Characterization of the Beer Roaming Gene CFG1 from Saccharomyces pastorianus. Journal of Agricultural and Food Chemistry 60 (43), 10796–10807 (2012)
Fukao, T. et al.: The Submergence Tolerance Regulator SUB1A Mediates Crosstalk between Submergence and Drougt Tolerance in Rice. The Plant Cell 23, 412–427 (2011)
Garris, A. J. et al.: Genetic Structure and Diversity in *Oryza sativa* L. Genetics 169, 1631–1638 (2005)
Gonzali, S. et al.: Purple as a Tomato: Towards high Anthocyanin Tomatoes. Trends in Plant Science 14 (5), 237–241 (2009)
Groenen, M. A. M. et al.: Analyses of Pig Genomes Provide Insight into Porcine Demography and Evolution. Nature 491, 393–398 (2012)
Huang, X. et al.: A Map of Rice Genome Variation Reveals the Origin of Cultivated Rice. Nature 490, 497–503 (2012)
International Barley Genome Sequencing Consortium: A Physical, Genetic and Functional Sequence Assembly of the Barley Genome. Nature 491, 711–717 (2012)
Kanginakudru, S. et al.: Genetic Evidence from Indian Red Jungle Fowl Corroborates Multiple Domestication of Modern Day Chicken. BMC Evolutionary Biology 8:174 (2008)

Kijas, J. M. H. et al.: Melanocortin Receptor 1 (MC1R) Mutations and Coat Color in Pigs. Genetics 150, 1177–1185 (1998)
Li, J. et al.: Artificial Selection of the melanocortin Receptor 1 Gene in Chinese Domestic Pigs During Domestication. Heredity 105, 274–281 (2010)
Libkind, D. et al.: Microbe Domestication and the Identification of the Wild Genetic Stock of Lager-Brewing Yeast. Proceedings of the National Academy of Sciences 108 (35), 14539–14544 (2011)
Lindhout, P. et al.: Towards F_1 Hybrid Seed Potato Breeding. Potato Research 54, 301–312 (2011)
Liu, Y.-P. et al.: Multiple Maternal Origins of Chickens: Out of the Asian Jungles. Molecular Phylogenetics and Evolution38 (1), 12–19 (2006)
McCallum, C. M. et al.: Targeting Induced Local Lesions IN Genomes (TILLING) for Plant Functional Genomics. Plant Physiology 123, 439–442 (2000)
Miao, Y-M et al.: Chicken Domestication: an Updated Perspective Based on Mitochondrial Genomes. Heredity 110, 277–282 (2013)
Nakao, Y. et al.: Genome Sequence of the Lager Brewing Yeast, an Interspecies Hybrid. DNA Research 16, 115–129 (2009)
Ojeda, A. et al.: Evolutionary Study of a Potential Selection Target Region in the Pig. Heredity 106, 330–338 (2011)
Pin, P. A. et al.: The Role of a Pseudo-Response Regulator Gene in Life Cycle Adaptation and Domestication of Beet. Current Biology 22 (12), 1095–1101 (2012)
Potato Genome Sequencing Consortium: Genome Sequence and Analysis of the Tuber Crop Potato. Nature 475, 189–197 (2011)
Powell, A. L. T. et al.: *Uniform ripening* Encodes a *Golden 2-like* Transcription Factor Regulation Tomato Fruit Chloroplast Development. Science 336 (6089), 1711–1715 (2012)
Rainieri, S. et al.: Pure and Mixed Genetic Lines of *Saccharomyces bayanus* and *Saccharomyces pastorianus* and Their Contribution to the Lager Brewing Strain Genome. Applied and Environmental Microbiology 72 (6), 3968–3974 (2006)
Rubin, C.-J. et al.: Whole-Genome Resequencing reveals Loci under Selection during Chicken Domestication. Nature 464, 587–593 (2012)
Schmitz, H., Shapiro, H-Y.: Die Zukunft der Schokolade. Spektrum der Wissenschaft 2012 (12), 78–83 (2012)
Sim, S.-C. et al.: Population Structure and Genetic Differentiation associated with Breeding History and Selection in Tomato (*Solanum lycopersicum* L.). Heredity 106, 927–935 (2011)
Spooner, D. M. et al.: A Single Domestication for Potato Based on Multilocus Amplified Fragment Length Polymorphism Genotyping. Proceedings of the National Academy of Sciences of the United States of America 102 (41), 14694–14699 (2005)
Sweeney, M., McCouch, S.: The Complex History of the Domestication of Rice. Annals of Botany 100, 951–957 (2007)
Tang, G. et al.: Golden Rice is an effective Source of Vitamin A. American Journal of Clinical Nutrition 89, 1776–1783 (2009)
Tomato Genome Consortium: The Tomato Genome Sequence provides Insights into fleshy Fruit Evolution. Nature 485, 635–641 (2012)
Xu, Q. et al.: The Draft Genome of Sweet Orange (Citrus sinensis). Nature Genetics 45 (1), 59–68 (2013)
Yuan, Y. et al.: Transcriptional Regulation of Anthocyanin Biosynthesis in Red Cabbage. Planta 230, 1141–1153 (2009)

Genetik bestimmt nicht alles

Booth, F. W. et al.: Waging War on Physical Inactivity Using Modern Molecular Ammunition Against an Ancient Enemy. Journal of Applied Physiology 93, 3–30 (2002)
Dourard, V., Ferraris, R. P.: Regulation of the Fructose Transporter GLUT5 in Health and Disease. American Jourunal of Physiology, Endocrinology and Metabolism 295 (2), E227–E237 (2008)
Exline, J. J. et al.: People-Pleasing Through Eating: Sociotropy Predicts Greater Eating in Response to Perceived Social Pressure. Journal of Social and Clinical Psychology 31 (2), 169–193 (2012)

Laudan, R.: Der Ursprung der modernen Küche. Spektrum der Wissenschaft 2001 (2), 66–71 (2001)
Pudel, V.: Zur Psychologie des Essens und Trinkens. Biologie in unserer Zeit 37 (1), 18–24 (2007)
Reinehr, T. et al.: Retinol-Binding Protein 4 and its Relation to Insulin Resistance in Obese Children before and after Weight Loss. The Journal of Clinical Endocrinology & Metabolism 93 (6), 2287–2293 (2008)
Schaper, A. et al.: Fischvergiftung. Deutsches Ärzteblatt 99 (17), 1151–1158 (2002)
Wansink, B.: From Mindless Eating to Mindlessy Eating Better. Physiology & Behavior 100, 454–463 (2010)
Wansink, B., Sobal, L.: Mindless Eating – The 200 Daily Food Decisions We Overlook. Environment & Behaviour 39, 106–123 (2007)

Register

A

AA s. Arachidonsäure
Acetaldehyd 101 ff.
Acetat 101 f.
Acetyl-CoA 101 f., 118
Ackerbau 16, 97
 und Viehzucht 14, 171
Acyl-CoA 124
ADH s. Alkohol-Dehydrogenase 101 f.
Adipocyten s. Fettzellen
Adipositas (s. a. Übergewicht) 51, 100, 105, 115, 176, 182, 184
Alchemie 175
Aldehyd-Dehydrogenase 101 f.
ALDH s. Aldehyd-Dehydrogenase 101 f.
Alkoholabbau 100
Alkohol-Dehydrogenase 101 ff.
Alkoholempfindlichkeit 103
Alkoholkonsum 101, 104
Alkoholunverträglichkeit 104
Allele 152
Allergien 188
Allozyme 103
Altern 80 f.
Alterserscheinungen 81 f.
α-Amylase 46, 95
α-Amylase-Gene 15, 96 ff.
Amylopektin 158
Amylose 158
Antabus 104
Anthocyane 145, 154 f.
Antibiotika 17 f., 140
Antibiotikaresistenz-Gene 50
Anti-Matsch-Tomate 144
Apfelsine 164 f.
Apolipoprotein A-II 99 f.
Appetitlosigkeit 83
Arachidonsäure 75
Arteriosklerose 137
Aspartam 111
Aufrechter Gang 57
Auge 30
Augenentwicklung 67
Australopithecus 12, 57 ff.
Autoimmunreaktion 184, 189
Autophagie, neonatale 70

B

Bacillus thuringiensis 158
Bacteriocine 51 f.
Bacteroides plebeius 50
Bacteroides thetaiotamicron 48
Bakterien 48, 52, 73
Ballaststoffe 26, 45, 48, 122
Bankivahuhn 145
Barock 175
Basenpaarungen 198 f.
Bauchspeicheldrüse 44, 69, 95
 Beta-Zellen 69, 110, 114 f., 122 f., 183 f.
Beta vulgaris 166
Bewegungsapparat 84
Bier 159 f., 162 f.
Bierhefe 159 ff.
Bifidobacterium 48
 infantis 71
Bitter 38 ff., 74
Bitterrezeptor 39 ff.
Bitterstoffe 40 f., 162
Bitterzelle 40
Body-Mass-Index (BMI) 100
Botulinumtoxin 187
Brassica oleracea 153
Braubottich 160 f.
Braugerste 163
Brüllaffen 56, 58
Bt-Toxin 158

C

C3-Pflanzen 23, 148
C4-Pflanzen 23, 148
Calcium 84 ff.
Campylobacter jejuni 72
Carbohydrate Response Element 115 ff.
Chloroplasten 143, 165
Cholecystokinin 110
Cholesterin 99 f., 124 ff.
ChoRE 115, 117
ChREBP 115 ff.
Chromatin 210
Chylomikrone 99
Coevolution 9, 16, 94 f.
CpG-Inseln 130, 208, 211
Cystein 126 f.
Cytochrome 130

D

Darm 44, 104
Darmbewegung 110
Darm-Enterotypen
Darmerkrankungen 52
Darmflora 20, 26, 47, 71, 73, 91 f., 94, 105 f., 122
Darmzellen 99
Dehydrierung 83
Desoxyribonukleinsäure 195 ff.
Desoxyribonukleotide 197 f.
Destillation 175
DHA 67, 75
Diabetes 23, 135, 176
 Typ 1 183 f.
 Typ 2 100, 105, 115, 122, 182, 184
Dickdarm 26, 48, 56, 73, 91, 122 f.
DNA s. Desoxyribonukleinsäure
Docosahexaensäure (DHA) 67, 75
Domestikation (s. a. Züchtung) 15, 94
 Gerste 163
 Hühner 145
 Milchvieh 94
 Wildschweine 152
Domestikationszentren 145, 151, 163
Dünndarm 48, 86 f., 90, 99, 108 ff., 121 ff., 126, 136
Dünndarm-Aufbau 109
Dyslipidämie 182

E

Eierproduktion 146
Eisen 130
Eisenionen 131 f.
Eisenmangel 133
Eisenresorption 131
Eisenstoffwechsel 131 f.
Eisenzeit 16, 171
Eizelle 134
Embryo 135
Embryonalentwicklung 65
Emmer 16
Endonuklease 132
Energiebedarf 58, 60, 83, 98
Energiegehalt 23
Enterobakterien 52
Enterococcus 48
Enterocyte 86 f., 136
    , absorptive 91, 108 ff., 113
Enteroendokrine Zelle 109 f., 112, 122
Enzyme 45 f., 75, 126, 129
Enzym-Gene 47 f.
Epigenetik 68 f., 133, 207
Erkrankungen 181
Ernährung
    ältere Menschen 80 f., 83 f.
    , gesunde 22 ff.
    Mutter 67
    Kind 74
    Säugling 70
    und Intelligenz 74
    Vater 68
Ernährungsgewohnheiten (s. a. Essgewohnheiten) 175 f., 181
Ernährungspsychologie 178 f.
Ernährungspyramide 24
Erziehung 180
Escherichia coli 73
Essgewohnheiten (s. a. Ernährungsgewohnheiten) 173, 176 f., 180
Essverhalten 66, 171, 178 ff.
Ethanol 101
Eubacterium 48
Euchromatin 2011
Evolution
    ADH-Gene 101
    Amylase-Gene 97
    Bierhefe 161
    Bitterwahrnehmung 41
    Ernährung 54 ff., 62 f.
    Farbsehen 32 f.
    Lactose-Toleranz 93
    Mensch 55
    Wildschweine 150
Exonuklease 132

F

Farbsehen 30, 32 ff., 73
Fellfarbe
    Mäuse 134
    Schweine 151 f.
Ferritine 131
Fett 98, 100, 115, 119 f., 184
Fettgewebe 72 f., 122 f.
Fettsäuren 75, 99 f., 118 ff., 136
    , essenzielle 121
    , gesättigte 118, 121, 125
    , Omega-3- 67, 119
    , Omega-6- 119
    , ungesättigte 118, 121, 125
Fettsäure-Rezeptoren 121, 123
Fettstoffwechsel 99 f., 118, 124 f., 182
Fetttransport 98
Fettzellen 87, 99, 122, 182
Feuer 14
Firmicutes 51
Flavr-Savr-Tomate 144
Fleisch 21, 24, 129, 131, 172, 188
Fleischfresser 49, 53 f., 56, 60
Fleischkonsum 150
Fleischproduktion 146
Fötus 66, 68, 70, 73
Folsäure 67, 134
Folsäuremangel 135
Fructose 104, 108, 187
Fructoseintoleranz 106, 187
Fructose-Malabsorption 105 f., 187
Fructosetransporter 105, 187
Functional Food 26
Fungizide 17 f.

G

Gärprozess 160
Galactose 90 f., 108
Galactosetransport 109
Galen von Pergamon 173 f.
Gallus gallus domesticus 145
Garen 13, 97
Gebiss 55
Gehirn 29, 36, 42, 56 ff., 63, 67, 78, 101
Gehirnentwicklung 57, 67, 185
Gehirnwachstum 58
Gen 196, 201
Gen-Vervielfältigung 96
Gene Silencing 209
Genetischer Code 204
Genetische Verarmung 146, 156, 168 f.
Genomic Imprinting 134
Genomik 107
Gentechnik 144 f., 148 f., 158
Gentransfer, horizontaler 50, 52
Gerste 15 f., 163
Gerstensorten 164
Geruchsrezeptor-Gene 36 f.
Geruchssinn 34, 37 f., 66, 82 f.
Geruchswahrnehmung 35 f.
Geruchszelle 36
Geschmackseindruck 39
Geschmacksgedächtnis 66
Geschmacksknospe 38 ff., 66, 82, 109
Geschmacksqualität 38
Geschmacksrezeptor 19, 39 f.
Geschmacksrezeptor-Gene 39
Geschmackssinn 37 f., 66, 82
Geschmackssinneszelle 19, 39 f., 66
Geschmacksverstärker 20 f.
Geschmackswahrnehmung 34
Geschmackszellen 121
Gesundheit 22, 174
Getreide 97 f.
Getreideanbau 98
Getreidegerste 163 f.
Getreidesorten 172
Glucagon 116
Glucagonähnliches Peptid 2 (GLP-2) 110 ff.
Gluconeogenese 115
Glucose 90 f., 104, 109, 112 ff., 117, 182 ff.

Glucose-Isomerase 104
Glucosekonzentration 114, 116
Glucosetransport 108, 112 f.
Glucosetransporter 105, 108, 110 f., 113, 115, 183 f.
GLUT-2 108, 115 f.
GLUT-5 105, 108, 187
Glutamat 21
Gluten 189
Glycerin 120
Glycosidasen 45
Glykogenese 115, 183
Glykolyse 115 f.
Goldener Reis 149
G-Protein Coupled Receptor (GPR) 121
G-Proteine 121
Guatemala-Projekt 76
Gustducin 109 f., 112

H

Häm 130
Hämoglobin 130 f.
Hafer 16
Haushuhn 145
Hausschweine 152
HDL 99 f., 182
Hefeextrakt 21
Helicase 132
Hepatic Nuclear Factor 4α 123 ff.
Herbizide 17 f.
Herz-Kreislauf-Erkrankungen 135, 182
Heterochromatin 209, 211
Heterosiseffekt 158
HFCS 104
High Density Lipoprotein s. HDL
High-Fructose Corn Syrup 104
Hippokrates 173
Hirse 15 f.
Histone 209 f.
Histon-Modifikationen 209 ff.
HMO s. Human Milk Oligosaccharides
HNF-4α 123 ff.
Hochseefischerei 13
Hominiden 57, 59, 62 f.
Homo erectus 11, 13 f., 57, 59 f.
Homo habilis 57
Homo neanderthalensis 13 f., 55, 60
Homo sapiens 13 f., 55, 57, 60, 63
Hopfen 162
Hordeum vulgare 163
Hormone, endokrine 110, 112 f.
Hühner 145 f.
Human Milk Oligosaccharides 71
Humoralpathologie 173
Hungergefühl 70, 82, 114, 178, 180
Hungersnot 135
Hybridzüchtung 158
Hypertonie 182

I

IDL 99
Immunsystem 51, 71, 130
Industrielle Verarbeitung 144, 156, 169
Inkretine 114
Insektizide 17 f.
Insulin 20, 114 ff., 183 f.
Insulinfreisetzung 110, 122
Insulinresistenz 182, 184
Intelligenz 74 f., 185
Intermediate Density Lipoprotein s. IDL
Introgression 163 f.
Inzucht 157 f., 168
Iron Regulatory Protein (IRP 131 f.
Iron Response Element (IRE) 131 f.
Isotope 60 ff.
, Kohlenstoff- 61
, Stickstoff- 62
Isotopenverhältnisse 12, 22 f., 60

J

Jäger und Sammler 13 f., 59, 97
Jugendliche 78

K

Käse 15
Kakao 167
Kalorien 23, 27, 49, 58, 60, 104, 179
Kamele 94
Kartoffel 155 ff.
Kaumuskulatur 58 f.
Kelten 171 ff.
Kiefer 55, 58 f.
Klammeraffen 56, 58
Kleinkind 41, 180
Klimaveränderung 11 f., 58, 164
Knochen 12, 55, 85
Knochenstabilität 85
Kochen 13 ff., 54
Körperfett 79
Körpergröße 146
Körper-Selbstbild 77
Kohlsorten 154
Kollagen 60, 85
Kolostrum 71
Konservierung 162
Krankheiten, ernährungsassoziierte 182
Krankheitserreger 167 f.
Krebszellen 135
Kreuzallergien 188
Kreuzung 144, 148, 164 ff., 168
Kultivierung (s. a. Züchtung) 15
Kohlsorten 154
Reis 147
Tomate 142
Zitrusfrüchte 164
Zuckerrübe 166
Kulturpflanzen 142

L

Lactobacillus (s. a. Milchsäurebakterien) 48, 73
Lactase 46
Lactase Gen 15, 91 f.
Lactasepersistenz 93
Lactose 90 f.
Lactoseintoleranz 90, 187
Lactosetoleranz 90
Lagerbier 160
LDL 99, 136, 182
LDL-Rezeptor 136

Leber 86, 99, 101, 115, 117 f., 127, 182 ff.
Leptin 122
Lipasen 45 f.
Lipogenese 115
Lipoproteine 99 f.
  High Density 99 f., 182
  Intermediate Density 99
  Low Density 99, 136, 182
  Very Low Density 99
Liver X Receptor 123
Longlife-Tomate 144
Low Density Lipoprotein s. LDL
LXR s. Liver X Receptor 123 ff.

M

Magersucht 79
Mais 22, 149
Malz 163
Mandarine 165 f.
Mangelernährung 23, 83, 148 f.
Mangelerscheinungen 25, 88, 186
MC1R 152
Melanin 152, 185
Melanocortin-1-Rezeptor 152
Melanocyten 152
Menü 141
Metabolisches Syndrom 182
Metabolomik 107
Methylgruppen 133
Methylierung 68 f., 130, 136, 208
Methylierungsgrad 134 f.
Methylierungsmuster 134 ff.
Methyltransferasen 133, 208
Mikrobiota 49
Mikroorganismen 159 f.
mikro-RNA 69, 136 f., 212 f.
Milch 15, 91, 94, 188
Milcherzeugung 94
Milchkonsum 94
Milchsäurebakterien (s. a. *Lactobacillus*) 72
Milchverarbeitung 94
Milchviehhaltung 93 f.
Milchwirtschaft 15, 93 f.
Milchzucker s. Lactose
Mineraldünger 17
miRNA s. mikro-RNA
Mitochondrien 72, 131
Morbus Crohn 52
mRNA 131 f., 203, 205
Mundspeicheldrüsen 95
Muskelgewebe 127, 183
Muskelwachstum 146
Mutation
  ALDH-Gen 103
  Amylase-Gene 96
  ApoA-II-Gen 99
  Bierhefe 160
  FADS2-Gen 75
  Farbpigment-Gene 33
  Geruchsrezeptor-Gene 36
  Geschmacksrezeptor-Gene 40
  Hühner 146
  Kartoffel 157
  Kohlformen 154
  Lactase-Gen 92 f.
  MC1R-Gen 152
  Phenylalaninhydroxylase-Gen 185
  Reissorten 147
  Süßrezeptoren 111
  Tomate 143
Muttermilch 70 ff., 75
Myoglobin 130 f.

N

Nahrungskette 139
Nahrungsmittelallergien 188
Nahrungsmittelintoleranz 187
Nahrungsmittelunverträglichkeit 186, 189
Natriumglutamat 21
Neandertaler s. *Homo neanderthalensis*
Neolithische Revolution 14, 139, 169
Neonatale Autophagie 70
Nervenzellen, enterische 111
Netzhaut 30, 67, 73
Neurotensin 110
Niere 86, 101, 127
Nori-Algen 50
Nukleasen 45 f.
Nukleinsäuren 198
Nukleotide 197 f., 200 f.
Nutrigenetik 9, 89
Nutrigenomik 9, 107

O

Ökosystem 140
Öl 119
Ötzi 94
Omega-3-Fettsäuren 67, 119
Opferkult 153
Opsin 31 f.
Opsin-Gene 33
Orange s. Apfelsine
Oryza rufipogon 147
Oryza sativa 147
Osteoblasten 85 ff.
Osteoklasten 85 ff.
Osteomalazie 85
Osteopenie 85
Osteoporose 85
Overfeeding Syndrome 47

P

Pampelmuse 165 f.
Paracelsus 174 f.
Patent 144
Peptidasen 45
Peroxisome Proliferator-Activated Receptor 123, 125
Pflanzenfresser 49, 53 f., 56, 137
Pflanzenzucht 15
Phenylalaninhydroxylase 185
Phenylketonurie 185
Phosphat 85
Phospholipide 119 f.
Photosynthese 143, 148
Phytatkomplex 129
Phytinsäure 129
Pigmentierung 151 f.
Pigmentzellen 152
Plazenta 68, 70
Polymorphismus 89
PPAR 123, 125
Präbiotika 26
Prägung 134
Prevotella 49, 73
Primaten 55, 57 f., 98
Probiotika 26
Promotor 136

Proteomik 107
Prozessierung 199, 203
Pseudoallergische Reaktion 187
Psychologische Mechanismen 178, 180
Pubertät 78 f., 85

R

Regulatorproteine 206 f.
Regulatorsequenz 92
Reifung 143 f.
Reis 15, 146 ff.
Renaissance 175
Replikation 199
Resistenzgene 157
Retinal 31 f.
Revolution, Neolithische 14, 139, 169
Rezepte 175 ff.
Rezeptoren 41
Rezeptor-Gene 43
Rhodopsin 31
Ribonukleinsäure 68, 195 ff., 203
Ribonukleotide 197 f.
Ribosom 128, 132, 203, 205
Riechen 34 f., 65
Riechkolben 35 f.
Riechschleimhaut 35, 37
Riechzelle 35 ff.
Rinder 15, 94
RNA s. Ribonukleinsäure
RNA-Interferenz 200
Roggen 16
Rotkohl 153 ff.
rRNA 204
Rüben 166
Runkelrübe 166

S

Saccharomyces bayanus 160 f.
Saccharomyces carlsbergensis 159
Saccharomyces cerevisiae 160 f.
Saccharomyces eubayanus 160 f.
Saccharomyces pastorianus 159 ff.
Saccharomyces uvarum 160 f.
Saccharose 111
Sättigungsgefühl 79, 82, 84, 110, 114, 122, 178
Säugling 41, 50 f., 70 ff.
Salmonella enterica 52
Salzig 38 f., 41
Samoe 22 f.
Sauer 38 f.
Schafe 15, 94
Schilddrüse 127, 129
Schmecken 37 ff., 65
Schrumpeltomate 144
Schwangerschaft 65 f., 68, 135
Schweine 15, 150 ff.
Schweinerassen 151
SECIS 128
Sehen 30 ff.
Selektion 147, 153 f., 166
Selektionsdruck 21, 33, 43, 98, 111, 139, 151, 168
Selektionsfaktor 15 f., 62 f., 81, 95, 139
Selen 126
Selenocystein 126 ff.
Selenocysteine Insertion Sequence 128
Selenoproteine 126 f.
Semi-Longlife-Tomate 144
Serotonin 110, 180
Sodium/Glucose Cotransporter 1 (SGLT1) 108, 110 f., 113 f.
Solanum bukasovii 155
Solanum lycopersicum 142
Solanum pimpinellifolium 142 f.
Solanum tuberosum 155
Sortenschutz 158
Sozialverhalten 56, 59
Speicheldrüsen s. Mundspeicheldrüsen 95
Spermien 68 ff., 135
Sport 136
Spurenelemente 126
SREBP s. Sterol Regulatory Element Binding Protein 123, 125
Stäbchen 30 ff.
Stärke 95
Stärkekonsum 96 f.
Stärkeverdauung 95
Steinzeit 94, 97
Sterol Regulatory Element Binding Protein 123, 125
Stevia 19 f.
Stillen 72, 75 f.
Stoffwechselanomalien, erbliche 183
Subkutanfett 79
Süß 19, 38 f., 42 f., 82 f., 115
Süßkraft 19, 104
Süßrezeptoren 19, 109 f., 112, 114
Süßstoffe 19, 111, 114
Süßorange 165 f.
Süßungsmittel 19
Symbiose 48
Syndrom 182

T

T1R2 109, 111
T1R3 109
Tabus 172
Taste Receptor 109
Theobroma cacao 167
Thermogenese 72 f., 124
TILLING 158
Tomaten 142 ff.
Toxine 186
Traditionen 153, 171, 176 f.
Transferrine 131
Transkription 93, 117, 130 f., 199, 201 f., 204
Transkriptionsfaktoren 115 f., 123, 125, 128 ff., 155, 201 ff., 207
Transkriptionsrate 206
Transkriptionsregulation 92, 115, 117, 123, 125, 130 f.
Transkriptomik 107
Translation 131 f., 200, 203 ff.
Translationsregulation 131 f.
Transportproteine 45, 47
Triglyceride 99, 119
tRNA 128, 204 f.
Tyrosin 185

U

Überernährung 182
Übergewicht (s. a. Adipositas) 79, 105, 134 f.
Umami 20 f., 38 f.
Uniform Ripening 143

Untergewicht 79
Unterhautfettgewebe 79

V

Veganer 24
Vegetarier 24, 49, 54
Vegetarismus 24
Vegetative Vermehrung 157
Verarmung, genetische 146, 156, 168 f.
Verdauung 44–47
Verdauungsbeschwerden 105 f.
Verdauungsenzyme 46 f.
Verdauungssystem 44, 53
Vergiftungserscheinungen 186
Very Low Density Lipoprotein s. VLDL
Vier-Säfte-Lehre 173 ff.
Viszeralfett 79
Vitamin A 149
Vitamin B_{12} 25, 134
Vitamin C 25 f., 54, 164
Vitamin D 26, 84 ff.
Vitamin-D-Rezeptor 86, 88
Vitamin E 26
VLDL 99

W

Wahrnehmung 41 ff.
Wasserverbrauch 148 f.
Weizen 15
Wilde Rübe 166
Wildgerste 163 f.
Wildkohl 153 f.
Wildreis 147
Wildschweine 150 f.
Wonderwerk-Höhle 14

Z

Zähne 12 ff., 55, 58 f.
Zapfen 30 ff., 73 f.
Zellwände
Ziegen 15, 94
Zink 128, 134
Zinkfinger 129 ff.
Zinkmangel 128
Zitrusfrüchte 164
Zivilisationskrankheiten 11, 63, 178
Zobellia galactivorans 50
Zöliakie 189
Zucker 19, 42, 104, 108, 110 f., 114 f., 175
Zuckerersatz 114
Zuckergehalt 166
Zuckerrübe 166
Züchtung (s. a. Kultivierung, Domestikation) 9, 139
  Apfelsine 165
  Hopfen 162
  Hühner 145
  Kartoffel 156
  Reissorten 148
  Zuckerrübe 166
Züchtungsziele 143, 145 f., 150, 156 f., 166
Zunge 38 f., 123
Zusatzstoffe 18
Zweibeinigkeit 57